北京协和医院

协和老年医学

主　编　刘晓红　康　琳

副主编　曲　璇　吴　瑾

编　者（以姓氏笔画为序）

王　含　北京协和医院神经科

王　绯　北京协和医院老年医学科

王秋梅　北京协和医院老年医学科

宁晓红　北京协和医院老年医学科

曲　璇　北京协和医院老年医学科

朱鸣雷　北京协和医院老年医学科

刘　颖　北京协和医院物理治疗康复科

刘晓红　北京协和医院老年医学科

闫雪莲　北京协和医院药剂科

杨　泽　北京医院 卫生部北京老年医学研究所

吴　瑾　北京协和医院老年医学科

陈　伟　北京协和医院肠内肠外营养科

陈　蓉　北京协和医院妇产科

林　进　北京协和医院骨科

洪　霞　北京协和医院心理医学科

郭欣颖　北京协和医院老年医学科

诸葛海燕　北京协和医院内科

梅　丹　北京协和医院药剂科

康　琳　北京协和医院老年医学科

商素亮　河北省老年病医院

葛　楠　北京协和医院老年医学科

曾　平　北京协和医院老年医学科

韩　晶　北京医院 卫生部北京老年医学研究所

人民卫生出版社

图书在版编目（CIP）数据

协和老年医学 / 刘晓红，康琳主编. —北京：人民卫生出版社，2016

ISBN 978-7-117-22770-4

Ⅰ. ①协… Ⅱ. ①刘…②康… Ⅲ. ①老年病学 Ⅳ. ①R592

中国版本图书馆 CIP 数据核字（2016）第 136411 号

人卫智网	www.ipmph.com	医学教育、学术、考试、健康，购书智慧智能综合服务平台
人卫官网	www.pmph.com	人卫官方资讯发布平台

协和老年医学

主　　编：刘晓红　康　琳
出版发行：人民卫生出版社（中继线 010-59780011）
地　　址：北京市朝阳区潘家园南里 19 号
邮　　编：100021
E - mail：pmph @ pmph.com
购书热线：010-59787592　010-59787584　010-65264830
印　　刷：三河市尚艺印装有限公司
经　　销：新华书店
开　　本：787×1092　1/16　印张：14
字　　数：314 千字
版　　次：2016 年 7 月第 1 版　2023 年 5 月第 1 版第 6 次印刷
标准书号：ISBN 978-7-117-22770-4/R·22771
定　　价：38.00 元

打击盗版举报电话：010-59787491　E-mail：WQ @ pmph.com
（凡属印装质量问题请与本社市场营销中心联系退换）

前　言

中国是世界上老龄化发展速度最快的国家之一。截至 2014 年年底，全国 65 岁及以上人口达 13 755 万人，占总人口的 10.1%。未来 10 年内，高龄老人数量增长更快，半数以上为空巢老人，约 10% 为功能受损老人，经济条件不够富足。老年人的疾病特点是生理功能减退和储备能力下降、功能残障、共病、具有特殊的老年问题，并受到社会家庭等多因素影响。现有的片段化、单病诊疗模式已不再适应老年患者的健康需求。

现代老年医学的宗旨是预防和治疗老年相关的疾病及问题，最大程度地维持和恢复老年人的功能状态，提高其生活质量。老年医学包括老年人的疾病诊疗、评估、康复、预防保健、心理健康、社会支持、法律伦理等方面的内容。在医疗方面，除了处理老年人常见慢病、共病、感染性疾病以及急性病外，还要关注诊治老年问题或老年综合征的处理以及维持躯体功能和认知功能。因此，在诊断和处理上需要通过老年综合评估，分析疾病、功能、老年问题之间的关系，采取以患者为中心的个体化诊治，连续性的医疗照护，以多学科团队的方式来工作，这正是老年医学与其他专科的区别。

北京协和医院在 2006 年与美国约翰·霍普金斯大学医学院建立了老年医学合作项目，依托医院和大内科的综合实力，以规范的现代老年医学模式工作，2010 年成立专科，2013 年北京协和医学院成立老年医学系，并开设每年 40~60 学时的"老年医学概论"课程，受到学员的好评。有鉴于此，北京协和老年医学团队在结合国外先进老年医学知识及自身 8 年发展经验的基础上，编写了这本老年医学研究生教材。

本书由授课教师根据授课内容编写，强调突出老年医学理念，老年患者的诊治特点以及对老年患者的全人、全程管理。不拘格式，从编纂到付梓，数易其稿，核查把关，力求体现严谨求实的协和精神。

为了进一步提高本书的质量，以期在今后的再版中不断修订完善、与时俱进，恳请广大读者斧正。感谢所有团队成员的辛苦付出！

刘晓红

2016 年 5 月 30 日

目　录

第一章

老年医学总论

人类已经进入公元 21 世纪,生产力水平高度发达,社会文明程度不断提高。可是,随着出生率降低,人均寿命延长,世界人口迅速老龄化。人口年龄结构的变化正在广泛而深刻地影响着人类社会生活的各个方面,已经成为世界各国关注的重大问题。老年医学已经发展成为一个专科,有其专科的技能和知识。总论部分将对老年医学做全貌概述,在以后各章节展开。

第一节 老龄化社会与老年医学

一、中国社会老龄化

1. 老年人(elderly or older persons) 是指人体生命周期的最后一个阶段,即中年到死亡的一段时间,是具有个人、文化、国家和性别特征的定义,具有人为划分的因素。2008 年世界卫生组织根据经济发展水平、人文特征将老年人定义为:发达国家≥65 岁,发展中国家≥60 岁,年龄≥80 岁的老年人称为老老年人(oldest-old)。1996 年《中华人民共和国老年人权益保障法》将中国大陆老年人标准定义为≥60 岁。新的世界卫生组织对老年人的定义推后了 10 年,≤44 岁为青年,45~59 岁为中年;60~74 岁为年轻老年人,75~89 岁为老年人,≥90 岁为长寿老年人。当前我国人口平均预期寿命 74.8 岁,东部多个省市超过 80 岁,所以从医学角度上看,以 65 岁定义为老年人为宜。

2. 老龄化社会 当一个国家或地区 60 岁以上老年人口占人口总数的 10%,或 65 岁以上老年人口占人口总数的 7%,即意味着进入老龄化社会。

3. 老龄化中国的特点 老年人口绝对数大(估测 2035 年 60 岁以上老年人口约 4 亿,占总人口 22.8%),高龄老人数量剧增,空巢老人占半数,慢病人口超过半数,失能老人近 4000 万,"未富先老""未备先老"。老龄化对社会发展带来深刻影响,需要健康照护体系和医疗模式转变来适应这种变化。

二、老年学与老年医学

1. 老年学(gerontology) 1903 年,俄国科学家伊拉·伊里奇·梅契尼科夫(Ilya Ilyich

Mechnikov）将希腊字母 geron（老人）和 logia（研究）合成为 gerontology（老年学），意即研究老年人的意思，是对老龄化社会、老年人的精神心理、认知和生物特征等方面进行研究。老年学是一门独立的综合性学科，涉及生物（抗衰老研究）、犯罪、精神心理、社会学、经济学、政治、建筑、地理、公众健康、住房供给、人类学以及信息、技术等所有与老年人相关的学科领域。

2. 老年医学（geriatrics） 1909 年美籍奥地利医师纳歇尔（Ignatz Leo Nascher，1863—1944）将希腊字母 geras（老年）和 iatrikos（和医疗相关的）合成 geriatrics，用来描述老年人疾病。1915 年建立了纽约老年协会，1942 年 6 月，美国老年医学会成立，拉开了现代老年医学帷幕，2006 年老年医学成为专科，成为临床医学科学的重要组成部分。老年医学由老年临床医学（老年病学）、老年预防医学、老年康复医学、老年护理学、老年基础医学、老年流行病学和老年社会医学等构成，其宗旨是预防和治疗与老年人相关的疾病问题，最大程度地改善或维持老年人的功能，提高老年人及其家人的生活质量。

2000 多年前，中国的《黄帝内经》对于老年养生就有了记载。北宋时期陈直撰写的《养老奉亲书》中，对老年人饮食营养、用药、心理、照护等有具体说明，是中国传统医学第一部老年医学专著，也是目前世界上现存最早的老年医学专著。1981 年中华医学会成立了老年医学分会，但仍按照内科亚专业分组活动。直至近 5 年来才有真正的发展。

第二节 老年人的医学特点

一、老化

老化（aging）：是指与年龄相关的机体不同水平发生的形态和功能的变化。DNA、RNA、蛋白质等大分子水平的变化，引起老年人细胞、组织、器官的变化和功能减退、应激能力降低，疾病和药物不良反应的发生率增加。纯老化（physiology of aging or pure aging）不受疾病和环境影响，是普遍的生物学过程，包括以下几个方面：①时间意义上：从出生到死亡的逐渐进展的过程；②生物学意义上：生理变化引起器官功能减退的过程；③精神心理意义上：感知过程、认知能力、适应能力以及个性的变化；④社会意义上：与家庭、朋友、其他支持的关系，生育角色以及团体关系角色的变化。不是所有的老化都具有临床问题。但是对于个体而言，老化过程受到环境、生活方式和疾病的影响，可以加速老化过程（病态老化）。老化过程具有以下特征：①不可避免；②不可逆转；③异质性大；④通常呈线性减退；⑤器官储备功能减退。老化与疾病是互为因果的关系，老化是老年病发生发展的主要因素，而疾病加速了老化过程。

老化表现：

1. 细胞分子水平的改变（将在专门章节中展开）。

2. 身体组成 肌肉质量 40 岁开始减少，60 岁后每年下降 3%，80 岁与年轻时比较，肌肉质量下降 40%。体内总水量减少，主要是细胞内水量减少（女性减少 17%，男性减少 11%）。

骨密度降低,脂肪含量增加。

3. 皮肤 腺体数量减少,皮肤变薄、干燥,出现瘙痒,易发生破溃、感染。皮肤 Vit D_3 合成减少,其效率仅为年轻人的40%。

4. 感官 40岁以后眼晶状体调节能力下降造成视力下降(老视眼);瞳孔不能有效收缩,暗适应减弱。耳纤毛退化造成听力下降,表现为对高频声波的接受能力减弱,对声音的分辨能力下降,70岁以上老人中超过半数有听力下降。嗅觉在60岁后减退,80岁后受损显著。舌乳头的味蕾数量减少,咸的味觉减退,味觉异常。多数老人合并味觉和嗅觉的异常。

5. 口腔 牙齿脱落、龋齿增多、不合适义齿引起咀嚼功能下降,唾液分泌减少造成口干、吞咽困难。渴感缺失容易出现脱水。

6. 呼吸系统

(1)结构变化:①肺实变和弹性减退;②胸壁顺应性减退;③呼吸系统肌化。

(2)功能变化:① FEV_1、FVC 降低,FEV_1/FVC 每年降低约0.2%,在老年女性可能会更快些;②以较高肺活量呼吸,能量消耗高于正常成人(高至120%);③气道弹性纤维减少,正常呼吸时会出现气道陷闭,导致 V/Q 比值不匹配,CO 弥散量(TLCO)降低,肺毛细血管容量和毛细血管的密度减低,对 β_2 肾上腺素能受体反应降低;④由于上呼吸道阻力增加,容易产生呼吸睡眠暂停。

7. 循环系统 ①心输出量下降;②动脉硬化引起总外周阻力升高,出现收缩压升高,脉压增大。

8. 消化系统 ①食管、胃和肠蠕动功能下降,消化不良和便秘的发生率增高;②胃壁血流量下降,使得黏膜防御功能下降;③ VitD、钙、Vit B_{12}、叶酸等吸收下降;④尽管肝血流量每年下降0.3%~1.5%,但肝脏功能基本接近年轻人;CYP2C19 酶活性随增龄递减,可能会影响药物代谢。

9. 泌尿生殖系统 肾小球滤过率从30岁后每10年下降10%,肾血流量下降,肾小管分泌功能下降。因此,血清 Cr 和 BUN 水平增高,一般不会产生不良后果。高龄老人和瘦体组织减少者,血 Cr 水平不高并不能反映肾功能情况,药物治疗时需要根据肌酐清除率(creatinine clearance,CrCl)来调整用药剂量。

10. 中枢神经系统 ①由于脑重量和容积下降、或动脉硬化所致脑供血减少,认知功能轻度减退,特别是近期记忆力减退明显(称为健忘),学习需要更多的时间;②智力与人格和年轻人没有区别;③自主神经功能减退,易出现直立性低血压和体温变化;④感觉、神经反射及传导减退,反应迟钝、协调性变差,容易发生跌倒。

11. 内分泌与代谢 ①睾酮、生长激素、胰岛素样生长因子-1等合成代谢激素分泌减少;②糖尿病、甲状腺疾病发病率增加;③围绝经期综合征可以影响女性健康;④基础代谢率随增龄变化不大,体力活动相对减少使总代谢下降;合成代谢率相对减少,分解代谢率相对增加;⑤自由基清除率降低,对各脏器产生慢性损害。

二、老年患者的特点

1. 慢病（chronic illnesses，chronic conditions）　指至少持续 1 年以上的疾病或医学情况，需要持续治疗和（或）引起形态学改变、影响日常生活活动。多数非传染性慢病均与增龄相关（即老年病）。目前更倾向于用 chronic conditions 来表达慢病，强调慢病既包括躯体疾病，也包括精神疾病，痴呆，物质滥用等老年问题，都需要长期治疗，都有可能导致失能。

2. 老年病（age-related diseases，ARD）　指随增龄而发病率增加的慢病，又称年龄相关性疾病。年龄本身就是显著的疾病风险因素，其他因素如炎症、环境污染、辐射、不良生活方式均可促发老年病。老年病包括心脑血管疾病、高血压、2 型糖尿病、肿瘤、帕金森病、痴呆、慢性阻塞性肺病、骨关节炎、骨质疏松、肾脏疾病、白内障、老年黄斑变性及良性前列腺增生等。

老年病的特点与干预要点：

（1）风险因素可防：慢病是不可治愈的，晚期发展为器官功能衰竭，因此，最好的干预就是预防。①单病多因：一种老年病常有多种病因，如心脑血管疾病与肥胖、糖尿病、不良生活方式均有关，也与家族遗传有关；②多病同因：多种老年病与慢性炎症、氧化应激有关，慢性炎症可以造成血管内皮损害、加速血管硬化，也会造成肌少症和骨质疏松；少动、高脂、高热量饮食可引起肥胖症，造成糖尿病、动脉硬化、高血压，也与痴呆、骨关节病的发病密切相关。所以健康生活方式和药物预防对于多种老年病预防和干预都是适用的。要重视生命早期的营养，受精卵形成后的 1000 天对于个体一生的健康状况和预期寿命起到决定性作用；培养健康生活方式；强调终生的健康管理，学龄期有牙齿和视力保健，工作期有定期体检和专门的健康管理师，对于预防慢病发生有重要作用。

（2）慢病可控：①早发现、早干预：建议进行年度体检，除了疾病筛查，还要评估视力、抑郁等老年综合征以及功能状况。及早发现并纠正风险因素，可以降低发病率、延缓慢病发展。在临床医学的上游已经发展出抗衰老医学、功能医学和健康管理等分支。②慢病缺乏有效治愈手段，在慢病管理中始终要注意预防和治疗并发症、保护靶器官功能。如糖尿病管理不单是控制血糖，而是包括对血压、血脂和血管的综合管理，监测重要脏器的功能。慢病管理不单是控制疾病，同时需要有康复和营养治疗来维护躯体功能，避免失能和社会隔离。

3. 共病（multiple chronic conditions，MCC）　指个体同时患有≥2 种慢病，即多病共存，表现形式有：①躯体 - 躯体疾病共存；②躯体 - 精神心理疾病共存、精神心理疾病叠加；③疾病 - 老年综合征共存。老年人中共病发生率很高，尤其在高龄女性中。美国约 90% 老年人患有 1 种慢病，约半数老年人患有≥3 种慢病；而 80 岁以上老年人中约 70% 女性及 53% 男性为共病患者。国内小样本调查也显示在社区老年人中 91.7% 患有 1 种慢病，共病率达76.5%。共同的风险因素可以引起多种慢病，同一脏器也可发生多种疾患。各种慢病在老年期发展到顶峰，引发次生疾病，并可能出现器官功能不全。慢病数量与老年综合征密切相关，产生协同作用影响功能和生活质量。

共病使得临床表现不典型,医疗决策变得复杂和困难。我国目前的医疗模式仍以专病诊治为主,共病老人不得不去多个专科就诊,各专科之间多缺乏有效的沟通,所以常会造成过度医疗、重复检查和多重用药、治疗不连续等医源性问题。共病还会造成医疗资源的消耗增加,增加老年患者发生不良事件、失能和死亡的风险。

三、老年综合征/问题

老年综合征/问题(geriatric syndrome/problem)指在老年人中发生率较高的,由多种因素造成的一种临床表现(老年问题)或一组症候群(老年综合征),是疾病、心理、社会环境等多种因素累加的结果。老年综合征会造成严重不良结局、影响生活质量和功能。

1. 常见老年综合征/问题 步态异常、跌倒、视力障碍、听力障碍、抑郁、尿失禁、疼痛、睡眠障碍、营养不良、肌少症、头晕、晕厥、痴呆、便秘、多重用药、物质滥用和受虐/受忽视;住院老人还有谵妄、压疮、进食障碍、存活不良综合征、医疗不连续;高龄、共病老人出现衰弱;生命终末期老人发生照护不足、过度医疗等问题。

2. 多重用药 指同时用药≥5种,包括处方药、非处方药(over the counter,OTC)、保健品、中草药。对于共病老年患者来讲,药物治疗是效-价比最高的治疗措施;老年患者主诉多,对症用药没有及时停药,因而多重用药很常见。5种药引起药物相互作用约54%,其中10%为药物不良反应。美国医保数据显示:人年均18张处方,70岁以上老人平均每天3种药物。老年人即使在治疗剂量范围内,药物不良反应的发生也会呈剂量相关性增加;因药物不良反应住院的患者中半数超过65岁。

3. 处理 老年综合征与疾病之间有重叠,例如,一位头晕老人就诊,各科给出的诊断有颈椎病、高血压(合并直立性低血压)、动脉硬化和抑郁,在纠正直立性低血压和抗抑郁治疗后,头晕症状得到改善。找出主要问题和可纠正因素比明确疾病诊断更重要,这是老年科在鉴别诊断和治疗上不同于其他临床专科的特点。由于老年综合征跨越了专科的界限,单纯专科诊治通常不能圆满解决,需要团队模式。

四、失能

失能(disability)指一个人在日常生活中主要活动能力或生活能力的丧失或受限。可从病损、失能和残障三个层次反映身体、个体及社会水平的功能损害程度。失能可分为短暂性失能及永久性失能。短暂性失能经过积极处理可完全恢复功能,比如疾病的疾病期。永久性失能通常需要长期的医疗及照护支持。

衰老、慢病、老年综合征和医源性问题均可导致老年人部分失能或失能,最终丧失在社区独立生活的能力,增加照护需求。在高龄老人中功能正常者不足10%。在老年综合征中,步态异常、跌倒、视力障碍、听力障碍、抑郁、疼痛、痴呆和睡眠障碍对功能的影响最为突出,衰弱症被认为是失能前的窗口期,需要引起高度重视。长期失能的老年人,需要家庭及社会的照顾,涉及个人、家庭及社会等多方面问题。随着社会发展越来越引起社会的关注。

第三节 老年医学科的核心技能

老年医学科并非是诊疗对象是老年人的科室,有区别于其他专科的核心技能:

一、老年综合评估

老年综合评估(comprehensive geriatric assessment,CGA)是以老年患者为中心,全面关注与其健康和功能状态相关的所有问题,从疾病、体能、认知、心理、社会、经济、环境、愿望与需求等多维度进行全面评估,进而制订个体化的干预方案。老年综合评估是老年医学的核心技能之一。CGA目的:对于老年人潜在功能缺陷,早发现、早干预,促进功能恢复和避免安全隐患;明确患者的医疗和护理需求,制订可行性强的干预策略;随访干预效果,调整治疗计划;安排老人合理使用长期照护资源。证据显示,共病、老年综合征、功能残障、衰弱及高龄老人可以从中获益。

二、常见老年病管理与急性变化期的处理

1. 老年人起病隐匿,临床症状不典型,一些感染性疾病病情发展较快,临床经验、详细问诊、全面的体格检查以及必要的辅助检查有助于明确诊断,例如:肺部感染并不表现为发热、咳痰,而是食欲缺乏或谵妄;而发生谵妄也可能是胆系感染、尿潴留或粪嵌塞。老年期是各种疾病累积暴发和加重阶段,关注已有疾病时不能忽略其他潜在疾病,如充血性心力衰竭急性加重时容易忽略肺栓塞的存在。

2. 老年人储备功能减少,对应激源打击的反弹能力下降,易发生并发症或多个脏器功能衰竭。疾病治疗措施的强弱需要考虑老人的功能状态,尤其是高龄和衰弱老人。治疗过程较长,病情容易反复,恢复慢,疾病的预后和结局异质性大,医源性伤害的风险增高。

3. 诊断 目前使用《国际疾病分类》(international classification of diseases,ICD)描述疾病的诊断和转归(治愈、好转、无变化、恶化、死亡)。对于老年人而言,功能情况与其生活质量密切相关,目前采用《国际功能、残疾和健康分类》(international classification of functioning,disability and health,ICF)指导康复;或采用日常生活活动(activities of daily living,ADL)和工具性日常生活活动(instrumental activities of daily living,IADL)作为功能的评价指标,反映个体生活能力受限及需要外界帮助的程度。ADL和IADL比较简单、省时,更多的用于老年医学科。一个完整的诊断应该包括疾病本身、老年综合征和功能状态方面的诊断。由于共病和老年综合征的叠加,诊断分析上应由"一元论"转为"多元论"。病历书写时应体现这个特点。除了分析本次就诊的目的,还要分析可能导致寿命缩短、功能损害或影响本次就医的其他主要疾病和问题,以及分析主要疾病或老年综合征的诱因及风险因素,并提出相关建议和预防措施。另外,检验与检查的参数不同于成年人,如血肌酐值不能反映实际肾功能情况。

4. 治疗原则 强调"全人个体化、诊疗团队化"的原则,由于老年患者的复杂性和异质

性,治疗模式应该由单个疾病的对因治疗转变为"全人"管理。慢病除了药物治疗外还需要营养支持和康复训练。疾病的急性期以"痊愈"为目标,慢性期以"维稳"为目标,总体目标是维持患者的功能状态。"全人管理"决定了老年医学需要采取跨学科团队工作模式,医护照料一体,流畅的连续医疗和规范化的转诊医疗。

5. 急性病　①在遵循一般抗菌药物使用原则之外,对老年人急性感染要处理及时,对于体弱高龄者更积极,采用"下台阶"方案。例如居家卧床老人急性感染,在难以分辨究竟是"社区获得性肺炎"或"吸入性肺炎",还是"泌尿系感染"时,在收集病原菌样本后,应立即应用广谱抗菌药物。对于可预见、高发的感染要预防为主,如提高流感疫苗接种率,口腔、尿路有创操作前应预防性使用抗菌药物;②缺血性卒中,在发病3小时内完成脑部影像学检查、确诊后溶栓,可以极大降低致残率。

6. 多器官功能衰竭　老年人容易发生多器官功能衰竭,如肺部感染引起心力衰竭,利尿后引起肾衰竭,稍多补充水分后再次心力衰竭,调整出入量平衡很重要。在治疗前有预见性,细致微调,在两极之间"走平衡木",避免只着眼于针对单器官疾病的处理。

对于疾病终末期的脏器衰竭,进入重症监护单元抢救并不能改变结局,反而降低了生命终末期的质量,增加大量医疗资源的消费。家属的陪伴和周到适当的临终护理可以做到让患者的死亡过程安宁而自然。

三、共病诊疗策略

1. 考虑患者意愿　在有几种诊疗方案可供选择、不同诊疗方案之间冲突、或不同方案导致不同结局的情况下,首先考虑患者意愿(patient-specific outcome)。只有符合患者意愿的医疗方案才会得到患者的认可(在缓和医疗中表现尤为突出)。

2. 完成老年综合评估　通过CGA才有可能保证所制订的诊疗方案不会出现偏差和遗漏(patient-centered outcomes)。

3. 寻找循证医学证据　应寻找那些针对老年人所做的研究(最好是涵盖有相似共病的研究)。参考老年医学会发布的建议。在多个权重相当、互无关联的慢病共存时,单病指南的指导作用是很有限的。

4. 判断预后　慢病从干预到获益需要相当一段时间才有效果,需要考虑老人的预期寿命,从而估测干预方案能否最终让老年患者获益。可以参考当地的预期寿命表进行初步预测。对于严重慢病终末期患者的生存率可以参考文献报告。根据躯体功能预测生存期。根据住院患者的综合情况来判断出院后1年生存率。

5. 考虑方案的可行性　在决定了干预目标、是否值得干预之后,还需要在多个干预项目中进行合理取舍。从改善症状、延长寿命(疾病治愈)、风险增加和生活质量的角度,比较获益、风险、负担,对每种可能的治疗方案(包括"等待观察")进行权衡。在一次住院中,优先解决患者最关注的、对其健康与生活质量有很大影响的问题。这种"以目标为导向的诊疗(goal-oriented patient care)"常用于老年人急性或亚急性医疗中。

6. 与患方达成一致　与患方进行有效沟通,确保干预方案能够被接受和实施。让患者了解诊疗目的和意义才会有较好依从性。讨论问题包括：①如果不治疗可能会发生什么后果？②诊疗方案将对症状、健康和寿命造成什么影响？③诊疗方案带来哪些风险和副作用？④诊疗方案是否会影响正常生活或带来不适？⑤方案是否可行？认知障碍老人要考虑其执行力；给糖尿病合并骨关节炎患者开具的运动处方能否执行。

7. 定期随访　实施干预后，需要定期对干预效果进行评估，并根据评估结果调整治疗方案。

四、衰弱

衰弱（frailty）是机体脆弱性（或易损性）增加和维持自体稳态能力降低的一种临床状态。衰弱症往往在高龄、共病、慢病终末期出现，是失能前的窗口期。衰弱老人的疾病更难以控制，更容易发生并发症和医院获得性问题，如制动、谵妄、压疮、肺栓塞、营养不足、尿路感染、吸入性肺炎和多重用药等；使失能率增加，住院日延长，甚至增加入住护理院的机会。所以，甄别出衰弱老人，归类老年医学科处理更为恰当和安全。对于衰弱老年患者宜采取以下措施：

1. 手术前、肿瘤治疗决策之前，衰弱症是最重要的评估内容。

2. 老年急性医疗单元（acute care for elders unit）或评估单元（geriatric evaluation and management unit），这些单元的环境友善，以团队模式进行评估、分诊、诊疗和康复，可以有效避免并发症发生。

3. 避免住院；住院要尽快安排其出院，回到熟悉的生活环境中；避免住院获得性问题的发生。

4. 个案管理（case management），加强初级保健、长期护理和医疗机构之间的合作，帮助衰弱老人顺利转诊。

五、生命历程介入的医疗

从老年人纵向来看，在年轻老年期，应做慢病筛查与管理、消除风险因素；在慢病期，血压、血糖等管理目标与成人不同，依据年龄、功能状态和症状做调整；对于急性病好转出院后的老人，需要康复锻炼改善脏器功能，恢复躯体功能；对于慢病晚期、失能、衰弱、高龄老人，照护的权重超过医疗，对于功能的维持和提高医护质量至关重要；对于痴呆老人重在照护。医师不愿意在没有确诊情况下对成年人施治，而对于复杂的老年患者却是可行的，因为维持舒适度和功能状态是老年人医疗的首要目标。使每一位老年患者在每一个时间点上得到恰当的医疗，这就是生命历程介入医疗模式（life-course approach），转变将医疗费用的80%花费在生命最后1年的现状，"贵"和"多"可能是无效医疗，反而增加了医源性伤害的风险。

六、缓和医疗

缓和医疗在慢病晚期对症治疗权重增大。

1. 缓和医疗（palliative care）　指对于不能治愈的晚期慢病（如心脑血管病、慢性肺病或肝病、阿尔茨海默病等)或其他严重疾病,在不影响疗效的前提下,尊重患者和家庭成员的愿望,力图预防、减轻或缓和患者的不适症状、改善其生活质量的一门学科。①不同于安乐死,对于患者的死亡既不促进也不延缓;②贯穿于慢病管理始终,可与疾病治疗同时进行。重视患者的生理、精神情感及社会需求,帮助患者保持自主性,获取信息并自主选择。重视非药物治疗,开具处方时一定要告知患者用药时限,避免常年服用对症药物。

2. 宁养照护(临终关怀,hospice)　指对预期寿命≤6个月的患者(如晚期肿瘤、终末期痴呆),控制不适症状,努力达到患者的期望值,改善患者及家人生活质量的特殊医疗护理项目,包含了医护照料、丧葬及亲属哀伤服务等诸多项目,不只限于住院。采用跨学科团队模式(纳入家庭成员及照料者),帮助患者有尊严地走完人生的最后一程,帮助患者家属度过困难时期。

七、转诊医疗

转诊医疗(transitions,transitional care)是指合理地安排患者在不同医疗机构/单元之间的转移,包括家庭与医疗机构,或医疗机构之间的双向转诊,也包括医院内部不同医疗单元之间的转科治疗,为了做到"无缝隙连接"所采取的措施(出院小结、信息沟通)。其目的是为了确保医疗连续性、患者安全、医疗质量以及不同医疗机构的有效协作,更有效的利用医疗资源,降低负担。好的转诊医疗可以降低30天再入院率。

八、跨学科整合团队

跨学科整合团队(geriatric interdisciplinary team,GIT)工作模式可以满足共病、功能残障老年人的复杂要求,与传统医疗模式比较,GIT能明显提高医疗服务质量,增加疗效,减少医源性问题,降低住院日及费用、不适当用药、经济负担,提高患者满意度。通常由老年医学科医师、老年专科护理人员、临床药师、营养医师、牙医、足疗师、作业/物理治疗师、语言治疗师、精神心理医师、社会工作者、社区全科医师、个案管理员、转诊医疗者、工娱治疗师、宗教工作者等多学科人员共同构成工作团队。团队成员之间能有效和快速沟通、有很强的执行力和合作能力。

九、其他技能

沟通技巧(告知坏消息、同理心、预立医嘱),药学、营养和康复知识,患者教育,自我学习能力。

第四节　医疗决策中的注意事项

临床决策包括诊断、治疗和预期结果。医师将根据临床情况做出医疗决策,目标可以是治愈、改善但无法治愈、对症处理、观察和随诊,或者是这些目标的综合应用。对于年轻患者,通常是依据症状、体征及检查异常对疾病作出诊断,多数疾病可以用病理生理机制解释其临床表现并进行相应治疗。由于老年患者具有上述复杂性，他们对于医疗的要求是独特的。以下问题同样值得注意：

1. 在医疗决策中，老年患者的文化背景、宗教信仰、价值观和世界观会影响患者意愿，也增加了告知沟通难度。患者的决定能力包括理解、判断、分析和表达能力。尊重老年患者的自主权，首先需要评估患者是否有决定能力，MMSE（简易精神量表）可以作为参考依据。与患者进行面对面的交流，同时把患者无法理解和决定的内容用书面形式进行表达，往往就可以达到尊重老人自主权的目的。

对于一些高风险的老年患者，在住院时要了解有无生前预嘱（书面或口头表达过的想法与愿望），然后与患方签署知情同意书（包括抢救、特殊治疗），不要等到患者病情恶化后再做。如果患者处于受"胁迫"状态，或有听力、言语功能障碍时，应尽一切努力帮助患者克服困难。可求助患者家人和朋友、语言翻译、图片来说明相关程序，安静的房间可以增加患者注意力，面对面讲话、使用助听器和请患者复述告知内容均有助于增强患者对知情同意书的理解。如果患者不具备签署知情同意书的行为能力，要与家属充分沟通。从伦理学角度患者本人的意愿优先，但是在我国，往往家属代替老人做出医疗决定，而这个决定有可能违背老人本身的意愿，需要花时间与家属沟通，告知患者应有的权益。

2. 我国空巢老人占半数，各地发展不平衡、习俗不同；保险类别多、差异大，变化快；这些都增加了医疗方案的制订与执行难度，因此充分了解国家保险政策有助于更好地进行医疗，减少矛盾。

3. 慢病管理应以社区为主要地点，以家庭或小集体为单位的相互督促更为重要。患者教育是医务工作者的重要职责。①老年人体检会发现许多问题，如脂肪肝、肾囊肿、胆囊息肉、甲状腺结节等，通常随诊观察即可，不需要处理。要告诉老人不是所有问题都需要进行干预。对于病情稳定的慢病，不要过度诊疗。②对于有多重用药的老人，每次入院都要核查调整用药，或定期核查（每半年或1年核查1次），告知患者每次就医时要携带用药记录单。对于预期寿命有限的患者，应考虑减药方案而不是增加药物。

4. 对于疾病终末期患者、特别是对晚期痴呆老人，要同时关注对患者家属和照料者的支持和帮助。

总之，老年医学的宗旨是维持老年患者功能状态、改善生活质量，在提高满意度的同时降低医疗负担。在老年人的医疗决策上从"以疾病为中心"的专科化、碎片化的诊疗模式转变为"以患者为中心"的个体化、连续性、医护照料一体的全人医疗模式。由于老年患者的易损性，在医疗行为中始终牢记"患者安全"，避免医源性伤害。

（刘晓红　商素亮）

参考文献

[1] 刘晓红，朱鸣雷. 老年医学速查手册. 北京：人民卫生出版社，2014.

[2] 美国老年医学会. 现代老年医学概要. 6版. 田新平，谢海燕，沈悌，译. 北京：中国协和医大出版社，2012.

[3] Halter JB，Ouslander JG，Tinetti ME，et al. 哈兹德老年医学. 6 版. 李小鹰，王建业，译. 北京：人民军医出版社，2015.

[4] Durso SC，Sullivan GM. Geriatrics review syllabus. 8th ed. New York：American Geriatrics Society，2013.

相关网站

1. http://www.who.com

2. http://www.pubmed.gov

3. http://www.americangeriatcs.org

第二章
老化与抗衰老的研究方法和新进展

第一节　衰老的发病机制

老化或衰老是一个多环节的生物学过程，是多因素共同作用的结果，其机制颇为复杂，涉及机体各个系统结构与功能的改变。这些改变可以增加生物死亡的概率，往往同时也伴随疾病的发生。目前还没有一种理论能解释所有的衰老现象。有关衰老的理论有：遗传控制理论，体细胞突变理论，神经内分泌理论，免疫理论，生活速率理论，生殖与老化理论以及氧化应激理论等。衰老主要表现为细胞衰老、器官衰老、机体衰老等，其中细胞衰老是器官衰老和机体衰老的基础。它是一个机制颇为复杂的多环节生物学过程，近几年的研究也形成了许多有关衰老机制的学说。首先，氧化应激学说认为衰老早期阶段，低剂量的活性氧能够激发机体保护性的压力应激反应，延缓衰老，当年龄增加，衰老相关的氧化损伤在体内持续聚集，超过了机体的清除能力，这些蓄积的活性氧就会加剧衰老相关性的 DNA 损伤，加速细胞的衰老。如何在细胞内部将活性氧（reactive oxygen species，ROS）维持在一个适当的生理水平，而不是单纯的降低细胞内的 ROS，对于疾病预防、延缓衰老具有重要的研究意义；其次，端粒 - 端粒酶假说认为，衰老还表现为 DNA 损伤、DNA 的甲基化、染色体端粒长度的改变等诸多方面，其中端粒学说已成为衰老的研究热点之一，即细胞衰老是因为细胞在不断分裂的过程中，端粒长度逐渐缩短、结构功能发生改变所引起的。它能为攻克医学领域中癌症、衰老和特定遗传病提供新的治疗靶点及治疗方案。最后，表观遗传假说认为，表观遗传修饰在基因表达调控的过程中也起着重要作用，抑制疾病发生的相关基因在健康长寿的个体中可能也受到表观遗传的修饰，从而参与促进健康长寿的表型。年龄相关的 DNA 甲基化改变，涉及老年个体中的代谢性疾病、心血管疾病、肿瘤等增龄性疾病的发生与发展。关于长寿和延缓衰老的作用目前基于基因变异领域得到支持性的证据有限，但近年来 DNA 甲基化的增龄性变化模式已经得到多个人群的证实。综上所述，我们将从以下几个方面对衰老的发病机制进行全面性的了解，这也是我们认识生命发生发展的重要科学突破口。但是对于衰老的发生原因和确切机制还需要未来进一步研究，而这些假说将为我们认识衰老、延缓衰老，以及个体化"精准"监测衰老进程和干预疗效，提供更为广阔的前景。

一、氧化应激与衰老

衰老是机体代谢过程中的一个进行性的必然阶段，是机体健康水平和维持自身内稳态能力的退行性改变，表现为机体对环境的适应能力减弱以至丧失。衰老始于机体发育成熟并获得繁殖能力之后，伴随着机体老化，组织器官功能逐渐衰退，死亡的概率增加。一般认为人的最高寿限大约为 120 岁。尽管关于衰老有许多假说不断被提出，但是，导致生物体增龄性功能改变和寿命改变的机制仍不明确，其中大多数理论的提出都是建立在生物体内因在衰老中的重要作用的基础之上，而环境因素对衰老的发生发展同样不容忽视。环境因素既包括生物体外部的环境也包括生物体内部的环境。氧化应激理论的提出即是考虑了环境因素对衰老的影响。

1955 年，在美国的原子能委员会中，英国学者 Dr. Harman 首次提出衰老的自由基理论，并于 1956 年在《老年》杂志上发表了题为"衰老：根据自由基和放射化学提出的理论"的文章。衰老的自由基理论同时涵盖了损伤积累衰老理论和基因程序衰老理论。核心观点包括以下几点：①细胞代谢过程中不断产生的自由基造成的细胞损伤是引起机体衰老的根本原因之一；②造成细胞损伤的自由基主要是氧自由基，而大部分的活性氧基团（ROS）主要由线粒体产生，线粒体作为细胞呼吸和氧化的中心与衰老密切相关；③在体内维持适当的抗氧化剂和自由基清除剂可以延长寿命和延缓衰老。

（一）自由基的概念与人体自由基的来源

自由基，也称为"游离基"，是化合物的分子由于光热等外界因素造成共价键发生断裂，形成具有不成对电子的原子或基团。它是多种生化反应的中间代谢产物，包括超氧阴离子自由基（$\cdot O_2^-$）、氢自由基（$H\cdot$）、氯自由基（$Cl\cdot$）、甲基自由基（$CH_3\cdot$）、羟自由基（$\cdot OH$）、羧自由基（$ROO\cdot$）、一氧化氮自由基（$NO\cdot$）和硝基自由基（$\cdot ONOO^-$）等。由氧分子（O_2）形成的自由基统称为氧自由基。上述的氧自由基，为单线态氧和臭氧，统称为活性氧（ROS），它是外源性氧化剂或细胞内有氧代谢过程中产生的具有很高生物活性的含氧化合物。自由基可导致多种生物大分子的结构改变，其中蛋白质的氧化被认为是最重要的改变，因为蛋白质扮演着受体、载体、酶、转录因子、细胞支架等诸多重要角色。此外，蛋白质是细胞有机物的主要成分，同时也是自由基的主要攻击目标。公认的蛋白质不可逆的氧化修饰便是蛋白质的羰基化，自由基攻击蛋白质可导致蛋白质的羰基化，进而导致蛋白质的失活、水解、折叠和交联，影响蛋白质的功能和机体的代谢，改变对信号传导途径的影响及酶的活性，引发生物学效应，最终导致了衰老以及衰老相关多种慢性疾病的发生。

人体内自由基的来源主要有外源性自由基和内源性自由基两类。外源性自由基主要是从人体外界环境中吸收获得的，包括：①电离辐射（如 γ- 和 α- 射线、紫外线等）和大气污染（如烟雾中的氟利昂、臭氧、香烟产生的烟雾、汽车尾气等）均可使人体内产生自由基；②一些药物如抗结核药、硝基化合物、解热镇痛药、类固醇激素等在体内也可产生自由基；③其他一些水银等重金属离子污染、杀虫剂毒性与自由基相关，产业植物油等在空气中久置也会造成自由基含量增加。内源性自由基：在机体代谢过程中会不断产生多种自由基，其中以活性氧（ROS）最多。内源性自由基主要由线粒体产生，可产生活细胞内 90% 以上的自由基，线粒体中自由基浓度最高。机体中约有 1%～4% 的氧在线粒体氧化磷酸化生成 ATP 的过程中转化为活性氧。过氧化物酶体、脂氧合酶、NADPH 氧化酶以及细胞色素 P450 都是线粒体外 ROS 的主要来源。此外，一些吞噬细胞、血红细胞、肌红细胞也可产生少量的自由基。

（二）自由基的防御系统与氧化应激

氧化还原反应在细胞正常的代谢过程中大量发生，由此产生少量性质活泼的氧自由基。在正常条件下，机体为维持生理平衡会随时通过酶和非酶两种防御系统清除多余的自由基。体内一些天然抗氧化剂如 Vit A、Vit B 族、Vit C、Vit E、β- 胡萝卜素、微量元素硒、谷胱甘肽、半胱氨酸等属于非酶防御系统；而超氧化歧化酶（SOD）、过氧化氢酶（CAT）、谷胱甘肽过氧化物酶（GSH-Px）、过氧化物酶（POD）、辅酶 Q10 等属于酶防御系统，通过酶解作用清除自由基，减轻自由基的损害作用；此外，自由基引起的 DNA 氧化损伤可以通过脱氧核糖核酸（DNA）修复系统进行修复，呼吸链通过自身的细胞色素 C 也可以清除 $\cdot O_2^-$ 和 H_2O_2。

1990 年美国衰老研究学者 Sohal 第一次提出了"氧化应激"的概念。机体在遭受有害刺激时，体内活性氧（ROS）产生过多，超出了机体的清除速度，氧化系统和抗氧化系统失衡，过剩的 ROS 参与细胞内反应，引起氧化应激。氧化应激通过损伤 DNA 使维持细胞基本生理功能的基因失去表达活性，进而导致细胞衰老，从而导致组织损伤。

正常的情况下，机体自由基的产生与自由基防御系统处于动态平衡状态。一旦机体暴露在有害因素中或者机体处于疾病和衰老状态下，体内活性氧自由基会不断产生，而此时机体清除能力却明显下降，不断产生的活性氧物质会修饰和干涉细胞蛋白质、脂质和 DNA，从而引起细胞大分子的氧化损伤，细胞的氧化与抗氧化功能失衡，发生氧化应激。氧化应激对机体的影响有双重作用：首先，氧化应激可参与调节细胞膜的信号传导。如氧化应激通过影响细胞发蛋白激酶 C 和 MAP 激酶活性作用于分子反应、酶的活化、增殖、分化。氧化应激引起的凋亡既可为分娩准备出生通道又可增强生物体的防御功能，因此从生理学角度来说，氧化应激是有益的。但是，氧化应激导致的氧化损伤的积累又会造成细胞损伤及癌症发生。

（三）氧化应激与衰老

在生物体的衰老过程中，机体组织细胞不断产生的自由基逐渐累积，由于自由基反应能力较强，可氧化细胞中的多种物质，损伤生物膜，造成蛋白质、核酸等大分子交联，因而影响其正常功能。此后自由基学说被 Helmut Sies 等发展为"氧化应激假说"，该学说认为衰老过程中机体抗氧化成分的减少导致清除自由基的能力减弱，进而导致生物大分子结构损伤的增龄性累积。人体可以被理解成一个氧化与抗氧化的系统，随着年龄的增加，自由基不断累积机体平衡被打破倾向于氧化的系统，进而导致了疾病与衰老。尽管以上学说存在争议，但近年来，越来越多的研究证实生物大分子的氧化与癌症、心脑血管疾病、肾病、糖尿病、帕金森病、阿尔兹海默病等衰老相关疾病以及衰老本身密切相关，氧化应激即使不是诸多疾病的病因，但至少是一个重要的危险因素。

1. 氧自由基的累积 在机体随年龄增长的过程中，线粒体内的 ROS 也会随之不断累积增加。①线粒体电子传递链活性下降。线粒体呼吸链复合物随着年龄增长其活性会随之下降，尤其是复合体Ⅰ、Ⅲ、Ⅳ活性下降显著，导致电子传递受阻，氧不能被有效利用，氧自由基大量产生。②伴随年龄增长，线粒体的基因表达水平下降，衰老个体中缺乏代偿机制，无法通过增加电子传递链在内的蛋白质表达水平来维持生长需要，导致细胞出现衰老。另一方面，氧化产物的积累使得线粒体 DNA（mtDNA）的缺失突变不断聚集，从而严重影响 mtDNA 重要功能，呼吸链复合物活性进一步降低，ROS 持续升高，ATP 合成减少。③线粒体内抗氧化酶活性也会随着年龄增长而不断下降。

2. 氧自由基在衰老中的作用 ①损伤生物膜：氧自由基能引起生物膜的脂质过氧化反应，使得其中的不饱和脂肪酸发生过氧化，生物膜结构被破坏，功能受损，细胞器发生功能障碍。在此过程中产生的脂质过氧化物发生降解产生丙二醛，它可与氨基酸、核酸等形成脂褐素，使生物分子内部或之间发生交联，DNA 复制出现错误，从而引起细胞变性坏死、机体衰老。②损伤蛋白质：氧自由基能够直接氧化破坏蛋白质，引起酶蛋白失活；产生异质性蛋白质引起自身免疫反应；改变机体组织结构蛋白的理化性质，减少血液组织间的交换加速组织器官衰老退化；引起核酸的氧化和交联，遗传信息不能被正常转录和翻译，因此蛋白质的表达降低或者会有突变蛋白产生。③ mtDNA 氧化损伤：由于 mtDNA 是裸露的，缺乏修复系统，位置靠近自由基的产生部位，更易受到氧化损伤。且由于 mtDNA 无非编码区，在转录过程中，氧化损伤造成的突变会全部被转录，损伤因此而累积。

（四）氧化应激引起细胞衰老的途径

衰老的氧化应激理论认为，活性氧造成的 DNA 损伤是衰老的诱发事件。在衰老过程中一方面自由基的生成速率可能增加，另一方面机体氧化与抗氧化水平失衡。氧化应激对 DNA 的氧化损伤在正常代谢状况下以很高的频率发生，氧化应激导致 DNA 损伤最易发生的部位是碱基中的胸腺嘧啶和鸟嘌呤。

目前，公认的氧化应激引起细胞衰老的途径包括：

1. DDR（DNA damage response）途径 氧化应激造成的 DNA 损伤，通过启动 DDR 激活 p53 并在转录水平活化 p21，引起细胞衰老。

2. 核因子 κB（NF-κB）通路 正常情况下，抑制蛋白 IκB 与 NF-κB 二聚体结合，在胞质中形成无活性的三聚体形式。氧化应激条件下 IκB 被磷酸化，NF-κB 被释放并激活后由胞质进入胞核与相应的 DNA 序列结合，增加白介素 8 表达并稳定 p53 蛋白，引发细胞衰老。

3. p38 MAPKs 通路 MAPK 是哺乳细胞内广泛存在的一类丝氨酸 / 有丝分裂原激活蛋白激酶，是细胞重要的应激通路。Virginia Probin 等人发现马利兰（Busulfan）诱导的细胞衰老依赖于 ROS 激活 p38 MAPK 通路，p38 MAPK 抑制剂（SB203580）能降低衰老相关基因 *p16* 的表达；Jang 等发现 ROS 较低的造血干细胞功能较强，*p38* 表达较低，*p16* 基本不表达。这些提示在造血干 / 祖细胞的衰老中，p38 MAPKs 起着非常重要的作用。

4. microRNA 途径 miRNA 是一类单链小分子 RNA，长度约为 20～25nt，它能特异性结合靶 mRNA 在转录后水平上调控基因表达。目前，许多研究表明 miRNA 也参与了细胞衰老的进程。David Baltimore 等最新研究表明 Mirc19（microRNA-212/132 cluster）在衰老过程中调控造血干细胞的维持和生存。研究发现造血干细胞（hemopoietic stem cell，HSC）富含 Mirc 19（microRNA-212/132 cluster），而且 Mirc 19 会随着年龄增长而上调。

（五）衰老的氧化应激理论的更新

衰老的氧化应激假说是建立于细胞内氧化损伤随年龄累积以及长寿命个体比短寿命个体的 ROS 和损伤积累更少的基础之上的。而随后研究发现抑制或者降低细胞内部 ROS 以及 DNA 损伤并不一定能延缓衰老。相反，线粒体的轻微功能缺陷能够延长生物寿命。而且更多的研究表明 ROS 一方面作为氧化还原信号参与细胞信号转导，另一方面，在一定范围内升高 ROS 或者抑制线粒体功能能够延缓衰老，延长寿命。

因此，近来一种新的渐进性的 ROS 衰老理论被提出：衰老早期阶段，衰老相关的 DNA 损伤产生的低剂量 ROS，由于体内的抗氧化体系这些 ROS 并不会引起机体损伤，反而会触发机体保护性的压力应激反应，延缓衰老。当年龄增加，衰老相关的 DNA 损伤在体内持续聚集，ROS 大量产生，超过了机体的清除能力，这些蓄积的 ROS 进一步造成 DNA 损伤，加剧衰老相关性 DNA 损伤，加速细胞的衰老，造成恶性循环。

综上所述，氧化应激不单是机体内氧化还原稳态的失衡，而是机体失去了对氧化还原信号的响应和对其状态的调控。此外，由于 ROS 的双重作用，衰老的氧化应激学说也不仅限于 ROS 的增加是促进衰老的主因。因此，如何在细胞内部将 ROS 维持在一个适当的生理水平，而不是单纯的降低细胞内的 ROS，对于疾病预防、延缓衰老具有重要的研究意义。

二、端粒 - 端粒酶与衰老

端粒是真核生物染色体末端的一种特殊结构，在动植物及微生物的染色体中广泛存在，虽然端粒 DNA 序列是由简单的富含 G 的串联重复序列组成，但端粒长度及碱基组成具有种属特性（四膜虫端粒重复序列为 GGGGTT，草履虫为 TTGGGG，人类及哺乳动物为 TTAGGG）。人类的端粒长度约为 5～10kb，小鼠的端粒长度约为 50kb，并且端粒的重复序列具有极性，一条链富含 G 称 G 链，而互补链富含 C 称 C 链。G 链的 3′ 末端为单链悬突，端粒的单链碱基序列高度保守，末端形成特殊的环状结构（D-loop；T-loop）也称为帽子结构，用以维持染色体的稳定。

端粒除了具有维持染色体稳定性和完整性的功能之外，还能防止染色体发生降解、重复、融合和丢失，抵御细胞内外核酸酶、拓扑异构酶、连接酶、蛋白酶等对染色体末端的损伤，进而保持物种遗传系统的稳定。近几年的研究表明，随着年龄的增长，体细胞不断的分裂增殖，端粒长度会逐渐缩短。从体外细胞培养实验中观察到，细胞每分裂一次大约丢失 50～200 个端粒核苷酸，至细胞死亡前大约丢失 4000 个核苷酸。当端粒核苷酸序列丢失至一定程度，细胞将停止分裂，进入静止状态（细胞周期被阻滞在 G1 期）。故有人称端粒为正常细胞的分裂时钟（mistosis clock）。因此端粒除与染色体的功能稳定性有关外，还涉及细胞的寿命、衰老、死亡以及肿瘤的发病与治疗。

端粒缩短到一定程度能够引起细胞衰老及细胞凋亡，而在某些细胞中，随着细胞不断分裂端粒的长度未发生改变，如永生细胞、癌细胞、干细胞以及某些生物如四膜虫等。这是因为端粒酶的存在，它能够补偿细胞分裂造成的染色体末端缩短的损伤。端粒酶首先在四膜虫中被发现，随后在人宫颈癌细胞株（HeLa 细胞）中得到鉴定，并证明它是一种核糖核蛋白酶。端粒酶通过引物特异性识别位点，以自身的 RNA 为模板，在染色体末端合成端粒 DNA 序列，使端粒得以延长，为后续 DNA 聚合酶合成完整的染色体提供平台，进而维持了染色体的稳定性。人类端粒酶主要由 RNA 成分（hTR）、端粒酶反转录酶成分（hTERT）和端粒酶相关蛋白等组成。hTR 具有 560nt 核苷酸，其中有 11 个碱基（5′-CUAACCCUAA-3′）与人类的端粒序列（5′-TTAGGG-3′）互补，然而与这个区互补的反义寡核苷酸序列能抑制端粒酶活性，若这段 RNA 序列的碱基发生突变会导致端粒酶活性的改变。而端粒酶相关蛋白的表达并不局限于具有端粒酶活性的组织和细胞中，且各组织间的表达差异与端粒酶活性无关，而 hTERT 是端粒酶活性所必需的组分。hTERT 可识别富含 G 的寡核苷酸引物，以 RNA 组分为模板与端粒重复序列进行互补配对，在合成、延伸端粒序列中起重要作用。2009 年诺贝尔奖获得者 Skordalakes 得到了端粒酶 TERT 的三维晶体结构。TERT 的三维晶体结构由逆转录区（the reverse transcriptase domain）、RNA 结合区（TRBD）和羧基末端延伸区（carboxy-terminal extension，CTE）组成。根据这一研究结果能从根本上理解端粒酶的作用以及在诱导细胞衰老和细胞凋亡中的调解机制。

（一）端粒 - 端粒酶假说的由来与发展

1961 年，Hayflick 及其同事首次提出了 Hayflick 界限：即正常细胞在经历有限次的有丝分裂后，当分裂次数达到 Hayflick 界限时，染色体的长度就会缩短到一定程度，激活阻止细胞继续分裂的信号通路，有丝分裂被不可逆的阻滞在细胞周期的某一时期，随即引发细胞的衰老与凋亡。因此只要能增加染色体末端端粒的长度或端粒酶的活性就可以阻止端粒的缩短，进而控制细胞周期、延缓细胞衰老、延长细胞寿命等。Olovnikov 也在 20 世纪 70 年代提出了衰老的端粒、端粒酶假说，首先明确末端复制问题及这一问题的解决办法。随后 1991 年美国的抗衰老学家 Harley 更为具体的描述了端粒、端粒酶假说：随着细胞分裂的进行，端粒缩短至一极限长度，DNA 的损伤即将发生，细胞自身的 DNA 损伤应答系统被激活，进而启动终止细胞分裂的信号转导通路，抑癌基因 *p53* 和（或）Rb 表达量增加，细胞周期被阻滞，细胞进入第一死亡期 M_1 期（mortality stage 1）。如果细胞受到病毒感染、抑癌基因发生突变或被封闭，则细胞顺利通过 M_1 期。细胞继续分裂 20～40 代，同时端粒长度进一步缩短，直到发生基因组损伤，出现染色体融合、异位、丢失等，细胞生存出现危机，即细胞进入第二死亡期 M_2 期（mortality stage 2）。

（二）端粒 - 端粒酶与衰老的关系及实验证据

端粒缩短被认为是触发细胞衰老的生物标记，可作为衰老的生物钟。研究显示人的正常组织和细胞在复制过程中均会出现端粒缩短、DNA 丢失的现象，当缩短至不能维持基因组稳定时细胞失去分裂增殖能力开始进入衰老阶段。端粒长度在细胞衰老的过程中处于一种竞争平衡的状态，端粒由于染色体末端复制、端粒重组加工等原因缩短，另一方面由于端粒特异性扩增、端粒酶的催化作用等又使其延长。首先，证明端粒长度和衰老有关的实验证据来源于人的成纤维细胞培养实验。年轻人成纤维细胞的端粒长度为 18～25kb,而老年人成纤维细胞的端粒长度为 8～10kb。其次,移植的造血干细胞由于快速的端粒缩短而引发细胞衰老的加速。Takasaki 等的研究也表明,随着年龄的增长,牙髓 DNA 的端粒长度会逐渐缩短,所以能以此来预测机体的年龄与衰老的时间。然而,越来越多的研究表明,端粒的结构和功能与衰老密切相关。有实验数据表明,在哺乳动物细胞内,细胞衰老与端粒结构的改变有关。Rubio 等的研究表明,对衰老起关键作用的是端粒的结构而不是端粒的长度。同时,Elmore 的实验结果表明,衰老与端粒功能的失调有关。如前所述,衰老是一种受多因素复合调控的过程,以上的研究成果在某一方面都说明了端粒与衰老之间的关系,但对衰老过程起关键作用的因素还不是十分清楚,需要进一步的研究确定。

端粒酶的活性与细胞的增殖及细胞衰老有关,端粒酶以自身 RNA 为模板利用逆转录的方式合成并保护端粒,在调节寿命和细胞增殖方面起着重要作用。端粒酶的活性受多因素调节,包括端粒酶基因的表达调控、蛋白质之间的相互作用、蛋白磷酸化调节等。一些应激肿瘤抑制因子和原癌基因直接或间接参与端粒酶活性的调控,包括 c-Myc、Bcl-2、p21waf1、p53、Rb、Akt/PKB 及蛋白磷酸酶 2A。端粒酶活性可以通过端粒长度,进而控制细胞的分裂次数。实验结果显示端粒酶缺失或过表达小鼠模型由于其端粒缩短而导致过早衰老。在细胞衰老的过程中,人的端粒酶表达主要受控于端粒酶反转录酶(hTERT),而端粒酶的 RNA 组分(hTR)在各细胞中均有存在且含量比较恒定。Bodnar 在人类端粒酶负表达的体细胞中观察到了 *hTERT* 基因的表达。此研究主要说明,利用基因克隆的方法将外源 *hTERT* 基因克隆到端粒酶负表达的体细胞中,使细胞的端粒酶过表达,其细胞寿命至少延长 20 代,并且衰老的生物标记 β- 半乳糖的表达量也显著下降。然而,单纯引入 *hTERT* 基因对细胞正常的周期、黏附性、生长因子、接触抑制以及核型没有任何影响。相反有些实验证据表明,在体外培养的兔成纤维细胞和牛胸腺细胞中,转染由 hTERT 和端粒酶 RNA 杂交形成的异源端粒酶后,细胞的传代速度、贴壁速度、健康状况都具有优势,使细胞呈现出年轻化趋势。也有研究数据表明,删除 *hTERT* 基因反而使细胞的寿命延长。虽然这些研究成果提出了端粒缩短可能引起衰老现象,然而关于衰老细胞的端粒和端粒酶假说的研究还存在更加复杂的机制。例如啮齿类动物的端粒长度终生保持不变,并不随细胞的分裂而缩短。端粒和端粒酶对人类的疾病和衰老有着很大影响。端粒酶在控制细胞的寿命中起着重要的作用,它在绝大多数的组织细胞中虽然不是普遍存在,但超过 85% 以上的癌细胞中均有存在并被激活,这就使得它在肿瘤治疗中成为了理想的癌细胞标记。在正常的细胞中,端粒酶可以延长细胞寿命而不会引起癌变,这一功能在正常人类细胞的组织工程中可以解决感应细胞衰老这一重要问题。

(三)端粒结合蛋白与衰老

端粒结合蛋白包括 TRF1、TRF2、Rap1、POT1 等,近几年很多研究证实,端粒酶结合蛋白对细胞衰老的调节作用大于端粒长度对衰老的影响。这些端粒结合蛋白可能影响染色体末端结构的形成及稳定性。

Enomoto 的研究表明,增加细胞中端粒酶结合蛋白的表达量可以通过不激活端粒酶而延缓细胞的衰老。也就是说，细胞衰老不完全依赖于端粒 DNA 的丢失导致，更多的是因为缩短端粒的保护状态发生改变而引起。TRF2 这种端粒结合蛋白，对生物体的癌症和衰老有直接影响，其作用机制不依赖于端粒酶的活性。它可以与许多 DNA 损伤修复蛋白和 DNA 损伤信号蛋白相互作用，影响染色体的稳定性，导致早衰症及增加癌症的发病率。同时 TRF2 是端粒结构与功能的重要调控因子，TRF2 的表达或基因发生异常可使 DNA 损伤增强、染色体的末端暴露，从而导致细胞衰老及凋亡。Karlseder 等的研究发现，TRF2 的过度表达可以加快端粒的缩短而不加速细胞衰老的进程，其主要原因是因为 TRF2 降低了衰老的调定点。Saldanha 的实验表明，抑制 TRF2 与 DNA 的结合或封闭 TRF2 的结合位点将导致一些亚细胞株的衰老及一些细胞系的凋亡。也有一些研究证实，TRF1 的表达可以促进双链 DNA 末端形成 T 环结构，一旦表达量下降端粒的末端暴露从而引发细胞的衰老和凋亡。在酵母细胞中 Sgs1 蛋白是 RecQ DNA 解旋酶蛋白的一种，其是同源重组所必需的，它和 rad52 的突变在衰老过程中处于上游位置，可通过参与 rad52 的重组途径来维护端粒，从而减缓衰老进程。Deflp 是端粒维持中的重要调节因子，它的缺失能加速端粒缩短诱发衰老，同时发现它与端粒酶的补充路径无关，而与它对端粒的保护作用有关。

（四）TERT 及端粒酶在细胞分化和凋亡中的作用

端粒酶在胚胎发育的增殖细胞、转化细胞和癌症中有较高水平的表达。在发育组织中，随着祖细胞分裂的停止，端粒酶的活性水平逐渐下降，细胞开始分化为组织中执行特定功能的细胞。利用端粒酶抑制剂、过表达 TERT（端粒酶的催化亚基），及 TERT 的反义核苷酸技术，证明了端粒能够维持细胞的增殖状态，并且随着细胞的分化端粒酶的活性逐渐下降。端粒酶通过抑制细胞的程序性死亡（也称为凋亡）能够促进各种细胞的生存。有趣的是，TERT 可不依赖其逆转录酶活性对细胞的增殖进行调节。尽管端粒酶调节细胞分化及细胞存活的分子机制还未建立，但 TERT 能与 DNA 损伤应答调控蛋白、应激反应蛋白、细胞程序性凋亡蛋白相互作用，进而发现其内在的调控机制。生长因子、细胞因子、固醇类激素等调节 TERT 表达及端粒酶活性的信号转导通路已被鉴定。利用缺失 RNA 组分的端粒酶小鼠或过表达 TERT 的转基因小鼠，能够确定正常组织和各种疾病中端粒酶的功能。

端粒酶能够抑制细胞分化促进细胞永生也可从以下事实说明，即在大多数肿瘤细胞中有较高的端粒酶活性；通过研究表明，生物体在持续生长时伴有轻微衰老，即在整个生命周期中，组织内的所有体细胞都展现出端粒酶活性。癌症的产生就是由于细胞增殖的失控以及细胞凋亡受到了抑制。药物抑制端粒酶的活性或用反义寡核苷酸处理能够抑制癌细胞的增殖及存活，表明在不衰老细胞表型中端粒酶具有重要作用。同时，神经细胞的研究也证明了，当细胞分化成神经元细胞时端粒酶的活性降低，同样细胞损伤的增加也能导致细胞凋亡。

（五）端粒与衰老研究的发展前景

近 20 年有关端粒和端粒酶的研究发现，使我们了解到端粒不仅与染色体的稳定性和特异性密切相关，而且它还与细胞寿命、衰老和死亡等有关。同时我们也已经认识到端粒和染色体虽然与细胞衰老有关，但不是诱导衰老的唯一因素。细胞衰老、器官衰老乃至机体衰老都是一个非常复杂的调控与诱发过程。它有许多不同的诱导因素,端粒和端粒酶只是其中之一。两者的发现只是干细胞、人类衰老、癌症等研究谜团中的一个重要部分,使我们对衰老的理解增加了新的维度,能够更加显示出衰老的发病机制,并促使我们开发出新的抗衰老及治疗早衰症的方法。

1. 肿瘤治疗　由于端粒酶在绝大多数正常细胞中不能检测到活性,因此端粒酶尤其是 hTERT 组分将有可能成为肿瘤治疗的理性靶点。越来越多的科研结果表明,有效抑制端粒酶的活性可导致肿瘤细胞的凋亡与衰老。但有一些问题还需要解决,例如端粒酶抑制剂是否对生殖细胞以及骨髓干细胞等具有端粒酶活性的正常细胞产生严重的毒副作用,端粒酶活性被抑制后肿瘤细胞是否存在其他旁路途径来维持端粒的长度。

2. 抑制衰老　将 *hTERT* 基因转入细胞内既能延长细胞寿命又不影响细胞的其他正常功能,而寿命延长的细胞是否能延缓器官及机体的衰老还需进一步研究证实,例如能否解决皮肤松弛老化、动脉硬化、肌肉的退缩等问题。同时,在体外将细胞寿命延长同样具有非常重要的意义,经过端粒酶处理的细胞趋于年轻化,这种细胞在生物研究、制药和医学等方面都将具有广阔的应用前景。

尽管以上研究已经提出端粒缩短是衰老的生物标记,但关于衰老细胞中端粒和端粒酶的研究还存在更为复杂的调控机制。例如 Susan 等提出,在正常人口腔角化细胞衰老的进程中,细胞的复制衰老是由于端粒酶的失活造成并不存在端粒缩短的现象。随后 Lundblad 对出芽酵母的研究中发现,端粒严重的丢失可以通过 RAD50 和 RAD51 的融合途径补充富含 G 的 DNA 片段用以维持端粒的功能。综上所述,我们认为对衰老过程的研究,首先应该重视整体观,单个细胞寿命的延长并不代表人整体寿命的延长,同时在端粒、端粒酶与衰老关系的研究中更应考虑种属、组织、环境等特异因素。其次,随着研究途径的多元化,我们应重视体内外研究的差异,增加活体内端粒和端粒酶研究的客观性。最后,对端粒、端粒酶与衰老关系的深入研究可以揭示人类衰老的奥秘,为抗衰老治疗提供更有力的靶点和治疗方案。

三、DNA 甲基化与衰老发病机制研究

遗传变异在解释人类长寿中的比例仅占 20%～30%,但是大部分潜在的遗传学机制还并不清楚。表观遗传(epigenetics)修饰在基因调控的过程中起重要作用,抑制疾病发生的相关基因在健康长寿的个体中可能也受到表观遗传修饰,从而参与促进健康长寿的表型。DNA 甲基化是表观遗传学的重要组成部分,在维持细胞功能、遗传印记、基因表达的时空特异性中起重要作用。年龄相关的 DNA 甲基化改变,涉及老年个体中的代谢性疾病、心血管疾病、肿瘤等增龄性疾病的发生与发展。通过全基因组的低甲基化和某些特定基因的高甲基化,除了有助于认识衰老过程中的机制,还有助于精准判断衰老和甲基化之间最佳的平衡关系,进一步延缓机体的衰老和阻止与衰老相关疾病的发生,也将具有重大临床应用前景。

(一)DNA 甲基化及其表达调控意义

DNA 甲基化是表观遗传学的重要组成部分,是 DNA 化学修饰的一种形式,通过此修

饰可以在不改变 DNA 碱基组成的前提下，改变遗传表型，它可以在转录水平抑制基因的表达。一般情况下，DNA 甲基化可引起对应基因的表达失活，通过 DNA 甲基转移酶，形成 5- 甲基胞嘧啶（5-mC），主要集中在基因 5′ 端的非编码区及启动子区，并成簇存在形成 CpG 岛，并可随 DNA 的复制而遗传。CpG 岛是 CpG 二联核苷富集区域，CG 含量大于 50%，长约 200～500bp。哺乳动物 DNA 甲基化的模式只有 5mC 这一形式，真核生物中大约 2%～7% 的胞嘧啶被甲基化修饰。发生甲基化后，相应的 DNA 序列因为与甲基化 DNA 结合蛋白相结合而呈高度的紧密排列，其他转录因子及 RNA 合成酶都无法再结合，导致对应基因无法表达。此外，DNA 甲基化模式并非静态，其很不稳定，受内环境的改变也发生动态改变，DNA 甲基化程度越高，其转录活性越低。和基因表达规律一致，总的来说，结构基因中看家基因的 CpG 呈现低甲基化模式，80% 左右基因的 CpG 是高甲基化的。

（二）人类衰老和健康长寿可能受 DNA 甲基化的表观遗传调控

随着增龄发展，个体功能出现减退，体现为虚弱（frailty）和代谢性疾病、心血管疾病、肿瘤等增龄性疾病，而仅极少数人能达到国际上认可的长寿标准（年龄＞90 岁）。这种健康表型和寿限的个体差异，随着年龄的增长也逐渐更为显著。此外，长寿现象的家族聚集性也提示遗传因素在其中的作用。Haytlick 提出的生物钟学说，以及后续一系列关于遗传方面的论述都认为衰老和遗传有直接联系。人类的自然寿限取决于先天遗传，是按遗传安排的程序逐步进行的。在模式动物中已经识别了 *daf-2*、*daf-16* 及 *sir-2* 等许多长寿基因，它们在遗传上可以有利于延长模式动物的寿限，证明了长寿基因确实存在。对长寿基因的研究，让人们看到基因的生存调控机制如何延长寿命，以及如何增进健康。

但是，在人类百岁老人及其后代个体中发现现象，并不能很好的支持在模式生物中所发现的长寿基因的作用。但是，长寿老人，尤其是百岁老人，往往能逃避或延缓年龄相关疾病（如心血管疾病、老年痴呆、2 型糖尿病及肿瘤等）的侵扰，且百岁老人的后代也能获得类似的生存优势，提示百岁老人可能具有独特的遗传模式逃避或延缓老年疾病的发生。目前认为，人类健康长寿的机制远比模式生物复杂，其长寿基因可能影响生命寿限，并且抑制疾病关联的基因功能；并且可能并非由常见基因变异发挥作用，起作用的可能是罕见变异。但是，不能忽视的是，虽然没有直接证据表明遗传变异和长寿及老年疾病的必然关系，但环境、生活方式等因素的改善却可以促进寿限的延长，外环境通过影响内环境，从而发挥对基因组的表观遗传修饰，动态贯穿人类生命全程，因而人类衰老和健康长寿可能同时受到 DNA 甲基化的表观遗传调控。

总的来说，全基因组范围的 DNA 甲基化水平随衰老的进展而呈下降趋势，个别基因座的甲基化水平增加，除此之外，心血管疾病、糖尿病和癌症等衰老相关疾病发生时也会出现 DNA 甲基化的改变，衰老和疾病伴随 DNA 甲基化改变的背后是否存在内在联系，这是目前研究的热点。

（三）DNA 甲基化和人类衰老及健康长寿的研究进展

中国科学院昆明动物所孔庆鹏等，利用甲基化 DNA 免疫共沉淀测序的技术（methylated DNA immunoprecipitation sequencing，MeDIP-seq），对 4 对百岁老人和年轻对照的中国人进行全基因组 DNA 甲基化模式分析，通过 5'- 甲基胞嘧啶抗体特异性富集基因组上发生甲基化的 DNA 片段，然后通过高通量测序实现全基因组水平的高精度的 CpG 密集的高甲基化区域研究。结果发现 626 个具有显著甲基化差异的区域。进一步分析发现与这些差异甲基化区域相关的基因区域（DMRs）明显富集于衰老相关疾病，包括心血管疾病、2 型糖尿病、脑卒中以及阿尔兹海默症等。课题组还比较分析了高加索百岁老人的全基因组甲基化数据，进一步验证了该发现。不同于之前寻找长寿和衰老相关疾病共有的基因组变异的科学角度，本项研究表明，长寿老人的确拥有特殊的 DNA 甲基化模式，可能通过抑制衰老相关疾病易感基因的表达，通过延缓这些疾病的发生，促进长寿性状的产生。

国家卫生和计划生育委员会（简称国家卫计委）老年医学所杨泽课题组，对中国长寿之乡广西巴马和广西永福的长寿老人也进行了健康长寿的遗传研究和全基因组 DNA 甲基化研究。除基因组方面的研究工作外，他们发现人类的百岁老人都有一个共同点，即超过 90% 的百岁老人都是女性，通过长期研究观察，当人们衰老时不同性别之间个体确实存在差异，但目前仍不清楚为何女性会活得更久一些。杨泽小组认为，性别在决定个体寿命和健康寿命上扮演着重要的角色，利用 Illumina 的全基因组 450k 甲基化芯片对比男性和女性长寿老人的全基因组甲基化差异，发现 DNA 甲基化模式随着衰老会以复杂形式发生改变，虽然在男女性长寿老人中平均 CpG 岛的甲基化水平没有显著性差异，但在特定染色体和基因中特征性识别了大量差异甲基化的探针信号（DMPs）。功能富集分析提示，这些 DNA 的高甲基化和低甲基化可能参与不同信号通路的生物学过程调节，包括激素调节、神经元投射和疾病相关的信号通路。此外，杨泽小组的研究还发现，除了特定基因和信号通路甲基化水平随衰老出现特征性改变之外，全基因组范围的个体的甲基化水平的评估，可能有助于进行人类实际年龄和衰老程度的个体化预测，从而督促人们及时转变生活方式以延缓分子老化，下一步他们将尝试通过甲基化水平预测特定疾病，并深入分析甲基化诊断是否比现有临床生理学指标更有优势，他们对研究结果表示乐观。

此外，加州大学圣迭戈分校张康教授的团队也针对个体化甲基化水平和衰老的密切联系得到突破性发现。他们也采用 Illumina 的全基因组 450k 的甲基化芯片，对 19～101 岁的 426 例高加索人群和 230 例西班牙人群外周血中甲基化水平进行了测定，特征性的评估了个体化的甲基化组的实际生物学年龄，并且发现其受性别和基因组遗传变异的影响。此外，他们还发现甲基化组水平的衰老速率的个体化差异，有助于解释表观遗传学的漂变，并且在转录组学的水平反映出来。他们通过甲基化指标在基因和分子水平上对衰老进行了定量，这项研究不仅能确定一个人的生物学年龄，更有望帮助人们治疗增龄性相关的疾病。该研究是通过甲基化组准确预测年龄，而非几个关键基因。从甲基化组的分子水平上看，不同人的衰老速度明显不同，而且不同器官的老化速度也不相同，此外癌细胞的老化也与周围细胞不同。研究者们认为甲基化组还能够显示不同个体衰老的快慢程度，而这类信息具有重要的医学价值，用于持续对患者进行评估，看治疗是否使患者更健康更"年轻"；也可以筛选能在组织或细胞水平上延缓衰老的药物分子。但是，未来需要进一步探索除外周血单个核细胞中甲基化组外，其余靶组织中随增龄出现的甲基化组的改变模式，这是未来的方向。

此外，由于衰老是贯穿人类生命全程的必然过程，因而，儿科研究领域中的结果也对全面认识衰老发展特征具有重要的提示和参考作用，Stephen 的团队对儿童中 DNA 甲基化的变化趋势做了研究。虽然胚胎发育过程中的 DNA 甲基化有很强的可塑性，但同卵双生子研究却发现其在儿童期存在很相似的甲基化模式。通过 Illumina 全基因组 27 或 450 芯片，结合 Pyrosequencing 技术，对来自于美国 13 个研究中心的 398 例健康男性儿童（3～17 岁，平均 9.9 岁）进行了全甲基化组分析，发现 2078 个位点上存在儿童时期的增龄性的 DNA 甲基化改变，并经另一个 78 例儿童的人群得到验证。进一步基因组注释分析发现，增龄相关的去甲基化位点位于 CpG 岛的外侧 2kb 的范围，并且 X 染色体上增龄相关的甲基化位点更少，可能是因为男性作为 X 连锁的半合子的特性，使得 X 染色体中不易出现 DNA 甲基化的变异。GO 分析发现儿童期的高甲基化和低甲基化的基因功能均集中于发育、免疫系统，提示 DNA 甲基化可能在生命早期发育过程中起重要的动态调控作用。进一步结合两项成年人的研究结果进行 meta 分析后发现，虽然增龄相关的位点间存在显著的重叠，但是大多数甲基化改变并非遵从生命全程的线性模式，在儿童期甲基化的改变的倍数更大，较成年人相比高 3～4 倍。甲基化的改变可能对儿童的作用要更高于成年人，通过认识不同年龄段人群中 DNA 甲基化的改变特征和模式，将最终有希望进一步为揭示 DNA 甲基化在健康和疾病中的作用提供数据支持。

（四）研究进展

随着社会经济发展，生活水平的提高及生活方式的改变，我国目前人口呈加速老龄化。我国 65 岁及以上老人人将从 2010 年的 1.19 亿（占总人口 8.87%）增加到 2050 年的 3.6 亿（占总人口 25.6%）。随着年龄不断增长，个体间的健康状态和生存期的差异也越加显著，主要受到遗传因素和环境因素的调节，因而，研究健康长寿潜在的规律和调控机制，具有重要意义。基于基因变异领域目前没有得到支持性的证据表明其对于长寿和延缓衰老的作用，但 DNA 甲基化的增龄性变化模式已经得到多个人群证实贯穿于生命全程而存在，其改变受到性别和年龄阶段影响，这将是我们认识生命发生发展的重要科学突破口。但是，目前对于 DNA 甲基化的研究还处在起步阶段，对于 DNA 甲基化的发生原因和确切机制还需要未来进一步研究，并逐步认识生理水平和病理水平下甲基化组的全面变化，并尝试结合转录组学和基因组的变异图谱，探索内在联系，未来对于认识衰老、延缓衰老，以及个体化"精准"监测衰老进程和干预疗效，将有望提供更为广阔的前景。

第二节 抗衰老的研究方法和新进展

已知哺乳动物有显著不同的最大寿命，从小鼠的 2 年，人类的 120 年到蓝鲸的 211 年，之间相差 60～100 倍。一直以来，跨物种比较生物学带来了知识的进步，最佳的例子是达尔文发现的自然选择学说驱动的生物多样性理论的应用。然而，当前的生物学研究仅注重到少数模式生物，虽然带来了细胞和分子生物学方面的发现，但是缺乏横跨多个物种的广泛证据。现在，随着新的分子生物学技术和基因组测序技术的快速发展，已经可进行跨物种的细胞和生理学衰老控制机制的比较研究，并达到更加复杂的水平。实际上，现在新的兴趣侧重在使用长寿动物进行跨物种间比较延缓衰老机制的研究。如果我们能够理解哺乳动物之间寿命相差 100 倍的机制，我们就能够探索理解衰老和衰老相关疾病的遗传机制，最典型的衰老相关疾病如心脑血管疾病和肿瘤。所以，只有理解了人类衰老及衰老与疾病之间相互作用的分子基础，才有可能在衰老发生的理论方面取得大的突破。

虽然哺乳动物的基因组构成相当接近，但是不同种系小鼠之间的寿命相差很大，所以啮齿类动物给我们提供了特别的机会，用于识别其中关键的长寿保障体系，包括端粒的维护机制和全基因组维护机制以及肿瘤抑制机制。盲鼹鼠和裸鼹鼠是最长寿的鼠类，研究这些有抗肿瘤和长寿表型的动物，对于我们探索人类的寿命和抗肿瘤及抗衰老相关疾病的机制有很大的启迪和帮助。啮齿类动物是世界上最多的哺乳类动物，约占哺乳类动物的 4%，是理想的开展衰老比较研究的模式生物。

一、啮齿类动物在系统上的发生及其衰老进程

啮齿类动物的寿命相差很大，从小鼠和大鼠的 2～3 年，到盲鼹鼠＞20 年，海狸，豪猪和松鼠，裸鼹鼠＞30 年。这在啮齿动物中近 10 倍寿命的变化，远远大于目前观察到其他哺乳类动物类别内的寿命变化。可能不同的啮齿动物外在捕食引起不同的死亡率会导致其寿命的差异。长寿的啮齿动物，包括裸鼹鼠、盲鼹鼠、海狸、豪猪和松鼠——隶属于不同的进化系统，属于缓慢衰老的啮齿动物，它们至少经历有 4 次独立进化。此外，10 倍寿命的差异比目前遗传、药物或饮食干预小鼠或大鼠所延长的寿命要长得多。事实上，饮食限制干预延长寿命，最多只能增加 40% 的寿命。Haldane、Williams 和 Medawar 提出了衰老进化论，他们认为自然选择的力量，会随着年龄的增长而下降。在自然界中，动物几乎均死于被捕食和事故，因此，超出特定物种动物预期寿命的健康和长寿，在基因水平上，几乎不需要考虑外在生存压力的自然选择。换句话说，一个物种对维持身体健康和生育寿命之外投入的时间，对动物自身几乎没有益处。其次，啮齿动物的身体质量也明显不同。最小的啮齿动物，比如小鼠，平均体量只有 20～30g，而最大的啮齿动物水豚的体量为 55kg。比较体量大小和衰老是有用的研究指标，许多衰老相关表型均证明有体量依赖性。更重要的是，啮齿动物包括了所有物种可能出现的寿命和体量的 4 种组合方式：如大体量和平均寿命（水豚），大体量和长寿命（海狸和豪猪），小体量和短寿命（小鼠）及小体量和长寿命（裸鼹鼠）。

啮齿动物的衰老进程，类似于人类，与增龄疾病的发病率增加尤其与肿瘤这一典型的老年人疾病相关。短寿的小鼠和大鼠易患肿瘤，其肿瘤发病率在某些种系鼠中可高达 95%。然而，经过多年的观察两个寿命最长的鼠类——裸鼹鼠和盲鼹鼠非常抗肿瘤，迄今没有自发肿瘤病例的报道。物种之间肿瘤发病率差异是与进化密切相关的，这为我们提供了一个独特的机会，可以通过这些物种来了解相关哺乳动物的抗肿瘤机制。在最长寿的啮齿动物基因组数据出现之前，与长寿和肿瘤抑制机制相关的重要生物学知识是通过跨物种比较获得的。

二、啮齿类动物控制细胞增殖的机制

类似于复制性衰老，是一个肿瘤抑制基因的进化机制，可以抵消因体量增加而增加罹患癌症的风险。肿瘤抑制机制的进化，不仅抵消癌症风险的增加，而且延长了动物的寿命。有趣的是，小型啮齿动物的体外细胞增殖速率，尽管没有复制性衰老，但是短寿小鼠细胞的体外增殖速度快，而长寿（最大寿命 >10 年）啮齿动物细胞的体外增殖缓慢，两者之间有显著的区别。体内成纤维细胞分裂很少，而体外血清培养基中细胞经生长因子诱导，呈过度增殖。因此，检测体外细胞的生长速率代表了其癌变的易感性。长寿动物成纤维细胞在体外增长缓慢，可能反映了有更严格的细胞周期控制机制，从而限制了细胞的过度增殖。这表明，小长寿啮齿动物的细胞，由于缺乏复制性衰老，选择性进化有肿瘤抑制机制，导致了体外细胞的生长缓慢，并可能也阻止了癌前细胞在体内的扩散。

身体质量和寿命是肿瘤抑制机制的表型。超过 10kg 的啮齿动物，体重与复制衰老共同进化，而寿命 >10 年的啮齿动物，进化有更严格的细胞周期控制机制，表现为细胞增殖缓慢不受细胞生长条件敏感性增加的影响。复制性衰老，尽管是一种有效的抗癌机制，但通过衰老细胞的积累，也增加了组织的衰老。因此，小长寿物种不受复制性衰老的影响，而且通过其他机制避免了癌症。如灰松鼠、土拨鼠和花栗鼠的端粒酶活性特别高，这可能有利于伤口愈合和产生更强健的免疫反应，都需要快速的细胞增殖。因此，来自小长寿动物的研究，开辟了新的肿瘤抑制机制研究路径。

体量和长寿之间呈正相关的趋势。物种体量越大，越长寿，如，大象和鲸鱼的长寿性状，进化了数百万年。然而，在同一物种内的个体越大，往往越短寿。如，参与胰岛素样生长因子 1（GF1）- 生长激素（GH）轴的 GF1 基因突变鼠和人类 Laron 综合征患者，有同样的长寿表型；即，身体体量小（侏儒症）和抗肿瘤有关。

三、啮齿类动物的寿命和基因组的稳定性

物种特异性的最大寿命一直与基因组维护能力的进化有关。如，短寿小鼠和大鼠的细胞，不能够修复紫外线引起的 DNA 损伤和双股 DNA 损伤。而长寿的人类细胞能够修复，可能是由于人细胞的 DNA 修复因子（ADP-ribose），聚合酶 1（PARP1）和 DNA- 依赖蛋白激酶（DNA-pk，包括催化亚单位 PRKDC、X 线修复蛋白 5（XRCC5）和 XRCC6）的表达水平较低。

透明质酸介导裸鼹鼠的肿瘤耐受，接触抑制也是其强大的抗肿瘤的机制。裸鼹鼠的抗肿瘤机制是由裸鼹鼠细胞极端敏感性介导的接触抑制。正常动物细胞相互接触时会停止增殖，增殖停止与裸鼹鼠的 INK4 基因的 rats41 活化有关。触发裸鼹鼠细胞的接触抑制是一种多糖，透明质酸（hyaluronan）。透明质酸是体内一种丰量的分子，称为"细胞外黏质"，是细胞外基质中主要的非蛋白质组分。透明质酸是由乙酰透明质酸合酶 HAS1，HAS2 和 HAS3 生成，其不同之处在于产生的透明质酸分子大小不同。在正常组织中广泛分布的透明质酸为具有较高分子量的形式，从而形成高黏度的网络。在炎症，损伤局部和肿瘤，透明质酸

以低分子量的形式存在。高和低分子量形式的透明质酸与 CD44 结合的质量不同,而引发不同的生物结局。高分子量的透明质酸结合 CD44,通过抑制有丝分裂信号终止细胞周期。与此相反,低分子量透明质酸结合 CD44,促进细胞周期进展。此外,高分子量的透明质酸有抗炎特性,而低分子量透明质酸又促进细胞增殖和炎症的进展。因此,高分子量的透明质酸具有抗肿瘤活性,而低分子量形式可以促进肿瘤的发生。裸鼹鼠组织中含有极高分子量的透明质酸,具有比小鼠或人的乙酰透明质酸分子长 5 倍的透明质酸。用癌蛋白处理小鼠细胞能够引起小鼠细胞形成肿瘤,但是处理裸鼹鼠细胞没有变化。然而,当负责合成透明质酸的 *HAS2* 基因被敲低或负责分解透明质酸(hyalurono glucosaminidase 2, HYAL2)的基因过表达,裸鼹鼠细胞则容易发生肿瘤,这表明高分子量透明质酸是这一物种抗肿瘤的关键分子。裸鼹鼠的 *HAS2* 基因有一个独特的序列,可增强酶的活性;裸鼹鼠组织中透明质酸的代谢率非常缓慢,这两种机制有助于裸鼹鼠维持高水平的透明质酸。据预测,减缓透明质酸降解或改变透明质酸合成酶的活性,可能会建立人类治疗或预防癌症的新疗法。

准确的蛋白质合成。裸鼹鼠体内的分子生物学的另一个独特的特点是,它的 28S 核糖体 RNA 可被裂解成两个片段。28S rRNA 的裂解仅见另一个脊椎动物。裸鼹鼠核糖体的这种不寻常的结构特征与小鼠相比,与有更高的翻译保真度相关联。因此,裸鼹鼠细胞产生的异常蛋白更少,这支持了蛋白质越稳定越有助于长寿的假说。

干扰素介导盲鼹鼠的抗肿瘤机制,盲鼹鼠的抗癌机制独立进化,采取了与裸鼹鼠不同的路径。值得注意的是,为适应地下低氧环境,盲鼹鼠 *TP53* 基因编码已经进化突变,突变的 p53 的氨基酸恰巧也是与人肿瘤 p53 相对应的常见变异。盲鼹鼠进化的突变 p53,丧失了转录诱导细胞凋亡肽酶的活化因子 1(APAF1)的能力,增加了转录诱导编码 p53 蛋白的负调节物 Mdm2 的能力。因此,盲鼹鼠的 p53 不能诱导细胞凋亡。与裸鼹鼠不同,盲鼹鼠细胞没有早期接触抑制的机制,盲鼹鼠的肿瘤抵抗是使用了"焦土"战略,杀死了癌前期细胞及其周边邻近细胞。盲鼹鼠的癌前细胞分泌干扰素 -β_1,介导着周围大量细胞的坏死。一个独立的研究证实,盲鼹鼠细胞分泌一种可溶性因子,抑制癌细胞的增殖,并触发其凋亡。在 *p53* 基因缺陷小鼠中已经观察到一种类似于干扰素介导的细胞凋亡机制的激活,其中触发细胞死亡是由非编码 RNA 的重复元件和转录激活驱动的。此外,盲鼹鼠研究结果表明,肝素酶表达的选择性剪接,为显性负调节的抑制了胞外基质中硫酸肝素的降解。乙酰肝素酶剪接变异体具有抗肿瘤活性。从而导致盲鼹鼠细胞外基质更趋稳定,其机制类似于裸鼹鼠的肿瘤耐受机制(即,所生成高分子量透明质酸和透明质酸的代谢缓慢)。

四、盲鼹鼠透明质酸和长寿进化

有趣的是,盲鼹鼠细胞类似于裸鼹鼠细胞,产生高分子量透明质酸,但没显示有超敏感的接触抑制。除了调节细胞增殖,透明质酸也是一种有效的抗氧化剂。可能乙酰透明质酸通过改善氧化应激有助于鼹鼠的长寿。例如,裸鼹鼠心脏含有非常高水平的透明质酸(hyaluronan),可延缓心脏病的发作。为什么这两个物种有高分子量透明质酸?我们推测,最初上调透明质酸的产量,是为适应地下隧道生活提供所需要的富有弹性的皮肤。后来,进化为抗癌症和长寿表型。总之，裸鼹鼠和盲鼹鼠的研究代表了如何转化长寿啮齿动物模型的发现，到可能会导致有利于人类健康的一个成功范例。

应用基因组学和遗传学方法在某些啮齿类动物中的发现，为公正的发现潜在的基因，分子通路和特殊长寿和抗癌症的分子机制提供了机会。特别吸引人的是，在裸鼹鼠，盲鼹鼠和其他可能的一些物种中，这些性状独立进化。啮齿动物的比较基因组学的成就，也得益于这些基因组被完全测序的最佳代表性动物。由于其体型小（相对于大多数其他哺乳动物），极大的多样性，丰富性和组织的可用性，啮齿类动物也受到许多"组学"方法的关注——最值得注意的是转录组分析。最后，啮齿动物如，有短寿命和高癌症易感性的小鼠和大鼠，直接提供了进行比较基因组研究的实验体系。

比较基因组学的策略可以在啮齿动物和其相关的动物的多个级别，使用不同的方法进行基因组分析，如检测不同物种的独特和共同的特征。基因组比对分析，可以应用加州大学圣克鲁兹分校（UCSC）的基因组浏览器，帮助对两个密切相关的、遥远的物种进行比较研究，因为它们提供了两个全基因组和基因比对的界面。比较基因组学的另一种方法是搜索丢失的基因和假基因（即，pseudogenized gene）并作图，其可提供感兴趣物种的不再需要的生命过程和系统的信息如，为了地下生存，裸鼹鼠失去了许多参与视功能的基因。对于其具有生物学作用的通路和系统，分析其丢失基因和假基因也是有用的。伴随检索，常常进行同线性分析，以确保所识别的假基因对应其他物种有功能的同源基因。

衰老的比较基因组学为啮齿动物的比较基因组分析策略。这种策略首先分析跨物种具有不同寿命动物的基因组，并着重在长寿动物的基因进化，如裸鼹鼠和盲鼹鼠。这些进化可能导致识别到长寿动物性状相关的功能基因。例如，这些方法可能会发现与长寿和癌症耐受相关的种属特异性基因变异。此外，使用"组学"方法可支持跨啮齿类动物进行分析，从而定义这些动物调节寿命和癌症易感性所使用的共同策略。另一种方法是阳性选择分析，独特的氨基酸置换或可加速进化。应用跨哺乳动物的整个基因组，寻找到了许多基因（基因和位点内），因此需要强大的去除误报功能，如过滤重复基因的方法。还可以通过通路富集的基础生物学方法，优先考虑拟定的候选基因和区域。第三种方法是整合这些分析用组学数据库（例如，基因表达图谱，蛋白质组或代谢物谱）和对比物种的谱系，或检查扰动或干预生物体系统的结局。在这种情况下，为进一步研究确定分子靶的优先次序时，指向特定的调节基因，通路，有几种可能的方法或模式。在组学研究中，也可以适当地设计，以提高其效能。例如，老龄和长寿研究可以检查整个寿命或影响寿命条件下的 OMIC 数据。最后，另一种方法是着重在检索与已知的兴趣生物过程相连接的基因数据。例如，已知与衰老相关的基因和癌基因的驱动程序，可以专注于检索与长寿和癌症相关的兴趣基因组数据。这样的集中研究，易于分析相关联的基因调节区（如启动子，增强子，变异位点和非翻译区），以及基因的变异。目前还没有普遍接受的策略，以揭开潜在的生物功能基因组的作用，但是相应的方法正在迅速推进，并已经有许多可用的方法。

裸鼹鼠的基因组：裸鼹鼠的基因组测序完成，明确说明了第一例长寿和抗癌症为目的的代表性动物基因组。在脊椎动物或哺乳动物（包括一些啮齿动物）内，经比较基因组分析，识别到的基因可能仅有助于裸鼹鼠特殊的表型 / 特征。例如，这些动物进化而来的肿瘤抑制基因 p16INK4A 蛋白，被发现有助于裸鼹鼠成纤维细胞的早期接触抑制。p16INK4A 蛋白结构改变可以使 p16INK4A 蛋白控制的细胞周期机制和介导透明质酸的接触抑制更加敏感。裸鼹鼠突变地另一个重要蛋白质是产热调节线粒体褐色脂肪解偶联蛋白 1（UCP1），这个突变发生在由脂肪酸和核苷酸调控的保守位点上。作为 poikilothermic，裸鼹鼠是唯一的在他们无法保持稳定的体温哺乳动物中，检测到突变蛋白质 UCP1 与此表型一致。然而，还需要进一步研究，以确定这种变化如何影响 UCP1 活性和（或）功能。裸鼹鼠高度压缩的假基因是视觉感知功能基因，这与裸鼹鼠的地下生活进化是一致的。裸鼹鼠的假基因还有褪黑激素叉体和两种参与端粒维护蛋白的突变基因。尽管这些突变与长寿的因果作用仍然未知，但是发现这些假基因可为后续实验分析提供直接的分子靶点。

盲鼹鼠的基因组：盲鼹鼠的全基因组序列的最近的一项分析表明，进行小鼠，大鼠和裸鼹鼠 IFNB1（编码干扰素 -β1）与复制事件的基因组比较，已经扩展识别到的基因，包括干扰素信号通路的 *Mx1* 基因和参与细胞死亡和炎症的调节多个基因：*NFKB*，*TNFRSF1A*，*BIRC3*，*Fem1b* 和 *Aifm1*。此外，参与坏死和炎症的（*TNFRSF1A*，*Tnfsf15* 和 *NFKB1*）三个基因呈现有达尔文进化正选择的证据。连同盲鼹鼠的早期研究识别的 p53（见上文）的突变表明，盲鼹鼠进化出"弱"的 p53 可能作为一种缺氧适应。为了弥补 p53 的功能不足，盲鼹鼠进化建立了依赖干扰素 -β1 通路基因扩增来增强免疫炎症反应，也是非常有效的抗肿瘤机制。

盲鼹鼠适应地下生活，独立调适地下生活。独立进化了长寿命和抗癌症的表型。在两种鼹鼠 rat60 最近完成的分析中，进行基因组之间的比较，结果显示，昼夜时钟调节器（时钟）负责适应黑暗的基因，*SCN9A*（也称为 *NAV17*，编码一个伤害感受器的质子门控钠通道）基因功能为通过阻断疼痛诱发组织酸中毒，适应高二氧化碳环境，在这些物种间呈趋同进化。但没识别到共同基因有明显的抗癌症和抗衰老的进化模式。这表明，这些物种独立进化了长寿命和抗癌症，有不同的机制来实现长寿和对癌症的抵抗，要获得这种知识或涉及研究更多的物种，以及进行更复杂的数据分析。

五、啮齿动物和其他哺乳动物的比较基因组学

短寿小鼠和大鼠的高品质基因组和一些被测序的短和中寿啮齿动物的基因组序列已经可以利用。毫无疑问，未来几年应用啮齿动物基因组的研究将会增加。举例来说，获取与裸鼹鼠密切相关的达马拉兰鼹鼠基因组序列将是有益的。利用这些基因组资源，对哺乳动物的长寿性状特征，进行趋同进化的分析和基因定位的研究，跨哺乳动物的进化和比较基因组学如，蝙蝠和海豚，适应水中生活的鲸鱼，马。可以通过基因组研究，进行更严格地检测假设，是否种属特异性增强的长寿与上一层级物种的基因组的维护功效有关。在这种情况下，有不同寿命的啮齿类动物为我们提供了一个独特的机会。的确，可以与现有的许多啮齿类鼠的完整基因组序列进行比较，分析基因组维持基因有关的寿命。超出啮齿动物，最近的 2 个鼠类基因组分析表明，DNA 修复和 DNA 损伤信号基因 *ATM*，*TP53*，*RAD50*，*PRKDC* 和 *XRCC5* 是根据选择再排，这表明更长寿命的物种基因组的维护系统是选择性压

力存在。这将是有趣的，以确定这些修复基因是否具有独特的签名。这两种生殖细胞和体细胞突变的频率现在可以直接使用的亲子 trios 全基因组测序和单细胞进行分析。基因和通路，负责在长寿的物种更有效地维护基因组的识别可能有助于开发战略，以增加在人类基因组的稳定性。

比较基因组学中的应用为揭示哺乳动物性状的分子基础的一个例子是回声定位哺乳动物的进化。类似的比较基因组的方法可以应用到长寿和抗癌症。此外，这些方法可以被扩展到基因表达谱、蛋白质组学、核糖体谱和横跨哺乳动物的代谢谱的组分析。在这种情况下，相对于物种或谱系特异性适应凸显上述使用裸鼹鼠，盲鼹鼠和布氏蝙蝠的例子，在多个分支长寿或癌症抗性性状的特征。这些研究可能是集中在水平的协调变化和细胞组分的活性，如转录、蛋白质和代谢物。这些组件可以被进一步评估在通路和网络的层次，并集成到延长寿命的细胞模型。总体而言，未来的研究可以揭示两者有助于长寿特质在许多物种和谱系特异性的修改，如裸鼹鼠，盲鼹鼠干扰素和 IGF1-GH 轴微型蝙蝠例证 UCP1 共同作用。

比较基因组学揭示了布氏蝙蝠的长寿机制。最近完成了布氏蝙蝠，一个非常长寿哺乳动物的基因组测序。4～8g 体重的布氏蝙蝠寿命 >40 岁。比较基因组分析揭示在布氏蝙蝠和其他微型蝙蝠的进化中，生长激素（GH）受体和胰岛素样生长因子 1（IGF1）受体可能为其寿命延长做出了贡献，也许到跨膜结构域唯一的变化是它们小体量的进化。有趣的是，这些基因是众所周知的长寿的调控作用相关基因。这些基因涉及 IGF1-GH 轴，与侏儒小鼠的寿命延长，和人类的拉伦综合征有因果关系，其表型特征为 GH 受体功能障碍，导致的年龄相关疾病的发病率下降。值得注意的是，这种明显的长寿适应是在那些裸鼹鼠和盲鼹鼠中发现的。微型蝙蝠属于胎盘哺乳动物，一直以回声定位为其独特的特征，除了对寿命的进化研究之外，最近的重点是应用比较基因组学方法进行研究，一项研究发现，微型蝙蝠的 DNA 修复基因参与了基因和基因组的维护，而另一项研究，已经确定了微型蝙蝠端粒维护基因的变异。

六、结论

增加理解连接衰老和年龄相关疾病的分子机制，如癌症，在增进人类健康的进步上是至关重要的。在本文中，我们表明，啮齿类动物的比较研究是非常实际的，并已导致动物癌症被抑制过程的新认识。从这些初步的研究范例来看，生态造成不同物种的寿命和体重，在不同的物种中共同驱动长寿和抵抗癌症，例如在裸鼹鼠和盲鼹鼠进化的不同的肿瘤抑制策略；由高分子量的透明质酸介导的接触抑制机制和干扰素介导的细胞死亡机制。上面内容中描绘了三个物种特有生态或与长寿和抗癌的进化适应，并显示了进化相关联的表型。较大体量的动物（>10kg）与复制性衰老的进化有关。巨型哺乳动物如大象和鲸鱼被假定进化有与小体量物种不同的新的抗肿瘤机制，包括人类。长寿小物种的特征是有独特的抗癌机制，如高分子量的透明质酸（HMM-HA），干扰素 - 触发的局部组织坏死和严格的细胞周期控制。长寿命的蝙蝠可能进化有更高效的 DNA 损伤修复系统，以及胰岛素样生长因子 1（IGF1），生长激素（GH）轴线的变更。表明其确切分子机制尚不清楚。

有趣的是，啮齿动物类群中的其他物种可能藏匿有新的肿瘤抑制机制。例如，灰松鼠是一种长寿，昼夜型啮齿动物，生活在地面上。在组织培养中，灰松鼠细胞不分泌高分子量的透明质酸，而是显示有非常高的端粒酶活性和缓慢的增殖速率，这表示还存在有没被发现的细胞周期控制机制。这样的机制，不仅可以防止端粒酶阳性细胞经历恶性转化，而且可以潜在地用于防止癌症形成中的细胞自然端粒酶活性丢失，如人类干细胞和生殖系统细胞。物种具有独特的适应性的另一个例子是大体重动物，由于啮齿动物的研究显示，体重＞10kg的动物，其体细胞端粒酶抑制与复制衰老有关。这是合理的，动物的体量越大，其寿命越长，如大象和鲸鱼可能有尚未发现的独特的机体抗癌适应机制。由于物种的独特生态决定了长寿和抗癌适应的进化，人类就不要指望会拥有所有这些抗癌机制和可能受益于进化形成的所有通路。因此，这些种属特异性适应的研究和这些在人体中的后续应用的策略研究，将会开启癌症预防和延长寿命的新通路。抗生素的发明是在人体中后续应用策略的一个成功的例子，其中，经真菌进化的抗菌机制，人类也可以用来获益。侧重于跨啮齿动物长寿的保守机制的研究，可能会产生一个功能强大的药物例如，高分子量的透明质酸可以被直接给药与人体，也可以研发 HYAL 酶（乙酰透明质酸降解酶）的抑制剂，来增加体内内源性透明质酸的含量 / 水平和分子量。

DNA 测序技术的最新进展，已经能测序跨物种生物体的整个基因组，并且经比较基因组研究表明，长寿基因是根据物种选择的多个 DNA 损伤和修复基因。如何实现更有效的基因组维护，可能会打开理解提高 DNA 修复和人类基因组的稳定性的思路。比较基因组学还提供了公正看待长寿动物及其独特适应进化的遗传策略。裸鼹鼠，盲鼹鼠和布氏蝙蝠这三个长寿哺乳动物的基因组透露，不同的动物在寿命控制上使用不同的种系特异性机制。这些长寿动物的基因组的知识，无疑也可用于理解抗癌症的基因组。总之，经不同的标准模式生物研究，以便包括不同物种的长寿和易患癌症动物是至关重要的，因为短寿和癌症易感小鼠和大鼠可能会丢失长寿和抗癌症的机制。集中和深入长寿啮齿动物的分子生物学研究和比较基因组学研究，将有助于推动对衰老和癌症知识的进步。

第三节　关于衰老的研究总结及衰老代谢通路

一、自然衰老

自然衰老的主要原因有两个，原因一为进行性 DNA 损伤；原因二为线粒体功能下降。通常认为，这两条路径相互隔离。然而，最近的研究显示，通过 p53 的分子环路直接链接了 DNA 损伤并损害了线粒体的生物合成和功能。阐明这一衰老的分子轴线与器官衰退和老龄关联疾病发生的机制，对于研发新的药物具有很大的价值。虽然人类数千年来一直在寻求青春永驻，但是长久以来人们普遍认为，衰老必然与疾病和死亡相伴，是不可改变的。尽管在过去的半个世纪中，得益于医学科学的进步，卫生和营养的改善，以及青少年人群死亡率的显著下降，使我们的预期寿命和"健康寿命"均得到了大幅度的增长。现在的问题：是否人类的寿命还可进一步增长，或者是现在的我们已经到达了生物学限定的最大寿命？科学研究人员长期以来一直在试图发现衰老相关的路径，但直到 1990 年，才有 Jonhson 确定了衰老与遗传关系的第一个证据：*daf-2*［编码胰岛素 / 胰岛素样生长因子 1（IGF1）样受体］基因的一个功能丧失（loss of function）突变，使线虫的寿命延长了 2 倍。

此后，研究控制衰老分子路径的兴趣大涨，并在从酵母到小鼠的不同模型系统均观察到，代谢通路的很多突变影响着寿命。虽然研究表明这些通路也同样影响着人类的寿命，但其如何延长人类的寿命并不完全清楚。另一方面，人们也观察到线粒体功能的维护是延长寿命的一个重要机制，如线粒体功能下降，包括 ATP 的生成受损和活性氧（ROS）的水平增加，都涉及驱动衰老进程的发生。

除外代谢通路的影响，端粒维护也一直被证明与衰老有关。体外培养的人类成纤维细胞经有限次数的分裂，进入到不分裂状态，即称为衰老（senescence）。随后的工作证实在染色体的末端，通称为端粒，在每一次复制之后都会变得越来越短。根据这些观察结果，人们猜测，端粒的逐渐丢失变短，可能代表了某一种驱动衰老的分子钟。这些研究强调了 DNA 完整性的重要意义，因为研究者已经确认端粒的异常等同于 DNA 损伤，由于 DNA 损伤将会激活 DNA 损伤应答通路，并导致 *p53* 基因的活化。接下来，*p53* 将会诱导干细胞和祖细胞的生长停滞，细胞衰老和凋亡（apoptosis）。

最近的研究发现了端粒介导衰老的一些新机制，端粒缩短和相关的 DNA 损伤的反应会促使线粒体功能障碍的发生，并减少氧化损伤的防御，及破坏 ATP 的产能过程。这可以解释干细胞、祖细胞和组织，在有丝分裂后能量产生普遍下降的现象。在本章我们介绍了不同通路——DNA 损伤和代谢通路——交叉汇聚于线粒体，减少能量维持的机制并推动衰老的模型。本章系统的提供了更好的理解控制衰老过程机制的基础知识，并开启了用于治疗性干预衰老和与年龄相关疾病的新路径。

二、衰老的代谢通路

线粒体的营养素利用和能量消耗的平衡功能，决定了调节寿命的几条代谢通路及组分的反应。第一个被证明调节寿命的通路是进化上保守的胰岛素和 IGF1 通路。其次被证明的是哺乳动物的西罗莫司（mTOR）信号靶分子（BOX 1）。人们逐渐认识到，这些代谢通路彼此之间是密切相关联的。例如，活化的 AMP 蛋白激酶（AMPK）是能量平衡（稳态）的中枢传感器，活化的 AMPK 调节 mTOR 信号，激活转录因子叉头框 O（FOXO），而 FOXO 作为传递胰岛素和 IGF1 信号的靶分子，直接调控增加参与抗应激和能量平衡基因的表达水平；AMPK 还能激活 PPARγ 辅激活因子 1α（PGC1α），PGC1α 是线粒体生物合成和功能的中央调节器。同样，AMPK 诱导沉默调节蛋白 1（SIRT1），激活转录因子 PGC1α 和 FOXO。现已证明 FOXO 和 PGC1α 之间有密切的关系，如 FOXO1 和 FOXO3 能增加 PGC1α 活性，并且 PGC1α 本身可以增加 FOXO3 的转录活性。其中，SIRT1 可使号称"基因组卫士"的 p53 蛋白失活。p53 蛋白与几个不同的长寿通路相互作用，包括胰岛素和 IGF1、mTOR 和 AMPK。p53 活化 AMPK，抑制胰岛素，IGF1 通路和 mTOR 通路，已证明 *p53* 基因对细胞的完整性以及正调控长寿通路均起着不可或缺的作用。

以上的信号通路，是单独还是联合调节寿命的机制，已经被深入研究，并且涉及许多不同的机制。在这些机制中，线粒体功能和 ROS 防御被认为是寿命的重要调节因子。沿着这些线路，胰岛素和 IGF1 通路活性降低与线粒体功能改善相关联，在实验中得到了支持性证据，长寿的 Ames 小鼠的胰岛素受体底物 2（IRS2）水平和 IGF1 水平非常低。胰岛素和 IGF1 信号降低，可激活 FOXO 转录因子，从而诱导增加了抗氧化因子，如锰超氧化物歧化酶（MnSOD）和过氧化氢酶基因的表达；相反，FOXO 缺陷小鼠则显示有 ROS 的水平增高和干细胞删除。饮食限制时，mTOR 活性减少也与线粒体功能改善相关联，并且在该模型中寿命延长依赖于呼吸水平的提高。此外，S6 激酶（S6K）是 mTOR 信号的下游组分，缺乏 S6K 的小鼠证明有氧化磷酸化（OXPHOS）和氧耗量的增加，并有长寿表型。AMPK 通过增加 NAD^+ 水平增强了 SIRT1 的活性，接着 SIRT1 又激活了 PGC1α，增加了 OXPHOS 和线粒体生物合成的水平。

来自线粒体 DNA 聚合酶 γ（Polγ）基因突变小鼠表达的校对缺陷，导致基因突变小鼠出现早老综合征和寿命缩短，给予了直接影响的证据，进一步证明了线粒体功能的维护对寿命的重要性。线粒体内特异性高表达抗氧化因子酶，过氧化氢酶，可降低 ROS 诱导损伤，并显著改善野生型和突变型小鼠老龄相关的心衰。然而，也有许多 ROS 相关研究得到了矛盾的结果，如过氧化氢酶高表达，可增加 ROS 水平并有促进衰老的作用。Polγ 基因突变小鼠不停的运动，可以有效地逆转早老表型，这表明线粒体运转量和生物合成（这两者都属于质量控制机制）在减缓小鼠衰老过程中是重要的。

尽管这些研究表明，线粒体衰减驱动着衰老，但其他研究显示有更复杂的机制，因为线粒体功能的轻度受损可以延长酵母，蠕虫和小鼠的寿命。我们也已注意到，在线粒体发挥寿命的双向作用中，还有其他衰老相关的分子参与，包括 p53 和 AMPK。因此，更详细的观察这些关键分子彼此之间如何紧密调节线粒体生物学功能，以最佳地控制衰老的分子环路是必要的。

三、端粒与衰老

涉及长寿的主要调节因子——端粒，其完整性作为一条单独的线索，已经进行了广泛的研究。端粒是 TTAGGG 重复序列，作为染色体帽可防止染色体末端被识别为 DNA，产生损伤。大多数人类细胞缺乏适当水平的端粒酶来维护端粒，这导致随着每一次复制后端粒的缩短。相反，活化端粒酶可使端粒延长，这使成纤维细胞可以绕过衰老并无限增殖，证明了端粒缩短和细胞衰老之间的因果关系。事实上，在人体许多组织中包括增殖部分和静态组织，端粒长度均表现为随年龄增长而逐渐变短的特征。

有趣的是，即使细胞有端粒酶表达，但随着时间的推移端粒依然缩短，这表明对端粒长度的调控存在有复杂的机制。此外，许多研究已经发现人类外周血白细胞的端粒缩短和典型老龄相关疾病的发病风险之间存在正相关性。端粒对衰老影响的进一步支持性证据，来自维持端粒长度至关重要基因的失功能突变患者，因为这些突变使这些个体更易加速衰老(患早老)。研究者在先天性早老综合征角化不良患者中,发现了 *TERC*(端粒酶的 RNA 组分)和 *TERT*(端粒酶的催化组分)基因的突变。在编码沃纳(Werner)综合征 ATP 依赖的解旋酶(WRN)和共济失调毛细血管扩张症中(ATM)突变的基因,分别导致了沃纳综合征和神经退行性疾病共济失调毛细血管扩张症。除了这些多系统疾病,功能丧失的 *TERC* 和 *TERT* 基因的功能丧失突变与多个器官受限疾病的发生有关,如肝纤维化,特发性肺纤维化和骨髓衰竭综合征。端粒相关退行性表型出现与否取决于端粒功能障碍的程度,在先天性角化不良患者的后代中,端粒越短者其病状出现得越早,也越严重(预期效果)。虽然端粒维护障碍的疾病研究,为我们提供了端粒对于器官完整性和寿命调控重要性的证据,但是鉴于在正常衰老中,通常见不到这些患者才有的病理改变,因此对待这些研究结果要谨慎,不能简单外推解释正常的衰老过程。这些患者的衰老恶化表型可能与多个增殖和静态组织中端粒过度缩短有关,其过度缩短超出在人类正常衰老过程中所看到的端粒缩短,当然也不排除可能受环境因素驱动。

端粒与衰老之间的联系也已经从小鼠研究中得到证明。人们逐渐认识到,野生型小鼠衰老过程中的端粒长度和完整性均受到损害。有趣的是,只要有一个或几个功能失调的端粒在细胞中存在,似乎就足以引发 DNA 损伤反应,而这可能会导致发生病理改变。因此,端粒酶的过表达,可延缓抗肿瘤的基因工程鼠的某些年龄相关的变化。此外,在缺乏端粒酶活性的小鼠中证实了端粒对机体健康和寿命的影响,其产生了多个与年龄相关的退行性表型,一旦他们的端粒变短,死亡发生就会更早。此外,只要端粒变短,沃纳综合征和共济失调毛细血管扩张症的小鼠模型就会发生典型的人体病变,这证明短端粒在疾病表型发生中的重要作用。最后,端粒酶过表达可以逆转小鼠多个组织中与年龄相关退行性变的表型。

这些研究表明,端粒功能障碍可以促使组织功能下降,加速衰老,使寿命缩短。更重要的是衰老过程可以预防,甚至被重新激活的端粒酶逆转。然而,很明显,关于自然衰老中端粒的确切作用以及端粒如何影响与年龄相关的病理变化,目前还只有一个基本的了解。

四、端粒 - 线粒体的连接

端粒变短如何引起广泛的变性?一个线索来自于对先天性角化不良,沃纳综合征和共济失调毛细血管扩张症患者以及对小鼠的观察,当端粒功能失调时,发生了器官功能衰竭,特别是高增殖性器官,如肠道、皮肤和骨髓。这些器官依赖驻留的干细胞和祖细胞介导的连续再生。这一观察结果已导致"端粒基础上衰老"的假说,主要内容是端粒缩短活化 p53,引起干细胞缺陷和诱导干细胞生长停滞,衰老和凋亡。确实,在这些细胞中,伴随着端粒缩短,导致了 p53 活性增加,并产生了高水平的凋亡。然而,在缺乏 p53 或其下游靶蛋白的小鼠观察到,有造血系统、皮肤和胃肠道以及病变组织伴随有器官组织内的干细胞和祖细胞行使着功能性自救。虽然衰老的干细胞理论有助于理解高度再生组织产生的衰竭,但是它不容易解释在为维持组织稳态的静态组织中,干细胞和祖细胞的活性较低,静态组织的年龄依赖性变化。事实上,大多数有丝分裂后的组织,如心脏、肝脏和胰腺发生的全身代谢紊乱和功能衰退,其衰老,大家公认的特征是患者的端粒维护障碍,及小鼠的端粒功能失调。

例如，对于先天性角化不良、沃纳综合征和共济失调毛细血管扩张症的个体极易发生胰岛素抵抗和糖尿病。此外，经端粒功能失调小鼠和共济失调的小鼠模型已证明，先天性角化不良会引起患者的心肌病。肝纤维化和肺纤维化代表先天性角化不良患者的病理生理表现。再生障碍性贫血进行骨髓移植的细胞毒性化疗，产生的肝毒性是先天性角化不良患者的主要副作用。

静态组织如心脏和肝脏也已经报道有年龄依赖性端粒缩短，然其机制不清。总之，这些结果提示端粒引起的衰老的附加机制。超出了传统 p53 依赖检查点的细胞凋亡和衰老反应。最近对有端粒功能障碍的 TERT 缺陷小鼠的研究工作，得出的其他机制的线索已经浮出水面。该研究报告在多种组织中线粒体生物合成和功能的显著性折中，包括肝脏，心脏和造血干细胞，这可能提出了能量维持中的一个基本问题，可能有助于解释这些具早老表型的小鼠。这些标记线粒体的变化，似乎是由转录辅激活辅因子 PGC1α 和 PGC1β 及其下游目标的联合抑制引起的。这是通过 p53 直接结合到 *PGC1α* 和 *PGC1β* 基因启动子上介导的；因此，缺乏 *p53* 基因的端粒障碍小鼠，有正常的 PGC 表达，提高线粒体 DNA（mtDNA的）含量，增加糖异生和减弱了阿霉素引起的心肌病。

在调节多种过程中 PGC 线路有重要的影响，TERT 缺陷小鼠显示糖异生，β 氧化和 ROS 防御必需的基因表达降低，并且它们的 OXPHOS 受到很大损害，ATP 生成降低，糖异生的能力受损与年龄相关心肌病的发生。值得注意的是，这些改变更加显著的增加端粒功能障碍。重要的是，端粒功能紊乱小鼠的 TERT 或 PGC1α 过表达改善了线粒体呼吸和糖异生，这证明了抑制 PGC 产生了 TERT 缺陷小鼠的表型。这一端粒和线粒体的链接也得到其他研究的证明，包括培养的人成纤维细胞，*TERT* 基因突变体过表达的成纤维细胞，TERT 缺陷小鼠心脏组织内的 ROS 水平增加和线粒体功能障碍。这些缺陷的基础，是继发于 p21 转化生长因子 β（TGFβ）与 p53 通路的基因活化和线粒体损伤增加。此外，一项新近的端粒功能失调小鼠研究发现，线粒体膜超极化减少和 Ca^{2+} 内流受损，会导致 β- 细胞释放胰岛素的降低。

先前的研究已经表明，TERT 具有端粒延长的独立作用。然而，*TERC* 基因缺陷小鼠缺乏端粒酶活性，但有完整的 TERT 表达，显示了 PGC 在线粒体抑制的核心作用，这表明，端粒功能障碍是驱动这些变化的决定性因素。此外，*Tert-* 和 *Terc-* 基因敲除小鼠表型没有区别，并有相似的转录谱。这就是说，研究这些基因的目的，不是要严格地排除 Tert- 的端粒的独立作用。事实上，持续研究是必要的，因为已知 TERT 定位于线粒体，保留有逆转录酶活性，执行着不同的线粒体功能［如调制线粒体 DNA（mitochondria）的完整性，改善呼吸链功能和影响 ROS 产生］，并潜在地激活其他通路，如 WNT 通路。此外，衰老组织常常表现伴有端粒功能障碍，p53 活性和 DNA 损伤增加以及 PGC 水平和线粒体功能降低。

重要的是，来自患者和小鼠模型的细胞研究证实了端粒和线粒体之间的联系。例如，来自沃纳综合征患者细胞的线粒体功能受到损害且 ROS 水平增加。虽然这些观察结果支持端粒 -p53- 线粒体衰老轴的重要性，但是更多的工作是必需的，以评估在人体端粒缩短的条件下，是否线粒体生物合成和功能会持续受损。

五、老化的整合观点

连接端粒和线粒体的衰老模型，支持由 DNA 损伤 - 诱导 p53 活化，经线粒体生物合成和功能的主调节因子，PGC1α 和 PGC1β 的抑制，导致线粒体功能障碍的观点。端粒 -p53- 线粒体的衰老模型集成很多衰老过程中的重要因子。在基因组水平上，DNA 损伤驱动衰老。DNA 损伤可能源于端粒缩短或源于介导 DNA 稳定性和 DNA 修复基因的表达减少。其次，该模型考虑了记录在高反应 TP53 等位基因小鼠的衰老综合征，小鼠模型显示 DNA 损伤增加，是由于 TERC、Tert、DNA 修复基因 Ku80 蛋白（也称为 XRCC5）、乳腺癌 1（BRCA1）和 Zmpste 基因的突变，编码金属蛋白酶参与 lamin A（核纤层蛋白 A）（lamin A 是核膜的一个重要组成部分），而金属蛋白酶突变引起早老。最后，该模型考虑了衰老表型，源于线粒体功能障碍，因为缺乏 PGC1α，PGC1β，BMI（p16 基因的负调节子，在许多组织中被上调）或 FOXO 的小鼠加速发生组织变性和线粒体功能障碍。

这种模式可能也解释了缓慢但渐进的生理性退行性变和衰老过程的本质。随后发生的线粒体功能障碍，遭受前馈循环 DNA 损伤，进一步线粒体功能障碍通过产生 DNA 损伤 ROS，和其他可能的线粒体来源的因子，如铁 - 硫（Fe-S）原子簇和 NADH/NAD 比值，这些促进 ROS 燃料生成，增加基因毒性损害的周期，特别是端粒的 G 富集序列，接着是持续激活 p53 基因，进一步促使线粒体功能下降，产生更多的活性氧等。ROS 水平增加也会损害其他细胞成分，包括线粒体 DNA，进一步维持这种前馈循环的损坏，抑制线粒体 DNA 编码氧化磷酸化（OXPHOS）基因的表达。在核 DNA 或线粒体 DNA 严重损伤的条件下，可能有旁路循环替代，早老表型可源于增加了不同组织中的细胞凋亡，如报道的突变小鼠那样（携带 Polγ 的突变）。

这个周期的连续、渐进的性质可以解释在应对衰老中 DNA 损伤的程度不同，p53 的作用不同。基因毒性压力水平低，p53 可诱导抗氧化剂的表达，从而有利于细胞存活。相反，DNA 损伤水平高，不断促进促氧化剂的表达，从而进一步促进细胞损伤。同样，p53 已被证明能促进野生型小鼠或 p53 水平低的细胞中线粒体功能和生物合成，但在基因毒性压力条件下，p53 与线粒体功能受损相关联。也有证据表明，p53 基因要么不改变寿命（已经证明在携带亚效 Mdm2 等位基因的小鼠和携带额外 copy 野生型 TP53 基因的转基因小鼠），要么延缓衰老[这是在小鼠携带一个额外 TP53 的 copy 和多个肿瘤抑制因子 ARF（也称为 CDKN2A）的 copies]。此外，蠕虫的研究表明 p53 基因同源物 CEP-1 可以延长或减少寿命，取决于线粒体损伤的程度，这表明可能在进化期间保留了 p53 的双向作用。

在该模型，轻度 DNA 损伤和轻度或中度 p53 激活水平将允许修复和维护细胞的功能，而过度的 DNA 损伤和过度的 p53 激活将破坏细胞，不利于生存或带来太多的伤害。这些基因的发现也突显线粒体功能对观察的蠕虫、苍蝇和老鼠寿命的不同影响，并表明，线粒体损伤的功能性结局也可能依赖于 p53 的活性水平。线粒体呼吸的轻度抑制可以激活长寿路径（包括由 p53 控制的路径），而更明显线粒体呼吸的损害与生化过程额外的缺陷，如 β 氧化，有可能引发寿命缩短的程序。p53 蛋白如何开关从促生存到促衰老在很大程度上仍然是未知的，但 p53 与胰岛素和胰岛素样生长因子，mTOR 和 AMPK 路径的交互作用可能会提供一些线索。

p53 抑制胰岛素通路，IGF1 通路和 mTOR 路径，并通过直接转录上调负调节因子，磷酸酶和张力蛋白同源物（PTEN），IGF1 结合蛋白 3（IGF1BP3）和结节性硬化症蛋白 2（TSC2，也称为马铃薯球蛋白），并且 p53 通过直接转录上调 AMPK 的 β- 亚单位激活 AMPK。有趣的是，DNA 损伤或过度激活 p53 的早老小鼠，有胰岛素、IGF1 和 mTOR 通路的抑制。

这些矛盾的结果可以解释为这些路径的激活代表了一种代偿机制，在发生 DNA 损伤时以维护和延长寿命。然而，目前还不清楚在 DNA 损伤时，这些长寿路径的激活是否会导致如同这些路径突变长寿命动物中看到的同样的转录和细胞变化。例如，在能量压力下 AMPK 的长期活化可导致 p53 依赖性细胞衰老和凋亡，这表明 AMPK 的活化可加速在特定条件下的细胞衰老。同样，IGF1 浓度随着年龄下降，并且这与不同干细胞功能下降有关联。这些发现进一步支持这一观点，即经典衰老通路的作用可能是上下游依赖性的。这里提出的模型，仍有待确定参与介导线粒体和代谢的其他通路的存在，如有端粒失调的 p53 缺失小鼠只能够部分恢复 PGC 的水平和部分改善线粒体缺陷。其他 p53 家族成员是首要候选因子，特别是 p63 蛋白，已被证明参与生物体和细胞的衰老。

沉默调节蛋白（sirtuins）可能具有一定的作用，因为它们与端粒相关联，并调节 p53 和 PGC1α 的表达。事实上，已经发现在老化小鼠和人衰老组织中 SIRT1 的活性减少，而这可能有助于增加 p53 活性和抑制 PGC1α 活性。然而，最近的报告质疑 SIRT1 的寿命调节作用，并强调需要着重在 Sirtuins 和衰老轴的联动作用及其与年龄相关病变的关联上开展研究。另一种潜在的候选因子是 BMI-p16 基因路径，因为它与衰老高度关联，并且 BMI 的丧失损伤了线粒体功能。

最后，已经提出 p21 依赖信号可诱导培养中端粒短到临界的人成纤维细胞的线粒体功能障碍，但应注意的是，成纤维细胞较少依赖线粒体和 OXPHOS 产生 ATP，其主要经糖解生成 ATP。在这种情况下，必须指出，端粒功能失调酵母展示了 OXPHOS 基因表达增加和线粒体增生，且有报道衰老成纤维细胞端粒功能失调，有增加线粒体生物合成的作用。这些研究突出了不仅端粒功能紊乱对线粒体生物学有细胞水平的特异性作用，而且还有小鼠和酵母之间的差异，这可能与生长条件和端粒功能紊乱后的酵母特异性调节有关。在此模型中，线粒体功能障碍诱导的细胞表型的范围从功能损伤（如，ATP 生成降低），到典型的细胞表型如，生长停滞、衰老和凋亡。体外研究已经证明了线粒体功能受损和细胞衰老之间的联系：复合体Ⅲ的 Rieske 铁硫蛋白（RISP）的表达降低，或电子传递链和 OXPHOS 的药物抑制，足以引发衰老。这些非排他性表型的联合作用将引起包括细胞和组织的破坏和功能障碍。

六、关键因子在衰老调控中的作用

进化上保守的胰岛素和 IGF1 信号通路：胰岛素和 IGF1 通路是第一个证明可调节秀丽隐杆线虫寿命，在进化上保守的通路。该途径的组分包括磷酸肌醇 3- 激酶（PI3K，在线虫亦称 AGE-1)，3′-磷酸肌醇依赖性激酶-1（PDK-1），AKT（亦称 PKB）和叉头框 O（FOXO，在线虫亦称 DAF-16）家族转录因子。胰岛素和 IGF-1 刺激 PI3K 活化依次，PI3K 激活 PDK-1，PDK-1 激活 AKT。AKT 磷酸化多个下游靶分子，以促进细胞存活和细胞增殖。由于编码该途径的关键组分或调节该途径激活的蛋白，如生长激素的基因发生了失功能（loss-of function）突变，降低了胰岛素和 IGF-1 途径的活性，会延长许多物种的寿命。这些突变延长寿命的作用，是由几个转录因子和它们的转录靶分子介导的，包括 DAF-16、热休克因子 1（HSF-1）和 SKN-1（参与氧化应激反应的转录因子），其刺激抗应激，氧化防御和线粒体功能基因的表达增加。

mTOR 信号通路：哺乳动物西罗莫司（rapamycin，mTOR）靶分子，是进化上保守的蛋白激酶，有两个复合物 mTORC1 和 mTORC2。mTORC2 参与细胞骨架重构，而 mTORC1 是细胞生长和寿命的重要的调节因子。mTORC1 激活核糖体蛋白 S6 激酶（S6K）并抑制真核翻译起始因子 4E 结合蛋白 1（4EBP1），4EBP1 为真核翻译的负调节因子；从而刺激真核翻译和细胞生长。

通过热量限制，西罗莫司药物或基因手段抑制 mTOR 信号，延长了从酵母到小鼠的寿命。同样，抑制 S6K，延长了蠕虫，果蝇的寿命和缺乏 S6K 雌性小鼠的寿命，并保护、防止了年龄相关疾病如胰岛素抵抗，免疫能力降低以及运动功能障碍。S6K 缺乏小鼠寿命延长似乎是通过能量平衡的中央传感器 AMPK36，AMPK 通过增加 cAMP/ATP 比值，通过间接抑制 mTORC1 关闭了合成代谢途径抑制，并打开了分解代谢的途径，生产能量 ATP。AMPK 通过刺激线粒体生物合成和功能，以及脂肪酸氧化等，增加 ATP 水平。给予激活 AMPK 的小鼠饲喂二甲双胍（抗糖尿病药）可以延长寿命，并去除线虫的 AMPK 同源物 AAK-2 阻止 DAF-2 突变体寿命延长的作用，它支持的概念，即长寿机制中，调节能量途径和维护线粒体功能是不可或缺的。

综上所述，本文中提出的衰老集成模型聚焦在 DNA 损伤和代谢路径的交互作用的交叉点上，以及它们如何可能汇聚在一个共同的效应器，线粒体，以驱动衰老。虽然线粒体是该模型的中心，但是衰老的其他重要效应器，如自噬失调，翻译和蛋白质折叠，无疑均促进和（或）加强衰老过程。但它仍有待确定是否以及在 DNA 损伤和代谢路径推动衰老时，通常如何使用这些不同的效应器。同样，如何将这些效应器是相互关联的优点，用在不同衰老模型系统中进一步研究。很大程度上还不清楚线粒体，p53 和其他衰老过程中的因子如何既可延长，又可缩短寿命。这将是重要的，以建立分子机制，用于确定不同的结局，这可能涉及 p53 和（或）p53 的家庭成员的各种同型（isoforms）的不同类型细胞特异性的作用。在这方面，重要的是必须要明确其他线粒体生化路径受损（除外 ROS 产生和 OXPHOS）也可能参与细胞和生物体衰老的机制。解读这些衰老路径的网络，可能会得到衰老的生物标志物并推进旨在康复治疗衰老组织的增殖和静态策略的研发。这些治疗策略可能包括：通过瞬时激活端粒酶稳定端粒体；减少 p53 活化或者是特异性竞争结合到 p53 的衰老分子靶；并加强 PGC 活性，促进线粒体生物合成和功能。沿着这些线路，已有报道端粒酶的小分子活化剂，不增加癌症的风险并可延长雌性小鼠的健康寿命。此外，骨骼肌中的 PGC1α 过表达，可改善野生型小鼠肌肉功能的年龄相关的退行性变。

同样，已知提高线粒体生物合成和功能的其他干预，包括体力活动或服用白藜芦醇（推测为 sirtuin 的活化剂），已被证实可以改善年龄相关的退行性变。很有趣的是 sirtuins 可使 P53（降低其活性）和 PGCs（增加其活性）去乙酰化（降低其活性），从而分别调制了连接 DNA 损伤信号和线粒体退行性变的通道中的两个关键组分。超越衰老，最近的研究还发现癌症中端粒 -p53- 线粒体轴的重要性，这表明该路径可靶向用于癌症的治疗。衰老的分子环路的发现为衰老定位了制订合理的策略，衰老是一类有 100% 外显率和 100% 死亡率的"疾病"。虽然仍有待确定是否可以阻止或甚至逆转自然衰老，如最近早老研究证明，路径治疗可能有希望减少与年龄相关的疾病，这将会促进全球范围内人类预期寿命的明显增加。

（杨 泽 韩 晶）

参考文献

[1] Christensen K, Doblhammer G, Rau R. Ageing populations: the challenges ahead. Lancet, 2009, 374 (9696): 1196-1208.

[2] Kenyon CJ. The genetics of ageing. Nature, 2010, 464(7288): 504-512.

[3] Guarente L. Mitochondria — a nexus for aging, calorie restriction, and sirtuins? Cell, 2008, 132(2): 171-176.

[4] Haigis MC, Yankner BA. The aging stress response. Mol Cell, 2010, 40(2): 333-344.

[5] Matoba S, Kang JG, Patino WD, et al. p53 regulates mitochondrial respiration. Science, 2006, 312(5780): 1650-1653.

[6] Ventura N, Rea SL, Schiavi A, et al. p53/CEP-1 increases or decreases lifespan, depending on level of mitochondrial bioenergetic stress. Aging Cell, 2009, 8(4): 380-393.

[7] Feng Z, Levine AJ. The regulation of energy metabolism and the IGF-1/mTOR pathways by the p53 protein. Trends Cell Biol, 2010, 20(7): 427-434.

[8] Hinkal G, Donehower LA. How does suppression of IGF-1 signaling by DNA damage affect aging and longevity? Mech Ageing Dev, 2008, 129(5): 243-253.

[9] Sahin E, Colla S, Liesa M, et al. Telomere dysfunction induces metabolic and mitochondrial compromise. Nature, 2011, 470(7334): 359-365.

[10] Harrison DE, Strong R, Sharp ZD, et al. Rapamycin fed late in life extends lifespan in genetically heterogeneous mice. Nature, 2009, 460(7253): 392-395.

[11] Chiacchiera F, Simone C. The AMPK — FoxO3A axis as a target for cancer treatment. Cell Cycle, 2010, 9(6): 1091-1096.

[12] Canto C, Auwerx J. PGC-1α, SIRT1 and AMPK, an energy sensing network that controls energy expenditure. Curr Opin Lipidol, 2009, 20(2): 98-105.

[13] Puigserver P, Rhee J, Donovan J, et al. Insulin-regulated hepatic gluconeogenesis through FOXO1-PGC-1α interaction. Nature, 2003, 423(6936): 550-555.

[14] Sadagurski M, Cheng Z, Rozzo A, et al. IRS2 increases mitochondrial dysfunction and oxidative stress in a mouse model of Huntington disease. J Clin Invest, 2011, 121 (10): 4070-4081.

[15] Paik JH, Ding Z, Narurkar R, et al. FoxOs cooperatively regulate diverse pathways governing neural stem cell homeostasis. Cell Stem Cell, 2009, 5 (5): 540-553.

[16] Zid BM, Rogers AN, Katewa SD, et al. 4E-BP extends lifespan upon dietary restriction by enhancing mitochondrial activity in Drosophila. Cell, 2009, 139 (1): 149-160.

[17] Selman C, Tullet JM, Wieser D, et al. Ribosomal protein S6 kinase 1 signaling regulates mammalian life span. Science, 2009, 326 (5949): 140-144.

[18] Canto C, Gerhart-Hines Z, Feige JN, et al. AMPK regulates energy expenditure by modulating NAD+ metabolism and SIRT1 activity. Nature, 2009, 458 (7241): 1056-1060.

[19] Trifunovic A, Wredenberg A, Falkenberg M, et al. Premature ageing in mice expressing defective mitochondrial DNA polymerase. Nature, 2004, 429 (6990): 417-423.

[20] Liu X, Jiang N, Hughes B, et al. Evolutionary conservation of the clk-1-dependent mechanism of longevity: loss of mclk1 increases cellular fitness and lifespan in mice. Genes Dev, 2005, 19 (20): 2424-2434.

[21] Jones RG, Plas DR, Kubek S, et al. AMP-activated protein kinase induces a p53-dependent metabolic checkpoint. Mol Cell, 2005, 18 (3): 283-293.

[22] Sung JY, Woo CH, Kang YJ, et al. AMPK induces vascular smooth muscle cell senescence via LKB1 dependent pathway. Biochem Biophys Res Commun, 2011, 413 (1): 143-148.

[23] Calado RT, Young NS. Telomere diseases. N Engl J Med, 2009, 361 (24): 2353-2365.

[24] Martin GM. Genetic modulation of senescent phenotypes in Homo sapiens. Cell, 2005, 120 (4): 523-532.

[25] Hewitt G, Jurk D, Marques FD, et al. Telomeres are favoured targets of a persistent DNA damage response in ageing and stress-induced senescence. Nat Commun, 2012, 3: 708.

[26] Hao LY, Armanios M, Strong MA, et al. Short telomeres, even in the presence of telomerase, limit tissue renewal capacity. Cell, 2005, 123 (6): 1121-1131.

[27] Tomas-Loba A, Flores I, Fernández-Marcos PJ, et al. Telomerase reverse transcriptase delays aging in cancer-resistant mice. Cell, 2008, 135 (4): 609-622.

[28] Chang S, Multani AS, Cabrera NG, et al. Essential role of limiting telomeres in the pathogenesis of Werner syndrome. Nat Genet, 2004, 36 (8): 877-882.

[29] Jaskelioff M, Muller FL, Paik JH, et al. Telomerase reactivation reverses tissue degeneration in aged telomerased eficient mice. Nature, 2011, 469 (7328): 102-106.

[30] Sharpless NE, DePinho RA. Telomeres, stem cells, senescence, and cancer. J Clin Invest, 2004, 113 (2): 160-168.

[31] Choudhury AR, Ju Z, Djojosubroto MW, et al. Cdkn1a deletion improves stem cell function and lifespan of mice with dysfunctional telomeres without accelerating cancer formation. Nat Genet, 2007, 39 (1): 99-105.

[32] Passos JF, Nelson G, Wang C, et al. Feedback between p21 and reactive oxygen production is necessary for cell senescence. Mol Syst Biol, 2010, 6: 347.

[33] Guo N，Parry EM，Li LS，et al. Short telomeres compromise β-cell signaling and survival. PLoS ONE，2011，6（3）：e17858.

[34] Vidal-Cardenas SL，Greider CW. Comparing effects of mTR and mTERT deletion on gene expression and DNA damage response：a critical examination of telomere length maintenanceindependent roles of telomerase. Nucleic Acids Res，2010，38（1）：60-71.

[35] Sharma NK，Reyes A，Green P，et al. Human telomerase acts as a hTR-independent reverse transcriptase in mitochondria. Nucleic Acids Res，2011，40（2）：712-725.

[36] Pallardo FV，Lloret A，Lebel M，et al. Mitochondrial dysfunction in some oxidative stress-related genetic diseases：ataxia telangiectasia，down syndrome，Fanconi anaemia and Werner syndrome. Biogerontology，2010，11（4）：401-419.

[37] Varela I，Cadiñanos J，Pendás AM，et al. Accelerated ageing in mice deficient in Zmpste24 protease is linked to p53 signalling activation. Nature，2005，437（7058）：564-568.

[38] Kim WY，Sharpless NE. The regulation of INK4/ARF in cancer and aging. Cell，2006，127（2）：265-275.

[39] Sahin E，DePinho RA. Axis of ageing：telomeres，p53 and mitochondria. Nat Rev Mol Cell Biol，2013，13（6）：397-404.

[40] Finkel T，Deng CX，Mostoslavsky R. Recent progress in the biology and physiology of sirtuins. Nature，2009，460（7255）：587-591.

[41] Burnett C，Valentini S，Cabreiro F，et al. Absence of effects of Sir2 overexpression on lifespan in C. elegans and Drosophila. Nature，2011，477（7365）：482-485.

[42] Passos JF，Saretzki G，Ahmed S，et al. Mitochondrial dysfunction accounts for the stochastic heterogeneity in telomeredependent senescence. PLoS Biol，2007，5（5）：e110.

[43] de Jesus BB，Schneeberger K，Vera E，et al. The telomerase activator TA-65 elongates short telomeres and increases health span of adult/old mice without increasing cancer incidence. Aging Cell，2011，10（4）：604-621.

[44] Wenz T，Rossi SG，Rotundo RL，et al. Increased muscle PGC-1α expression protects from sarcopenia and metabolic disease during aging. Proc Natl Acad Sci USA，2009，106（48）：20405-20410.

[45] Little JP，Safdar A，Bishop D，et al. An acute bout of high-intensity interval training increases the nuclear abundance of PGC-1α and activates mitochondrial biogenesis in human skeletal muscle. Am J Physiol Regul Integr Comp Physiol，2011，300（6）：R1303-R1310.

[46] Timmers S，Konings E，Bilet L，et al. Calorie restriction-like effects of 30 days of resveratrol supplementation on energy metabolism and metabolic profile in obese humans. Cell Metab，2011，14（5）：612-622.

[47] Hu J，Hwang SS，Liesa M，et al. Antitelomerase therapy provokes ALT and mitochondrial adaptive mechanisms in cancer. Cell，2012，148（4）：651-663.

第三章

老年综合评估

老年人常罹患多种不能治愈的慢性疾病，除了常见的内科疾病高血压、糖尿病、心脑血管疾病和肿瘤等，也有老年人特有的痴呆、骨质疏松、前列腺增生、营养不良等在其他群体少见的疾病。另外，老年人因疾病和衰老的影响常有不同程度的体能和智能功能障碍，他们对环境的依赖性和社会资源的需求更大。而由多种因素的引起的一些老年人常见的问题（也称老年综合征），如步态异常、跌倒、尿失禁、慢性疼痛、睡眠障碍、压疮等，它们互为因果、严重影响老年人生活质量，也需要临床予以充分关注和处理。鉴于不同的老年个体间异质性特别大，涉及内容繁多，在临床实践中，为全面地个体化地对老年患者进行管理，我们需要进行老年综合评估。

一、定义

老年综合评估（comprehensive geriatric assessment，CGA）是以老年患者为中心，全面关注与其健康和功能状态相关的所有问题，从疾病、体能、认知、心理、社会、经济、环境、愿望与需求等多维度进行全面评估，进而制订个体化的干预方案。CGA 是老年医学的核心技能。

二、老年综合评估的目的

改善或维持衰弱老年患者的功能状态，最大程度地保持生活自理，提高生活质量。

1. 及早发现患者潜在的功能缺陷。
2. 明确患者的医疗和护理需求。
3. 制订可行性的诊疗和康复方案。
4. 评估干预效果，预测临床结局，调整治疗方案。
5. 安排老年人合理使用长期的医疗和护理服务。

三、老年综合评估的目标人群

CGA 主要适用于高龄、共病、老年问题／老年综合征、功能残障、衰弱需要照护的老年患者。

四、评估内容和方法

老年患者在疾病谱和功能状态方面有很大的异质性,需要全面评估疾病状况、功能状态、社会和环境状况等(表3-1)。

表3-1 老年综合评估简表

评估内容		筛查方法	干预措施
医学评估	疾病	完整的病史、查体	针对性实验室和影像学检查
	用药管理	详尽的用药史(处方、非处方药物)	剂量个体化、规范治疗、必要时药剂师会诊
	营养	测体重、BMI、营养风险筛查	膳食评估,营养咨询和指导
	牙齿	牙齿健康,咀嚼功能评估	口腔科治疗,佩戴义齿
	听力	注意听力问题,听力计检测	除外耵聍,耳科会诊,佩戴助听器
	视力	询问视力问题,Senellen 视力表检测	眼科会诊,纠正视力障碍
	尿失禁	询问尿失禁情况	除去可逆原因,行为和药物治疗,请妇科、泌尿外科会诊
	便秘	询问排便次数和形状	除去可逆原因,行为和药物治疗
	慢性疼痛	评估疼痛程度、部位	治疗原因,控制症状
	衰弱	"FRAIL" Scale	病因治疗,营养、锻炼,避免医源性伤害
认知功能及情感		关注记忆力障碍问题,3 个物品记忆力评估、MMSE 或 Mini-cog 检测	老年科或神经科专业评估和治疗
		询问:抑郁情绪? GDS 评估	心理科、老年科诊治
躯体功能		ADL(Katz Index)	康复治疗、陪伴和照顾
		IADL(Lawton Index)	
		跌倒史,步态和平衡评估	防跌倒宣教和居住环境改造
社会和环境		社会支持系统情况,经济情况	详细了解,社会工作者参与
		居住环境情况,居家安全性	家访,防跌倒改造
愿望与需求		对医疗和死亡的选择,愿望	帮助达成

(一)医学评估

通过老年综合评估,可采集完整的病史、家族史、健康习惯、详尽的用药史,以及进行症状系统回顾,可从患者整体出发,全面诊断和系统治疗老年人常见的多种慢性疾病,可避免辗转多专科就诊,方便患者,节省资源;同时也可避免某些老年常见的情况被漏治或治疗不足,如骨质疏松、痴呆、前列腺增生等。通过老年综合评估和管理,做出完整的医学问题诊断(疾病、老年综合征)和用药记录,保证老年患者的多种慢病和常见的老年疾病得到全面和连续的管理。

1. 采集完整病史、家族史、健康习惯、用药史,以及症状系统回顾。

2. 物理检查和实验室检查。

评估老年问题 / 老年综合征,包括视力障碍、听力障碍、营养不良、肌少症、衰弱、疼痛、尿失禁、便秘、便失禁、压疮,以及多重用药、生命终末期质量差、医疗中断、老人受虐、物质滥用等。根据不同地点和评估对象的具体情况，选取的项目不同。不适当的评估过多项目会耗费时间和人力，患者也会疲乏。

（二）躯体功能评估

1. 日常生活活动能力评估　日常生活能力评估包括 3 个层面：个人基本日常生活活动能力（activity of daily living，ADL）、工具性日常生活活动能力（instrumental activity of daily living，IADL）和高级日常生活活动能力（advanced activity of daily living，AADL）。对老年人进行日常功能评估，目的明确指出其功能缺陷，可引起患者及家属的重视，进行必要的康复锻炼，并建议提供相应的帮助或采取有效的替代措施，以最大限度地保持老年人生活自理，保证其合理的生活需求得到满足，提高他们的生活质量。

（1）基本日常生活活动能力：常用 Katz ADL 和 Barthel Index。主要评估的是个人生活自理能力和活动能力，包括进食、洗漱、活动、如厕、穿衣和洗澡能力。

（2）工具性日常生活活动能力：常用 Lawton IADL，主要评估独立居住能力，内容包括：使用电话、使用私家车或公共交通工具、购买食物或衣服的能力、做饭、做家务、服药以及理财能力。

（3）高级日常生活活动能力：评估的是个人完成社会、社区、家庭角色及参与娱乐、运动、休闲或职业事物的能力。AADL 的项目因人而异，主要是通过询问患者的日常生活安排，发现其上述生活能力的变化。值得一提的是，对于 70 岁以上的老年人的机动车驾驶能力的评估，是 AADL 的重要内容，日益得到重视。

2. 跌倒风险评估　跌倒是常见的老年问题，可引起灾难性后果，威胁老年人的生活自理能力。美国的数据提示，社区居住的 65 岁以上的老年人每年跌倒的发生率为 30%～40%，而一旦发生跌倒约 10%～15% 的老年人会发生骨折或其他严重损伤。关注跌倒史和跌倒风险评估，目的是通过预防跌倒宣教、康复锻炼、调整药物治疗以及环境改造等措施，来预防和减少跌倒，降低因跌倒所致的不良事件的风险。

（1）跌倒史的询问：每次患者就诊，应询问跌倒史，如患者有反复跌倒（≥2 次）或跌倒 1 次但有外伤，则需要进一步详细评估。包括：对最近发生的跌倒进行详细描述，如跌倒的整个过程（地点在哪儿、几点钟、当时在做什么活动以及是否应有辅助行走工具）、平衡问题、伴随的症状、惧怕跌倒的心理对跌倒和日常生活的影响、之前采取的预防跌倒措施的效果、长期用药等。

（2）跌倒的风险可通过神经系统和肌肉关节的查体来发现，评估老年人的下肢肌力、肌张力、共济试验、关节活动度等。

（3）可通过下列常用的特殊检查来评价平衡、步态、步速及整体活动功能如起立 - 行走试验（timed get up and go test）、五次起坐（five-times-chair rising）、平衡试验（side-by-side，Semi Tandem，Full Tandem Stance，functional reach）或 Tinetti 步态和平衡评估量表评估。

（三）认知功能评估

认知功能损害是老年人的常见问题，但常常被认为"老糊涂了"而未得到重视和诊治。临床工作中需要鉴别是急性、波动性的认知功能下降还是慢性进展性认知功能损害，前者多为谵妄,多可以通过除去诱因使症状缓解,而后者多为痴呆,是老年人的常见和重要的致残原因,通过筛查和诊断,一方面可以对一些由可逆性原因导致的痴呆进行干预治疗让患者获益,另一方面尽管目前对退行性疾病导致的痴呆无治愈办法,但可以应用改善认知功能的药物来控制症状,最大程度地维持其功能,让患者也能有机会充分了解自己的病情,在尚有决策能力时做好个人的生活、财产和医疗治疗的安排。

进行 3 个物品名称 1 分钟回忆测试,可再加做时间定向力测试,若存在 3 个以上错误,对痴呆的诊断的敏感性和特异性近 90%。常用普适性量表是简易智能状态评估量表(mini-mental state examination,MMSE),简易认知分量表(Mini-Cog),蒙特利尔认知评估表(MoCA)对于轻度认知功能障碍者优于 MMSE。谵妄可引起认知功能急性改变,采用意识混乱评估表(confusion assessment method)进行评估。

(四)心理情绪评估

老年人因罹患多种慢性疾病、功能残缺、经历丧亲之痛和社会角色的转变等,抑郁症发病率很高,抑郁症相关的残障生存时间远远超过糖尿病、心脏病和癌症对人群的影响,而对抑郁症的早期发现、诊断、预防和干预,可以避免或减少致残性和不良事件的发生。

可以先用简单问题筛查(PHQ-2),如筛查阳性,则可以继续应用较详细的量表进行评估。美国常用的是老年抑郁量表(geriatric depression scale,GDS),该量表对常见的抑郁症状都是"是"或"否"的筛查,较其他量表更简单易行。当然也可采用其他量表如 PHQ-9 和 Zung 氏抑郁量表,但两者对症状频度有 4 个层次,有时患者会理解错误,患者完成自评后需要医务人员的再核实。

(五)社会经济和居家环境评估

1. 经济和社会支持状况评价 了解患者的经济基础、家庭成员等社会支持状况,要明确可以照顾和支持患者的人员,了解照料者的心理和经济负担情况。

2. 居家环境评估 对于存在功能受限的老年患者,由医师、护士、作业治疗师进行家访,可评估患者居家的实际功能表现以及居家环境的活动安全性;了解患者在家里能得到的支持帮助情况;明确是否需要采取必要的安全措施。

(六)生活质量

老年医学最重要的目的之一是提高老年人的生活质量,评估有利于发现严重影响生活质量的问题,同时也是制订治疗干预计划的依据。常用量表有欧洲五维生命质量量表(EuroQol-5 dimension,EQ-5D)、健康调查简表 SF-36(the MOS item short form health survey,SF-36)等。

(七)愿望与需求的评估

了解老人有何医疗愿望与需求,如了解老人是否愿意接受死亡教育和建立医疗预嘱,需要得到哪些方面的支持和帮助。对于有信仰的老人,要关注和尊重他们的信仰。

五、CGA 的临床运用和实施

1. 在临床实践中,常有两种实施方式。

（1）CGA 由多学科团队在门诊、住院部或社区进行的评估。根据需求领导者可以是医师，康复师或其他人，负责全面协调团队评估工作并制订干预决策。这种方式常受时间、空间的限制，但团队成员间可实时沟通交流，更容易形成有效合理的建议。

（2）由老年科医师作为团队领导，按需邀请其他团队成员参与评估和干预。与前一种方法比较，这种方式具有很好的灵活性和可行性。

2．流程 CGA 可先通过问题或量表快速筛查，然后通过公认的量表做评估，找出病因和诱因（通常是多个），特别是可逆性的，加以有效的干预（见表 3-1）。随访评估干预效果，制订调整干预方案。筛查 - 评估 - 干预 - 随访再评估。

六、CGA 原则

1．通过 CGA 采集的信息可引起医师关注，但不能替代临床常规的病史采集和查体。

2．CGA 内容因患者所处的场所不同而异 在医院，入院时初步评估与急性医疗问题有关并受其影响，而当患者恢复期和做出院计划时，则需对其社会支持和居家环境进行评估；在护理院中则更关注营养状态和生活自理能力；而对居家老年人，则评估老年综合征及其社会支持和环境，对一些医疗性的评估则很难进行。

3．CGA 内容因患者健康和功能不同而异 对生活自理的共病、慢病老人，重点在于慢病管理，以预防因病致残，避免功能下降，延长生活自理时间；对 ADL 依赖的老人，则需要评估功能、老年综合征、居家安全情况，进行积极康复治疗，尽可能提供其需要的帮助（如居家护理、家政或送餐服务等），尽可能维持或改善老人残存的功能，避免进一步下降；对生活不自理的老人，则需要重点评估其社会支持系统、长期护理需求以及居家养老的可行性，根据患者个体情况协助患方确立照护目标、干预计划和养老场所等。

CGA 是老年医学的重要工作方法，是一个多学科诊疗干预过程。通过评估和干预，目的是使老年患者最大程度地维持功能，提高他们的生活质量。另外，通过长期随诊和评估，有利于判断老年人预后，合理安排其医疗资源的使用。老年综合评估充分体现了老年医学的服务宗旨和现代医疗理念。

（王秋梅）

参考文献

[1] Caprio TV，Williams TF. Comprehensive geriatric assessment// Duthie EH. Practice of Geriatrics. 4th ed. New York：Saunders，2007：chapter 4.

[2] Ward KT，Reuben DB. Comprehensive geriatric assessment. UpToDate，2012-10-03. http://www.uptodate.com.

第四章

成功老化和健康的生活方式

一、老化与成功老化

老化（aging）是指与年龄相关的机体不同水平发生的形态和功能的变化，也就是机体"变老"的过程，其涵盖了生理、心理、社会等方面的诸多内容。目前世界各国多采用年龄的"多少"来区分老年与非老年，但实际上，单用年龄难以真正反映一个个体"老化"的情况，由于老年人的个体差异很大，同样的年龄，在生理功能、心理状态、社会功能等各个方面，可以差异很大。

同样，判断老年人的健康与否也不能用年龄来衡量；而使用疾病的情况、疾病的多少，也不能反映老年人的健康状态，比如一个老人，可以患有多种慢性疾病，但只要慢性疾病控制稳定，照样可以进行正常的社会生活，疾病尚不足以反映老年人的健康状态。世界卫生组织早在 20 世纪 90 年代就指出，老年人健康最好的测量指标是"功能"；功能对于老年人是维持其良好生活质量的基础，这也正是老年医学关注功能的原因。

在关注功能的基础上，人们又提出了老年人应具有积极参与社会的能力，并逐步发展成为"成功老化"（successful aging）的概念，也就是良好的身体功能和心理健康，并能积极参与和享受生活；其意义也涵盖了生理、心理、社会三个方面的内容，与现代医学的宗旨也是一致的。我国已经进入老龄化社会，预计老年人口还会迅速增加，提倡成功老化对于社会的持续发展、缓解劳动力不足具有重要的意义。

二、健康的生活方式

实现"成功老化"，具有良好的功能，具有良好的健康状态，受遗传、社会、医疗、环境等多方面因素影响，但最为重要的，还是健康的生活方式。健康的生活方式在"成功老化"中起到了决定性的作用。

健康的生活方式，从年轻时就应该开始，并一直持续下去，就老年阶段而言，采取健康的生活方式同样也可以获益。

（一）合理膳食

如第八章"老年患者营养评估及营养支持"中所述，营养不良对老年人健康的影响非常大，可以增加老年患者的住院时间、增加感染率、死亡率。因此采取合理的膳食，保证老年人的营养需求,是维持健康所必需的。

老年人的膳食应该是全面、均衡营养、易咀嚼和消化的膳食。食物多样化才能满足各种营养需求。一般的建议是:能量摄入 $25\sim34$ kcal/(kg·d);碳水化合物 $55\%\sim60\%$,蛋白质 $1.0\sim1.2$ g/(kg·d),许多患有急性或慢性疾病的老年人,其蛋白需求量更高,可以达到 1.5 g/(kg·d);脂肪供能 $20\%\sim30\%$。

在饮食习惯上,三餐应定时定量,遵循"早餐吃好;午餐吃饱;晚餐清淡并要早"的原则;细嚼慢咽。应减少烹调用油(植物油 <25 g/d),减少饱和脂肪酸、反式脂肪酸和胆固醇的摄入;增加单不饱和脂肪酸(初榨橄榄油)和 ω-3 多不饱和脂肪酸(深海鱼)的摄入。低盐饮食,食盐 $5\sim6$ g/d(1 啤酒瓶盖约 5g)。保证充分的饮水,一般可按照 30ml/kg 体重来计算。

营养素方面,应增加膳食纤维的摄入,平均 14g/kcal;食用适量坚果(25g,约 1 把)。建议老年人钙的摄入为 $1000\sim1200$ mg/d,一般在平常饮食之外,应另外补充钙剂 $500\sim600$ mg/d。研究显示,老年人维生素 D 缺乏也相当普遍,建议补充维生素 D_3 1000IU/d,每天前臂暴露晒太阳 20 分钟。

(二)合理运动

任何年龄都可以从运动中获益。对于老年人同样建议采取多种形式的运动。

1. 有氧运动 有助于维持心肺功能、控制体重,预防糖尿病、痴呆等;每周应进行 5 次中等强度的有氧运动,每次 30 分钟;或高强度的有氧运动,每周 3 次,每次 20 分钟;使得运动后的即刻心率达到(170 - 年龄)。适合的运动包括快走、慢跑、游泳、舞蹈、太极拳、健身操等。

2. 抗阻运动 有助于维持肌肉力量,维持功能;每周 2 次,如哑铃操,站桩、蹬车、游泳、阻力带训练等。

3. 柔韧性锻炼 有助于维持关节的活动范围,可在进行其他锻炼时,进行 10 分钟主要肌群的静态伸展。

4. 平衡锻炼 有助于维持步态、预防跌倒,可进行单腿站立、太极、舞蹈等。

需要注意的是,很多老年人,由于各种慢性疾病的影响,限制了其进行某种活动锻炼的能力。常见的为骨关节炎或腰椎病变,常可影响老年人的活动,可考虑在康复师的指导下,进行适合的运动以替代常规的锻炼方式;当然,对于严重影响功能的病变,可以考虑积极的手术干预,以维持较好的运动功能。

(三)戒烟

吸烟的危害已经为科学所公认,我国每年死于烟草相关性疾病超过 100 万,预计 2030 年将超过 300 万。2005 年中国人群前 8 位死因中,除交通伤害外,脑卒中、慢性阻塞性肺病(chronic obstructive pulmonary diseases,COPD)、肺癌、冠心病、肝癌、胃癌及食管癌均与烟草相关;二手烟也被美国环保署确定为 A 类致癌物质。因此在任何时间、任何地点,发现老年患者吸烟,均应给予戒烟的建议,并对有戒烟需求的人给予支持。

(四)限酒

关于饮酒与健康的关系,相关的研究多来自于流行病学的调查,或纵向队列的观察。

多数调查显示,少量饮酒与心血管疾病、糖尿病、肥胖呈负相关;尤其是红酒显示其健康益处可能更多,推测可能与红酒中的多酚类物质的抗氧化作用有关。然而,调查也显示,中到大量饮酒与消化系统的恶性肿瘤相关。

因此,对于饮酒更加强调适量,而且对于肿瘤风险较高的人群,则更应慎重;只有当饮酒没有对健康造成不良影响时,才能认为少量饮酒是健康的生活习惯。世界卫生组织将危险性饮酒定义为:每周超过 14 个基本单位(女性 7 个);或每天超过 8 个基本单位(女性 6 个);而美国国立酗酒和酒瘾研究所将危险性饮酒定义为:65 岁以上,无论男性或女性,任何时间单次饮酒大于 3 个基本单位或每周大于 7 个基本单位;一个基本单位约为 14g 酒精,大致相当于 200ml 红酒、或 600ml 啤酒、或 30ml 56°白酒。应建议将饮酒量控制在安全范围内。

(五)心理健康及维持

老年人维持乐观、开朗的心态,是维持其躯体健康、维持良好的生活质量所必需的。其中认知功能的维持、预防或延缓痴呆的发生至关重要。目前认为对于预防认知功能下降有效的方法,一方面是坚持一定强度的锻炼、坚持用脑、进行适当的益智活动;另一方面,有效控制心脑血管疾病的危险因素,如高血压、高血糖、高血脂等。

从医务人员角度,也应注意老年人的情绪问题,如抑郁、焦虑等。

(六)合理的医疗行为

慢性疾病已经成为老年人群死亡的主要原因,老年人患有一种或多种慢性疾病的发生率非常高。对于没有慢病的老年人,应通过健康的生活方式进行一级预防,预防慢病的发生;而对于已经患有慢性疾病的老年人,有效且合理的控制慢性疾病,是维持其健康的基础。

对于患有慢性疾病的老年人,应有良好的自我健康管理的能力,掌握正确的健康知识。应注意避免过多使用药物、过度检查和重复检查;避免长期住院;用药应咨询专业人员,并定期调整;应注意保健品、中草药等替代治疗也有潜在不良反应风险。对于那些共病、有各种老年综合征 / 问题、多重用药、功能残障、高龄和衰弱的老年人,应定期做老年综合评估,发现潜在的或可以干预的问题。

(七)适宜的环境及行为

老年人的功能与环境是密切相关的,良好的环境可以更好的维持老年人的社会功能,比如无障碍的设施、电梯等辅助支持的设施等。适合的环境对于老年人的安全也同样重要,如光线、路况、防跌倒的设置等等。

老年人的视力、听力、反应力、灵活性等均会有不同程度的下降,在从事相应的活动时,如驾驶汽车、运动锻炼等,也应根据自身的情况进行调整,不要做"力所不能及"的事情。医务人员的建议,如驾驶能力的评估、运动的指导也常常是有帮助的。

三、小结

实现成功老龄化,维持老年人良好的健康状态、功能和生活质量,需要采取健康的生活方式。健康的生活习惯,贵在持之以恒,无论是青年人还是老年人,都可以从中获益。

(朱鸣雷)

参考文献

[1] Rowe JW，Kahn RL. Successful aging. Gerontologist，1997，37（4）：433-440.

[2] Depp CA，Jeste DV. Definitions and predictors of successful aging：a comprehensive review of larger quantitative studies. Am J Geriatr Psychiatry，2006，14（1）：6-20.

[3] Yates LB，Djoussé L，Kurth T，et al. Exceptional longevity in men：modifiable factors associated with survival and function to age 90 years. Arch Intern Med，2008，168（3）：284-290.

第五章

老年人的疾病筛查与预防

一、老年人疾病筛查与预防的个体化

老年人的疾病筛查(screening)与预防(prevention),是老年医学中老年人健康管理的重要内容。由于老年人的个体差异较大,所以针对老年人的预防和筛查的内容也应根据老年人的具体情况而有所不同,而非"千篇一律"的、"套餐"式的、固定的内容。

对于健康情况较好,功能状态较好的老年人,其预防筛查的内容应侧重于疾病的预防和早期发现、早期治疗,这也是本节的主要内容。对于健康情况一般,有较多老年慢性疾病和老年问题的老年人,如衰弱、共病、部分功能残障的老年人,其预防筛查的内容则应侧重在功能的维持上,通过预防和干预的措施来改善功能状态、降低死亡率、减少住院次数。而对于疾病终末期的老年人,功能已经完全丧失且没有恢复的余地,疾病和功能的预防及筛查对该部分老人帮助有限,这部分老年人的筛查,应以明确老人的症状和需求为主,以进一步缓解相关不适的症状,明确治疗的目标。

二、老年人的一级预防

一级预防,是指采取相关措施来预防疾病的发生,即"防患于未然"。

(一)合理的生活方式

合理的生活方式是健康的基石,老年人同样应采取健康的生活方式。合理的生活方式包括:合理膳食、适当运动、戒烟限酒、心理健康,以及针对老年人进行的合理的慢病管控。

(二)免疫接种

接种相关疫苗来预防疾病的发生,对于老年人也同样适用。适合老年人的免疫接种包括流感疫苗、肺炎球菌疫苗、带状疱疹疫苗。

老年人接种季节性流感疫苗,可以减少老年人患流感和肺炎的风险,从而降低老年人因此而住院或死亡的风险。世界卫生组织建议老年人群季节性流感疫苗的接种率应在75%以上,而我国尚不足1%。

老年人接种肺炎球菌疫苗,可以减少因肺炎球菌感染而发生侵袭性疾病的风险,国外建议65岁以上的老年人至少接种一次,对于有肺部基础疾病,如慢性支气管炎、支气管扩张的老年人,更应考虑接种肺炎球菌疫苗。

带状疱疹和疱疹后神经痛主要发生在老年人群中，国外的研究显示，接种带状疱疹疫苗，可以使带状疱疹的发生率减少 50% 以上，疱疹后神经痛的发生率减少 60% 以上。因此，建议 60 岁以上的人群接种带状疱疹疫苗。

（三）药物预防

一级预防中使用药物预防疾病的发生，明确有研究证据支持的是使用阿司匹林来预防心肌梗死和脑卒中的发生。但相应研究所选取的人群为 80 岁以下的人群，80 岁以上的老年人一级预防使用阿司匹林是否获益尚不明确。

一般建议是 45～79 岁的男性，通过弗明翰（Framingham）危险评分来计算 10 年内患冠心病的风险，根据年龄的分层和风险的高低，来决定是否服用阿司匹林。对于 55～79 岁的女性，则建议通过弗明翰危险评分来计算 10 年内发生脑梗死的风险，以此为依据来决定是否服用阿司匹林。当然，用药的前提是没有上消化道的疼痛和溃疡的病史，老年人因使用阿司匹林所增加的出血的风险也应考虑。

三、老年人的二级预防

二级预防，是指早期发现没有症状的疾病，予以早期治疗；或者已有的疾病，通过预防来防止并发症的发生。

老年人多患有多种慢性疾病，针对慢病并发症所采取的二级预防治疗，在各专科疾病中已详细讲述，不复赘述。

需要说明的是老年人进行二级预防治疗，应考虑是否"值得"去做，是否能让老年人获益。潜在的疾病，从没有症状到出现临床症状，从无症状的肿瘤到因肿瘤而"去世"，可能需要几年甚至更长的时间；慢性疾病出现并发症，也需要一定的时间，而且相应的二级预防治疗往往也需要相应的时间才能体现出来预防的效果；因此，如果老年人的寿命不够长，不足以等到肿瘤"发作"出来，或是等到治疗"起效"，则可能不会因此而获益。所以老年人进行二级预防，应综合考虑其预期寿命以及从干预到起效所需要的时间（或者"肿瘤发作出来"所需要的时间），避免过度的医疗干预。

（一）老年人的肿瘤筛查

明确有研究证据支持，为各个学会所公认的肿瘤筛查包括乳腺癌的筛查、宫颈癌的筛查以及结直肠癌的筛查。对于老年人，考虑开始筛查的同时，也应注意何时终止筛查。

1. 乳腺癌　建议女性从 35 岁开始，每 2 年筛查 1 次乳腺钼靶相，或者每年查 1 次乳腺超声；老年女性使用钼靶相敏感性更高，建议 60 岁以上老年女性每 2～3 年行 1 次乳腺钼靶相。终止筛查的时间不明确，一般认为对于预期寿命超过 4 年的可以考虑进行筛查。

2. 宫颈癌　建议 21～65 岁女性，行宫颈细胞学涂片 + HPV DNA 检测，如正常可每 5 年检查一次，如连续 2 次正常，可 5～8 年检查一次。对于 65 岁以上老年女性，如近 10 年内做过 3 次细胞学检查，结果为阴性；或做过 2 次结合 HPV 检测的细胞学检查，结果阴性，其中最近 1 次检查是在 5 年之内，则可停止筛查。

3. 结直肠癌　发达国家建议对于 50～74 岁的人群进行结直肠癌的筛查，对 76～85 岁的老年人，可根据老年人的情况来决定是否筛查，85 岁以上的老年人，则不建议再筛查。筛查的手段包括：结肠镜每 10 年 1 次、乙状结肠镜每 5 年 1 次、便潜血每年 1 次、CT 结肠重建每 5 年 1 次（6mm 以上的病变，需要考虑行结肠镜检查）；如初次检查发现异常，则根据情况缩短筛查的间隔。

我国的筛查建议是先筛查出高危人群，对高危人群再进行结肠镜检查；高危人群包括：大便隐血阳性，或一级亲属有大肠癌病史，或本人有肠道腺瘤史，或本人有癌症史、或行盆腔放疗的，或符合下列 6 项之任 2 项者——慢性腹泻、慢性便秘、黏液血便、慢性阑尾炎或阑尾切除史、慢性胆囊炎或胆囊切除史、长期精神压抑。对于 74 岁以上建议终止筛查。

4. 前列腺癌　对于是否应对所有老年男性通过 PSA（前列腺相关抗原）检测来进行前列腺癌的筛查，目前尚有争议。美国的预防机构认为，使用 PSA 筛查前列腺癌假阳性率高；对于 PSA 升高人群的进一步经直肠穿刺检查，仍有约 2/3 的人无法得到明确的诊断；而且多数前列腺癌在老年人身上进展缓慢，过度诊断的情况也较为突出；因此不建议对于普通人群筛查前列腺癌，如果要筛查，也应向患者充分说明。

目前的一般建议是，对于 50 岁以上的普通人群，应事先与其讨论 PSA 筛查所带来的潜在益处和可能的伤害（包括 PSA 升高，但穿刺活检阴性以及过度治疗等），再依据个人的意愿决定是否筛查；而对于 50 岁以下的成人，70 岁以上的老人、预期寿命不足 10 年者，不建议筛查 PSA。

5. 肺癌筛查　目前认为，通过胸片或胸透来筛查肺癌，所发现的肺部肿物多为"晚期"，难以实现"早期"发现。新的研究，使用胸部低剂量 CT（LDCT）来筛查肺癌，与传统的胸片相比，可以使肺癌的死亡率下降 20%。因此，对于高风险的人群——55～79 岁、过去 15 年内有吸烟史、吸烟总量超过 30 年包的，可考虑通过每年一次的胸部 LDCT 来筛查肺癌。但同时需要注意，LDCT 的敏感性过高，导致筛查的假阳性率很高。

6. 甲状腺癌　目前尚缺乏证据支持甲状腺癌的筛查。采用 B 超可以发现可疑的甲状腺结节，对于 B 超中单发结节 >1cm、多发结节 >2cm、有细小钙化、有异常血流、伴有淋巴结肿大的甲状腺结节应予以重视。

7. 其他肿瘤　对于我国部分地区高发的癌症，筛查建议如下：

（1）食管癌：高发地区 40～69 岁人群，可考虑内镜下碘染色检查，轻度异型增生每 3 年 1 次，中度以上 1 年 1 次。

（2）胃癌：高发地区 40～69 岁，血清蛋白酶原（PG）+ 危险因素，阳性再行胃镜检查；或直接胃镜检查；正常者每年随访 PG；重度慢性萎缩性胃炎、重度肠上皮化生、低级别上皮内瘤需每年胃镜随访 1 次。

（3）鼻咽癌：高发区 30～69 岁，行头颈部体检 + EB 病毒抗体检测，阳性再行鼻咽纤维镜；正常者可每 5 年检查一次，有鼻咽癌家族史、EB 抗体阳性，每年检查 1 次。

（4）肝癌：高发区男性 35～64 岁，女性 45～64 岁，乙肝表面抗原阳性者，可行血清甲胎蛋白 +B 超检查，每 2 年 1 次。

对于卵巢癌、胰腺癌、肾癌等的筛查，目前尚无相关研究证实其有效性。而子宫内膜癌及皮肤癌，则应警惕相关的异常症状，如绝经后的阴道出血、异常的皮肤改变等。

（二）老年人非肿瘤疾病的筛查

与前文所述的筛查宗旨一致，也应考虑老年人的预期寿命和身体状态，比较获益和风险，并充分考虑老年人自己的意愿。

许多筛查出的疾病／或者老年综合征，对老年人的功能状态、生活质量都有影响。及时发现和处理，短期内就可以让老年人获益，因此建议每年体检，定期筛查这些问题，包括：高血压、高血糖、高血脂、肥胖、营养不良、骨质疏松，以及视力、听力、情绪、认知等方面的问题。

通过单次心电图来诊断冠心病敏感性及特异型均较低，通过冠心病的危险因素来判断冠心病的风险，并对可疑的患者进行特殊的检查，比使用心电图来筛查冠心病可靠性更高。

对于有吸烟史、或腹主动脉瘤家族史的 65～75 岁男性是发生腹主动脉瘤的高风险人群，建议在该人群中用 B 超筛查 1 次腹主动脉瘤，其敏感性为 95%，特异性近 100%。对于动脉炎，如颞动脉炎的患者也可考虑筛查。

老年人的甲状腺功能异常其发生率也较高；其中亚临床型甲亢可与房颤、痴呆有关，并且可能与骨质疏松有关。因此对于怀疑有甲状腺疾病的人群，可以考虑筛查甲状腺功能，通过 TSH 检测来诊断甲状腺疾病，敏感性 98%、特异性 92%。

老年人的口腔问题，对老年人的生活同样可以造成很大的影响。而牙周炎、口腔干燥症以及口腔癌，都可以通过常规的牙医检查来发现，并且能被有效的治疗，因此建议老年人每年 1 次行口腔方面的检查。

四、老年人的三级预防

老年人的三级预防是指以对症和康复治疗为主的措施，对于已经发生的疾病，预防疾病所造成的失能，提高生活质量；如脑卒中后的康复锻炼、急性病后的康复锻炼等；由于老年人更容易发生失能的情况，更应该注重老年人的功能维持。另一方面，对于进入终末期的疾病，其预防措施的目标是减少痛苦、改善生活质量，与缓和医疗的目标相一致。

五、小结

针对老年人的预防与筛查，应与老年人的具体情况相结合，与老年人的功能状态和生活质量相结合，考虑是否能够让老年人获益。既要考虑接受筛查和预防的对象，即筛查的人的情况（预期寿命、功能、患者意愿），也要考虑所筛查的肿瘤或疾病是否有有效的治疗手段、筛查对象是否能够耐受后续的干预措施、能否有足够的预期寿命从筛查或预防中获益。

对于筛查结果的解读，也应考虑相应检查手段的局限性，如假阳性、假阴性的情况，筛查阳性后是否有有效的后续处理手段等。

（朱鸣雷）

参 考 文 献

[1] U.S. Preventive Services Task Force. http://www.uspreventiveservicestaskforce.org/.

[2] US Preventive Services Task Force. Screening for breast cancer：U.S. Preventive Services Task Force recommendation statement. Ann Intern Med，2009，151（10）：716-726.

[3] 中华医学会消化病学分会. 中国大肠肿瘤筛查、早诊早治和综合预防共识意见. 胃肠病学和肝病学杂志，2011，20（11）：979-995.

[4] Qaseem A，Barry MJ，Denberg TD，et al. Screening for prostate cancer：a guidance statement from the Clinical Guidelines Committee of the American College of Physicians. Ann Intern Med，2013，158（10）：761-769.

[5] National Lung Screening Trail Team，Aberle DR，Adams AM，et al. Reduced lung cancer mortality with low dose computed tomographic screening. N Engl J Med，2011，365（5）：395-409.

第六章

女性健康与围绝经期管理

随着我国人均寿命的不断延长,女性在绝经后度过的时间越来越长,绝经后女性的总数量逐年上升。绝经对女性健康影响重大。围绝经期采取合理的应对措施有利于促进女性健康并减少老年性退化性疾病的发生。本节将首先介绍绝经对女性健康的影响,然后介绍围绝经期管理,重点介绍绝经激素治疗。

一、绝经对女性健康的影响

雌激素对女性至关重要,正常的雌激素水平不仅对生殖系统起重要作用,还对机体的健康有益,有助于预防血脂升高和心脑血管疾病、强壮骨骼、调节精神情绪、调节脂肪分布等。女人从育龄期进入绝经期,本质上是卵巢中的卵泡耗竭或接近耗竭,由此引发的雌激素水平低落是绝经相关问题的根本原因。

(一)绝经相关名词

在正式说明绝经对女性健康的影响前,先介绍绝经相关的几个名词。

1. 绝经(menopause) 指妇女一生中的最后一次月经,是一个回顾性概念,一般需要在最后一次月经 12 个月之后方能确认。绝经的真正含义并非指月经的有无,而是指卵巢功能的衰竭。

2. 绝经过渡期(menopausal transitional period) 是从生育期走向绝经的一段过渡时期,是从临床特征、内分泌学及生物学上开始出现绝经趋势的迹象直至最后一次月经的时期。绝经过渡期又分为绝经过渡期早期和绝经过渡期晚期。进入绝经过渡期早期的标志是 40 岁以上的妇女在 10 个月经周期之内发生两次相邻月经周期长度的变化≥7 天,进入绝经过渡期晚期的标志是月经周期长度超过 60 天。

3. 围绝经期(peri-menopausal period) 起点同绝经过渡期,终点为最后 1 次月经后 1 年。

4. 更年期(climacteric) 传统名称,指绝经及其前后的一段时间,是从生殖期过渡到老年期的一个特殊生理阶段,包括围绝经前后。更年期综合征指妇女在更年期出现的一系列症状。

5. 卵巢早衰(premature ovarian failure,POF) 指 40 岁之前卵巢功能衰竭。

(二)绝经对女性的近期影响

1. 月经变化 女人从育龄期到绝经,其间必然经历月经的变化,甚至围绝经期及绝过渡期起点的定义就是以月经周期长度变化为主要标准。在此过程中,月经变化模式多种多样,大部分妇女的月经变化表现为周期延长、经量变少,不会对身体造成不利影响,但大约有 10%~20% 的妇女会发生月经过多、过频等问题,从而引起贫血。从育龄期到绝经的变化过程中,总体上有排卵月经的比例不断降低,因而子宫内膜没有充分的孕激素保护,发生子宫内膜癌前病变乃至子宫内膜癌的风险增加。

2. 更年期相关症状 除了月经的变化,女性进入围绝经期另一重要征象是更年期症状的出现。多数女性在围绝经期将出现不同程度的各种症状。中国女性最常见的是骨关节肌肉疼痛、疲乏、情绪问题、失眠、潮热出汗、心悸、阴道干涩等。发生心理问题、抑郁症的可能性比人生中其他任何阶段要高很多。绝经相关症状不仅明显影响妇女本人的生活质量,对其家庭也会产生不利影响。

(三)绝经对妇女的远期影响

许多退化性疾病,如心脑血管疾病、骨质疏松等,从围绝经期开始萌芽,会影响妇女老年阶段的生命健康。

早在 20 世纪 70 年代,Framingham 研究已经发现,处于同年龄段的绝经后女性心血管疾病的发病率显著高于未绝经者。目前认为,绝经是绝经后女性心血管疾病的独立危险因素。心血管疾病是绝经后女性致病致死的主要原因。

绝经对女性的骨量变化有重要影响。一般来说,成人 30 岁左右骨量达到峰值,之后随着年龄的增长,骨量开始缓慢减少。但绝经将使女性体内雌激素水平迅速下降,同期会出现骨丢失加速,引起绝经后骨质疏松,骨折的风险也大大增加。流行病学资料显示,北京地区 50 岁以上妇女脊椎骨折的患病率平均为 15%,且随年龄增长而上升。老年女性如发生髋骨或脊柱骨折不仅给医疗系统造成很大经济负担,也使患者本人的生活质量明显降低,而且伤后恢复慢并可能留下严重后遗症,甚至有 20% 患者会在髋部骨折后的一年内因各种原因而死亡。

二、围绝经期管理

(一)推荐健康生活方式和身体锻炼

健康的生活方式在任何时候都是十分重要的,对于围绝经期这样一个多事之秋而言更是如此。健康的生活方式不仅有助于整体的身心健康,而且对于心血管系统和神经系统的健康,以及降低乳腺肿瘤危险等均具有较大的益处。心理健康是健康的重要组成部分,保持一个良好的心态也同样有益于躯体的健康。

参加任何体育活动比久坐要好。规律运动可以降低总的死亡率和由心血管疾病引起的死亡率。经常参加运动者的身体代谢情况、平衡、肌肉力量、认知以及生活质量更好,并且其心脏不良事件、卒中、骨折以及乳腺癌的发生率可显著降低。在锻炼中应尽量避免肌肉 - 关节 - 骨骼系统损伤。锻炼的最佳方式为每周至少 3 次,每次至少 30 分钟,强度达中等。另外,每周增加 2 次额外的抗阻力练习会得到更多的益处。

保持正常的体重非常重要,肥胖或超重会对身体健康造成显著的影响。在绝经后妇女中，肥胖已成为一个日益严重的问题；体重若减轻 5%～10%，便可有效改善那些与肥胖相关的多种异常状况。

推荐的健康饮食基本组成包括：每日进食水果和蔬菜不少于 250g，全谷物纤维，每周 2 次鱼类食品，低脂饮食。应限制摄入食盐（<6g/d）。妇女每日饮酒量应不超过 20g。中国地域广大，各地差异甚多，可视当地情况适当调整。

提倡戒烟；避免接触二手烟之害。

积极改进生活方式，增加社交活动和脑力活动。

（二）绝经激素治疗

绝经激素治疗（menopausal hormone therapy，MHT）是维持围绝经期和绝经后妇女健康的全部策略（包括饮食、运动、戒烟和适当饮酒等等生活方式的建议）的重要组成部分。MHT 过去曾被称为激素治疗（hormone therapy，HT）、激素替代治疗（hormone replacement therapy，HRT）等，2013 年国际绝经学会（IMS）新发表的指南（下文简称为"IMS 指南"）中将该名词更新为绝经激素治疗（MHT），相比之下，MHT 是最能反映客观情况也不易引起歧义的一种表述方式。

MHT 是唯一能够同时解决所有绝经相关问题的医疗措施，既可以有效缓解绝经相关症状，又能有效预防绝经相关的老年性退化性问题。合理应用 MHT 可以使妇女的健康预期寿命大大提高。

MHT 使用至今已有七十余年历史，其发展经历了极其崎岖的过程，数次大起大落。MHT 于 20 世纪 40 年代诞生。因为改善更年期症状的良好疗效而迅速进入第一个高峰，但随着使用的增多，发现子宫内膜癌风险增加（原因在于当时只用雌激素）。在 20 世纪 70～80 年代，专家们明确了有子宫的妇女在补充雌激素的同时必须添加孕激素。因此将 20 世纪 70 年代以前称为雌激素治疗（ET）阶段，此后称为绝经激素治疗（MHT）阶段。从 20 世纪 80 年代以后逐渐发现 MHT 除了改善症状以外，还有骨骼和心血管方面的益处，在 20 世纪 90 年代到 21 世纪初该疗法的应用又达到新的高峰。21 世纪初的一系列研究相继发表，其中以 2002 年 WHI 研究发表为标志，提出 MHT 可能增加乳腺癌等风险，让 MHT 进入一个大的低谷。现在，十余年过去了，绝经领域的很多方面已经有了长足的进步，很多观点与以前有了很大不同。下文将重点介绍目前对 MHT 的主要观点。

三、绝经激素治疗

（一）绝经激素治疗是一种医疗措施

绝经激素治疗是一种医疗措施，必须在有适应证、无禁忌证时方能应用。与其他疗法不同的是，该疗法还特别强调要在特定的时期开始应用。

1. 绝经激素治疗的适应证

（1）绝经相关症状：月经紊乱、潮热、多汗、睡眠障碍、疲倦、情绪障碍如易激动、烦躁、焦虑、紧张或情绪低落等。

（2）泌尿生殖道萎缩相关的问题：阴道干涩、疼痛、排尿困难、性交痛、反复发作的阴道炎、反复泌尿系感染、夜尿多、尿频和尿急。

（3）低骨量及骨质疏松症：包括有骨质疏松症的危险因素及绝经后骨质疏松症。

2. 绝经激素治疗的禁忌证 ①已知或怀疑妊娠；②原因不明的阴道出血；③已知或可疑患有乳腺癌；④已知或可疑患有性激素依赖性恶性肿瘤；⑤患有活动性静脉或动脉血栓栓塞性疾病（最近 6 个月内）；⑥严重肝肾功能障碍；⑦血卟啉症、耳硬化症；⑧已知患有脑膜瘤（禁用孕激素）。

3. 绝经激素治疗的窗口期 所谓窗口期就是最适合的时机，对 MHT 来说，是 60 岁以前或绝经 10 年以内。绝经激素治疗的窗口期理论，主要源于 MHT 对心血管系统的影响。女性从年轻到年老，血管从健康状态逐渐发展为脂肪条纹、动脉斑块形成，甚至附壁血栓，如果附壁血栓脱落就会出现心血管事件。如果在血管健康状态的时候就使用绝经激素治疗，可以帮助血管长期保持健康状态；但如果对于已经有附壁血栓的女性再使用绝经激素治疗，反而可能会促使已经形成的附壁血栓脱落，从而发生心血管事件。由于雌激素对年轻妇女心血管的保护作用，并且该保护作用有一定的延后效应，从人群范围看，60 岁以前或绝经 10 年以内的女性心血管总体上还处于比较健康的状态，因此把 60 岁以前或绝经 10 年以内作为 MHT 的窗口期。Meta 分析表明，60 岁以下开始 MHT，心血管疾病发生率可以降低 32%，全因死亡率降低 39%。

（二）绝经激素治疗的常用药物

MHT 以雌激素补充为核心，有子宫的妇女在全身应用雌激素的同时必须同时补充孕激素。

1. 常用雌孕激素药物 按照用药途径和剂型进行分类。

（1）口服途径：是 MHT 时最常规应用的途径，也是最符合大部分人用药习惯的途径。天然雌激素包括戊酸雌二醇、结合雌激素、17β- 雌二醇；合成雌激素包括尼尔雌醇。临床推荐应用天然雌激素。天然孕激素包括微粒化黄体酮胶丸和黄体酮胶囊，合成孕激素包括孕酮衍生物、17α- 羟孕酮衍生物和 19- 去甲睾酮衍生物。初步研究提示，天然孕激素或地屈孕酮与口服或经皮雌二醇联合应用与其他合成孕激素相比，可能具有较低的乳腺癌危险。建议使用天然或接近天然的孕激素。

（2）经皮途径：可避免口服雌激素的肝首过效应，剂量一般较口服剂量低，减少了肝脏代谢负荷。与口服途径相比，其静脉血栓与心血管事件、乳腺癌、胆囊疾病的风险较低。常用药物有：半水合雌二醇贴，每日释放 17β- 雌二醇 50μg，每周更换 1 次；雌二醇凝胶，每日经皮涂抹 1.25g，含 17β- 雌二醇 0.75mg。

（3）经阴道途径：是女性独特的一种用药方式，属于局部用药。因避免了肝首过效应，剂量一般较口服的要低。常用药物有：雌三醇乳膏，每克乳膏含雌三醇 1mg；结合雌激素软膏，每克软膏含结合雌激素 0.625mg；普罗雌烯阴道胶囊或乳膏，每粒或每克含普罗雌烯 10mg；氯喹那多 - 普罗雌烯阴道片，每片含普罗雌烯 10mg 和氯喹那多 200mg。

2. 雌、孕激素的复方制剂 复方制剂的优点是服用方便。虽不利于个体化调整，但已可满足大部分患者要求。

目前中国大陆市面上有的复方制剂有两大类：①雌、孕激素序贯制剂：雌二醇/雌二醇地屈孕酮片和戊酸雌二醇/雌二醇环丙孕酮片复合包装；②雌、孕激素连续联合制剂：雌二醇屈螺酮片。

3. 组织选择性雌激素活性调节剂　替勃龙（2.5mg/片）。该药口服后代谢成三种化合物而产生雌、孕激素活性和弱的雄激素活性，对情绪异常、睡眠障碍和性欲低下有较好的效果，对乳腺的刺激较少，可能具有更高的乳腺安全性。因其在子宫内膜处具有孕激素活性，有子宫的绝经期妇女应用此药时不必加用其他孕激素。

（三）绝经激素治疗方案选择

1. 单纯孕激素补充治疗　适用于绝经过渡期，调整卵巢功能衰退过程中出现的月经问题。地屈孕酮10～20mg/d或微粒化黄体酮胶丸或胶囊200～300mg/d或醋酸甲羟孕酮4～6mg/d，周期使用10～14天。

2. 单纯雌激素补充治疗　适用于已切除子宫的妇女。结合雌激素0.3～0.625mg/d或戊酸雌二醇片0.5～2mg/d或半水合雌二醇贴每7日1/2～1帖，连续应用。

3. 雌孕激素序贯用药　适用于有完整子宫、围绝经期或绝经后期仍希望有月经样出血的妇女。这种用药方式是模拟生理周期，在用雌激素的基础上，每月加用孕激素10～14天。雌激素多采用：戊酸雌二醇1～2mg/d或结合雌激素0.3～0.625mg/d或半水合雌二醇贴每7日1/2～1帖或雌二醇凝胶1.25g/d经皮涂抹；孕激素多采用：地屈孕酮10mg/d或微粒化黄体酮胶丸100～300mg/d或醋酸甲羟孕酮4～6mg/d。也可采用序贯方案的复方制剂，有利于提高患者依从性。

4. 雌孕激素连续联合用药　适用于有完整子宫、绝经后期不希望有月经样出血的妇女。该法每日均联合应用雌、孕激素，一般为连续性（连续用药不停顿）。雌激素多采用：戊酸雌二醇0.5～1.5mg/d或结合雌激素0.3～0.45mg/d或半水合雌二醇贴每7日1/2～1帖或雌二醇凝胶1.25g/d经皮涂抹，孕激素多采用：地屈孕酮5mg/d或微粒化黄体酮胶丸100mg/d或醋酸甲羟孕酮1～3mg/d。也可采用复方制剂如雌二醇屈螺酮片，每日1片。

5. 连续应用替勃龙　推荐1.25～2.5mg/d。适合于绝经后不希望来月经的妇女。

（四）绝经激素治疗的获益和风险

MHT的重点关注有绝经相关症状、骨骼健康、各种癌（包括子宫内膜癌、乳腺癌、卵巢癌、结直肠癌）、心脑血管疾病和血栓。已经有充分证据证明，绝经激素治疗可以充分缓解绝经期相关症状。对骨骼有肯定的益处，从20世纪80年代以来所有研究结论都完全一致。无论单用雌激素还是雌激素添加孕激素，对身体各部位骨骼都能有效提升骨密度，降低骨折风险。50岁以上女性MHT相关的乳腺癌风险问题复杂且尚未明了，但因使用MHT而增加乳腺癌风险的可能性很小。乳腺癌风险主要与孕激素而非雌激素相关，并与应用时间长短有关。自从明确了添加孕激素，子宫内膜癌再不是MHT的问题。MHT可以降低结直肠癌风险。对于年龄<60岁和绝经10年之内女性，单独应用雌激素（标准剂量）的MHT可降低冠心病发病率和全因死亡率；对于同样在窗口期内的女性，雌激素联合孕激素可以降低全因死亡率，但未发现对冠心病发病率有显著影响。口服MHT增加静脉血栓栓塞和缺血

性卒中的发生风险，但对于年龄＜60岁的女性，发生血栓的绝对危险属于罕见级别。观察性研究表明经皮MHT的静脉血栓栓塞和缺血性卒中的风险较低。

（五）总结

MHT在有适应证、无禁忌证且患者有意愿的情况下，在治疗窗口期开始启动，选择最合适的治疗方案并提供个体化治疗，可以为有症状的绝经过渡期和绝经后期妇女带来长期的对骨骼、心血管系统和神经系统的保护作用。即在最佳时间选择最佳方法，可使治疗的风险最小化，获益最大化。

（陈　蓉）

参考文献

[1] de Villiers TJ，Pines A，Panay N，et al. Updated 2013 International Menopause Society recommendations on menopausal hormone therapy and preventive strategies for midlife health. Climacteric，2013，16（3）：316-337.

[2] Rossouw JE，Anderson GL，Prentice RL，et al. Risks and benefits of estrogen plus progestin in healthy postmenopausal women：principal results From the Women's Health Initiative randomized controlled trial. JAMA，2002，288（3）：321-333.

[3] Kannel WB，Hjortland MC，McNamara PM，et al. Menopause and risk of cardiovascular disease：the Framingham study. Ann Intern Med，1976，85（4）：447-452.

[4] Ling X，Cummings SR，Mingwei Q，et al. Vertebral fractures in Beijing，China：the Beijing Osteoporosis Project. J Bone Miner Res，2000，15（10）：2019-2025.

[5] de Villiers TJ，Gass M L，Haines CJ，et al. Global consensus statement on menopausal hormone therapy. Climacteric，2013，16（2）：203-204.

[6] Panay N，Hamoda H，Arya R，et al. The 2013 British Menopause Society & Women's Health Concern recommendations on hormone replacement therapy. Menopause Int，2013，19（2）：59-68.

[7] Cauley JA，Robbins J，Chen Z，et al. Effects of estrogen plus progestin on risk of fracture and bone mineral density：the Women's Health Initiative randomized trial. JAMA，2003，290（13）：1729-1738.

[8] Grodstein F，Manson JE，Colditz GA，et al. A prospective，observational study of postmenopausal hormone therapy and primary prevention of cardiovascular disease. Ann Intern Med，2000，133（12）：933-941.

[9] Rossouw JE，Prentice RL，Manson JE，et al. Postmenopausal hormone therapy and risk of cardiovascular disease by age and years since menopause. JAMA，2007，297（13）：1465-1477.

[10] Zandi PP，Carlson MC，Plassman BL，et al. Hormone replacement therapy and incidence of Alzheimer disease in older women：the Cache County Study. JAMA，2002，288（17）：2123-2129.

[11] 中华医学会妇产科学分会绝经学组. 绝经期管理与激素补充治疗临床应用指南（2012版）. 中华妇产科杂志，2013，48（10）：795-799.

[12] North American Menopause Society. The 2012 hormone therapy position statement of：The North American Menopause Society. Menopause，2012，19（3）：257-271.

[13] 中华医学会妇产科学分会绝经学组. 绝经相关激素补充治疗的规范诊疗流程. 中华妇产科杂志, 2013, 48（2）: 155-158.

[14] 陈蓉. 绝经激素治疗新进展. 中国实用妇科与产科杂志, 2014, 30（1）: 38-40.

第七章

老年人的合理用药

第一节 老年人药代动力学特点

老龄化是人口发展的自然趋势,2011 年第六次全国人口普查数据,60 岁以上的达到 1.78 亿人(占人口总数的 13.26%),65 岁以上 1.19 亿(8.87%)。当一个国家或地区 60 岁以上老年人口占人口总数的 10%,或 65 岁以上老年人口占人口总数的 7%,即意味着这个国家或地区的人口处于老龄化社会。《中国老龄事业发展报告(2013)》指出,截至 2012 年底 60 岁以上已达 1.94 亿(占总人口的 14.3%),2020 年将达 2.43 亿,2025 年将突破 3 亿。老龄人口的增速快和高龄化,带来了失能化态势,老龄化造成的疾病负担加重,给中国带来了巨大的挑战。

衰弱是机体退行性变和多种慢性病引起的机体易损性增加的临床综合征,65 岁以上发生率为 11%~14.9%,80 岁以上可达 20%~40%。老年衰弱往往是一系列慢性疾病、一次急性事件或严重疾病的后果。高龄、跌倒、疼痛、营养不良、肌少症、多病共存、多重用药、活动功能下降、睡眠障碍、焦虑抑郁等均与衰弱相关。慢病是老年人面临的主要威胁,如高血压、心脏病、卒中、糖尿病、癌症等。而老年人的生理功能、药代动力学和药效学发生改变,会直接对其治疗用药的选择、剂量、给药方式、疗效、不良反应、用药顺应性等产生影响,必须引起关注。

一、老龄相关的生理改变

随着年龄的增长,老年人各组织、器官的功能呈退行性改变,主要表现为:体内水分减少,脂肪组织增多,导致身体肥胖,易引起高血压,冠心病和糖尿病;神经细胞和脑重量减少,导致老年人行动迟缓、跌倒风险增加,智力衰退和记忆力下降;胸廓变形,肺脏弹性回缩力减退,进氧量减少,肺活量逐年减少;心输出量减少,血管特别是主动脉和肺动脉的弹性降低;胃液和消化酶分泌减少,胃肠蠕动减缓,胃排空率降低,消化吸收功能下降;老年人肾脏重量减轻、肾小球数量减少、肾容量缩小,肾功能随年龄增长呈直线性下降,每年平均下降 1%;肝脏重量减轻,大约是 30 岁成人的 70% 左右,肝微粒体酶的数量降低,活性减弱,肝血流量比年轻人减少 40%~50%,老年人肝脏对药物代谢能力的个体间差异加大。详见表 7-1。

表 7-1　与年龄相关(老龄)的生理变化表

器官系统	表现
身体组成	人体总水量↓
	去脂体重(瘦肉量)↓
	体脂↑
	血清蛋白↔或↓
	α1-酸性糖蛋白↑(严重疾病状态时↔或↑)
心血管系统	心肌对β-肾上腺素刺激敏感性↓
	压力感受器活动度↓
	心输出量↓
	总外周阻力↑
中枢神经系统	脑重量和容积↓
	一些认知功能改变
内分泌系统	甲状腺随年龄增长而萎缩
	糖尿病、甲状腺疾病发病率增加↑↓
	绝经期综合征
胃肠道系统	胃液 pH↑
	胃肠道血流速度↓
	胃排空延迟
	小肠转运减慢
肝脏	肝重↓
	肝血流量↓
	CYP2C19 与增龄相关
泌尿、生殖	因雌激素降低而阴道萎缩
	因雄性激素改变而前列腺肥大
	与年龄相关的变化可能倾向失禁
免疫	细胞介导的免疫力↓
口腔	牙齿改变
	对甜、酸、苦的味觉能力↓
肺部	呼吸肌的力度↓
	胸廓应变性↓
	肺泡总表面积↓
	肺活量↓
	最大呼吸量↓
肾脏	肾小球滤过率↓
	肾血流量↓
	滤过分数↑
	肾小管分泌功能↓
	肾质量↓
知觉(感官)	眼睛晶状体调节能力↓,引起远视
	老年性耳聋(灵敏度降低)
	传导速度↓

续表

器官系统	表现
骨骼肌	骨骼肌质量丢失（骨量减少）
皮肤/毛发	皮肤干燥，皱褶，色素改变，皮肤厚度变薄而使上皮细胞变薄
	毛发囊数量↓
	毛球黑色素细胞数量↓

注：↑升高或增加，↓降低或减少，↔持平

年龄相关的改变是进行性的，在一生中逐渐发展，而不是突然在某个年龄上出现（如65岁）。

总的来说，老年人的生理特点可以概括为机体贮备能力（对病理上挑战或对压力的反应能力）降低和体内稳态内环境受损，因此老年人对应激情况下的失代偿更为敏感。心血管系统、肌肉骨骼系统和中枢神经系统容易受到影响。内环境稳定机制受损的例子包括步伐/姿势的稳定、直立性低血压反应、热调节、认知的储备能力、肠和膀胱功能。如果机体无法补偿功能上的损伤，一个细微的压力也可能增加发病率和病死率。

因此老年人出现药物相关问题的主要原因是生理上增加了对药物不良反应的敏感性以及对药物引起损伤的恢复能力的降低。

二、年龄相关的药代动力学改变

药代动力学主要是定量研究药物在生物体内的吸收、分布、代谢和排泄过程，并运用数学原理和方法阐述药物在机体内的动态规律的一门学科。也即机体对药物作用的过程，表现为体内药物浓度随时间变化的规律。与年龄相关的生理学变化会影响许多药物的药动学和药效学，因此也就会引起机体对药物体内过程的变化影响。

（一）吸收

从吸收来看，年龄相关的胃肠道生理上的改变会影响药物的吸收，但大多数药物是通过被动扩散而吸收，故年龄相关的生理学改变对药物吸收的影响很小。只是少数需要主动转运而吸收的药物，其生物利用度可能会降低，如老年人对钙的吸收降低。钙盐的吸收份额依赖于钙盐的种类、剂量、胃酸的量和活性维生素 D 的量，一般正常人碳酸钙和枸橼酸钙的吸收量分别是 22% 和 24%，而对胃酸缺乏的患者则两者的吸收率分别变为 4% 和 45%，而老年人因胃酸 pH 升高，胃肠道血流速度减慢，吸收就会减少。一般可采用分次饭后服的方式。

又如老年人呋塞米的吸收范围没有改变，但吸收率减慢，这导致药效减弱，对于心力衰竭急性恶化的患者，当口服呋塞米后其利尿和缓解心力衰竭症状的作用都很弱时，可以考虑先静脉给予呋塞米以避免吸收率降低，然后再口服呋塞米。

（二）分布

从分布来看，老年人体内的总水量下降而脂肪成分上升，故水溶性药物的表观分布容积随着年龄增加而降低，相应的血药浓度上升，如对乙酰氨基酚、锂剂、地高辛等，如果不相应调整剂量就可能引起血药浓度升高。而脂溶性药物的表观分布容积会随年龄增加而增加，相应的药物半衰期会延长，如苯二氮䓬类镇静催眠药会出现药物效应延长，如果连续用药可引起药物的蓄积。表观分布容积的改变对需要给予负荷剂量的药物有直接影响。

随着年龄的增长，血清白蛋白浓度进行性下降，因为白蛋白是药物结合的主要位点，所以白蛋白的减少会影响药物的结合，如对用华法林治疗房颤的老年患者，需要监测血清白蛋白水平，因为华法林的蛋白结合率高（99%），当白蛋白浓度降低时，游离华法林就会增加，出血的风险就会增加。特别是对老年肿瘤患者因营养不良而致白蛋白水平低更要小心。

（三）代谢

从代谢来看，每个药物的肝脏代谢存在很大的个体差异性，老年人肝功能最显著的变化是个体间差异增大，而且多数情况下，这些个体差异性比衰老引起的改变更重要。肝脏是药物代谢的主要器官，肝代谢主要包括Ⅰ相反应（氧化反应，如羟基化和脱烃反应）和Ⅱ相反应（结合反应，如葡萄糖醛酸化、乙酰化和硫酸化）。研究表明，年龄相关的Ⅰ相反应降低主要是因为肝脏体积减少，而不是由于肝脏代谢酶活性降低。Ⅰ相反应降低，会导致药物清除率降低，半衰期延长，这样的药物有地西泮、吡罗昔康、茶碱和奎尼丁等。Ⅱ相反应不受年龄因素的影响，如劳拉西泮、奥沙西泮和对乙酰氨基酚等药物的清除率与年龄无关。脂溶性药物代谢时间延长可能使相应的中枢神经系统毒性增加，华法林等高蛋白结合率的药品因结合量减少而使游离药物浓度升高，发生出血风险。肝药酶诱导剂（如利福平，苯妥英）或抑制剂（如氟喹诺酮类，大环内酯类，西咪替丁）也不受年龄的影响。老年人心输出量减少，导致肝脏血流量的减少，会显著降低肝脏抽取率高的药物的代谢，如利多卡因、吗啡、普萘洛尔、拉贝洛尔、维拉帕米、咪达唑仑和硝苯地平等。另外，种族、性别、吸烟、饮食、药物相互作用（其他药物加入已有的治疗药物中时，竞争相同的代谢酶）等因素也会对老年人的肝脏代谢有显著影响。

骨质疏松是老年人的常见病，同时也是导致老年人残疾甚至死亡的重要社会问题。研究表明，外源性补充活性维生素D是防治老年人跌倒的有效方式之一。因体内调节钙磷代谢的维生素D是影响骨质量的重要物质之一，血液中的维生素D首先在肝脏25羟化酶的作用下成为25-羟维生素D，再由肾脏1α-羟化酶作用后，活化为1,25-二羟维生素D（即维生素D在体内作用的活性形式）。它可经肠、肾、骨等靶器官发挥生理作用。其中1α-羟化酶是维生素D活化的关键酶之一，其活性与肾肌酐清除率有关。

老年人因年龄增长，肝肾功能不全，特别是肌酐清除率下降，1α-羟化酶活性受损，从而使得维生素D代谢受到影响。临床上，有相当数量的老年人即使血清25-羟维生素D水平正常，也常发生维生素D（1,25-二羟维生素D）缺乏，部分原因在于老年人体内25-羟维生素D在肾脏转化为1,25-二羟维生素D发生障碍。所以，活性维生素D尤其适合老年人，它只需在肝脏进一步转化。

（四）排泄

从排泄来看，与年龄相关的最具有临床意义的改变是肾功能。肾脏是许多药物的主要排泄器官，40岁后，肾小球滤过率和药物肾脏清除率每年降低约1%，另外，疾病（高血压和糖尿病)和药物(NSAIDs，ACEI，氨基苷类抗生素)也会加重肾脏损害。

　　肌酐清除率是评估肾小球滤过率的指标，可用来检测年龄相关的肾功能的变化。最常见的检测肌酐清除率的方法是 Cockcroft-Gault 公式。

$$CrCl = \frac{(140 - 年龄) \times 实际体重}{72 \times 血肌酐浓度} \times (0.85 \text{ for F})$$

　　其中：体重 -kg，血肌酐浓度 -mg/dl

　　经肾清除的药物应注意体液与电解质的平衡，调整剂量。

　　老龄相关的药代动力学改变详见表 7-2。

表 7-2　与年龄相关（老龄）的药代动力学参数的变化

PK 时段	PK 参数
胃肠道吸收	被动扩散不变，绝大多数药物的 BA 不变
	主动转运↓一些药物的 BA↓(因胃酸少)
	首关效应↓，某些药物的 BA↑
分布	分布容积↓，水溶性药物血浆浓度↑
	分布容积↑，脂溶性药物半衰期↑
	血浆蛋白结合率高的药物游离分数↑或↓
肝代谢	清除↓，某些氧化代谢药物半衰期↑
	清除↓，肝高抽取率的药物半衰期↑
肾排泄	清除↓，肾排泄药物和主动代谢的药物半衰期↑

注：↑升高或增加，↓降低或减少，BA-生物利用度，PK-药物代谢动力学

三、老龄相关的药效学改变

　　药物在老年人和年轻人中的药效学可能具有显著差异。药效学改变的机制可能是改变了药物受体的数目、靶细胞的受体亲和力、受体后转化、信息传递机制和细胞反应等，也与内环境稳定功能减退相关。

　　药效学的改变主要在浓度 - 效应关系或受体敏感性的改变。那些在年轻的患者身上轻度或不存在的药物不良反应，可能因为老年患者体内环境不能有效地调节而表现得非常显著。老年人的药效学特点主要表现在：

（一）老年人对药物的反应性发生改变

　　老年人的靶器官对某些药物的敏感性增加，如与年轻人相比，中枢神经系统的老龄化在药物反应中对质量和数量的改变尤为敏感，对阿片类药物的镇痛反应更强；尽管 PK 参数没大差异，对华法林和肝素的反应更敏感；还包括对抗凝剂、利尿剂、降压药等的敏感；而对少数药物的反应性降低，如 β 受体激动剂或拮抗剂。又如直立性低血压在老年人发生率高，特别是服用抗交感神经活性的药物、利尿药和血管扩张剂，更会加重直立性低血压，一旦发生眩晕和跌倒，又会加重对老年人的伤害。故应慎用降压药和利尿药，避免引起直立性低血压和夜尿多影响睡眠。

（二）老年人用药个体间差异大

同龄的老年人，药物剂量可相差数倍之多。造成个体差异大的原因包括遗传、各组织器官老化程度不同、基础疾病、药物相互作用、环境或心理等因素。

（三）老年人的药物不良反应增多

随着年龄的增加，药物不良反应也随之增加，如老年患者使用典型抗精神病药物后，迟发性运动障碍的发生率比年轻人高 3～5 倍；茶碱的神经毒性和心脏毒性在老年人中更容易发生，临床中通常将年龄作为茶碱中毒的一个主要危险因素，老年患者应减少茶碱的剂量；异烟肼诱发的肝毒性在 35 岁以上患者中更容易发生；非甾体类抗炎药导致的胃溃疡在老年患者中的发生率高于年轻患者，原因是药物对老年患者胃肠黏膜前列腺素的抑制更为强烈。

老年人多用助眠药，苯二氮䓬类镇静催眠药的问世具有划时代的意义，它上市后迅速替代了巴比妥类药成为治疗首选，但随着应用增加，逐渐观察到在用药后的次晨、醒后会出现头晕、疲劳等症状，尤对高龄衰老的患者可能更为严重。新的非苯二氮䓬类安眠药物于近年问世，其优点是镇静作用较轻，但起效较慢。上市后研究发现要关注非苯二氮䓬类药物，特别是刚出院的老年患者是药品不良事件（adverse drug event，ADE）的高危人群，因它可以使髋部骨折风险增高，该类药物导致的髋部骨折在新用药、轻 - 中度认知功能损害及辅助行走的患者最易发生，提示护理机构应谨慎使用这类助眠药物。

鉴此，老年人药物治疗的目的是治愈疾病、缓解疾病及改善健康相关的生活质量。由于老年人的生理功能、药动学和药效学发生改变，更容易出现药物相关问题，对老年人用药状况的了解与用药教育至关重要。无论是医师还是药师，在诊断、治疗、调剂药品、用药教育与用药过程监测中都应注意了解、发现和解决老年人药物相关问题，采取一定的策略加强老年人用药管理，确保老年人用药的安全和合理。

（梅　丹）

参考文献

[1] 张晓乐. 现代调剂学. 北京：北京大学医学出版社，2011.

[2] Dipiro JT，Talbert RL，Yee GC，et al. Pharmacotherapy a pathophysiologic approach. 7th ed. New York：Mc Graw Hill Medical，2008：57-66.

[3] 国家药典委员会. 中华人民共和国药典临床用药须知 - 化学药和生物制品卷 2010 年版. 北京：中国医药科技出版社，2011：190.

[4] 曾平. 2014 美国老年医学会科学年会速报，刚出院的老年患者是 ADE 的高危人群. 中国医学论坛报，20140529A13.

第二节　老年人多重用药与潜在不适当用药

老年人与药物相关问题包括多重用药（polypharmacy）、潜在不适当用药、治疗不足及用药依从性差等，老年人的药物相关问题可能带来严重的药物不良反应。

一、多重用药

多重用药是指同时使用 5 种及以上药物（也包括 OTC、中药、保健品），或用药与临床指征不符合。若同时使用 2 种药物，药物之间相互作用的发生率为 13%，5 种药物为 58%，7 种或以上药物增至 82%[1]。在药物相互作用中约 10% 为严重的药物不良反应（adverse drug reaction，ADR），并可使用药依从性降低和治疗费用增加。多重用药是常见的老年问题，调查显示 57% 的美国老年妇女（≥65 岁）服用处方药数量≥5 种，12%≥10 种[2]，我国 75.1% 的住院老年患者（≥60 岁）服用药物数量≥5 种，服用 10 种及以上者占 31.7%[3]。

（一）多重用药的筛查

1. 多重用药的核查最好由药师来完成。

2. 首先在医师问诊前药师询问患者用药史，列出用药清单（最好记录通用名），详细记录用法用量及起止时间。

3. 告知患者就诊时将正在服用的药品药盒（包括非处方药、中药及保健品等）带来，方便药师详细记录。

（二）减药原则

1. 抓住减药时机

（1）可在转诊医疗时减药。

（2）每年或半年一次的药物核查。

（3）使用新药治疗时核查现用药物。

（4）对新发问题或主诉的描述和鉴别（是否与药物有关）。

2. 出现以下情况时需停止用药

（1）疗效差或无效，出现较严重的药物不良反应。

（2）没有用药指征。

（3）同时服用作用机制相同的几种药物。

3. 计划、沟通与合作

（1）包括患者、照料者及其他医务工作者在内。

（2）明确对用药有什么期待/用药目的，尤其针对进入缓和医疗的患者。

（3）进行用药指导，告知如何减量。

（4）充分与患者沟通，一次不要减太多种药物，减药需缓慢。

二、潜在不适当用药

老年患者常患多种疾病，需同时服用多种药物，加上老年患者有与年龄相关的药动学/药效学改变、适应性功能下降和心理问题等因素的影响，一些药物 ADR 发生率增加，应尽量避免应用于老年人。目前国际上有几种老年人合理用药的辅助工具，如 Beers 标准、老年人不恰当处方工具（inappropriate prescribing in the elderly tool，IPET）、老年人潜在不恰当处方筛选工具（screening tool of older people's potentially inappropriate prescribing，STOPP）等。

Beers 标准是由美国老年医学会（American Geriatrics Society，AGS）、药学、护理学及精神药理学等专家在文献回顾的基础上形成专家共识，建立的判断老年患者潜在不适当用药的标准。2012 年 AGS 发布了最新版的 Beers 标准[4]。

在为老年人诊治过程中，医师应全程考虑药物相关问题，充分评估药物治疗带来的获益与风险，将药物对老年人的伤害降至最低。为老年人处方时应注意以下问题：

（一）处方前

1. 获得完整用药史，询问既往用药史和治疗反应，以及所有医师开具处方药品的情况，包括非处方药、中药及保健品等，停用那些与最初用药目的已经不符、不再需要，或与诊断不符的药物，尽量减少药物种类数。开展用药重整（medication reconciliation）工作，即药师从患者入院开始核查入院前用药情况，入院后在治疗期间、转科（包括从急诊到病房）、转院或到出院带药有完整的在用药品清单，精确完整地协调整个治疗过程中的用药。

2. 在处方新的药物之前要进行用药评估。对衰弱老年患者应每年进行用药评估，用药记录、核查及评估可由药师与医师合作来完成。以下老人是 ADR 监测的重点对象：① ＞ 85 岁；②衰弱，低 BMI；③≥6 种慢病；④ CrCl＜50%；⑤≥9 种药物；⑥有 ADR 史。

3. 药物核查的主要内容包括药物选择是否适当、用法用量、疗程、是否发生 ADR、药物 - 药物及药物 - 食物相互作用等，重点核查药物相互作用较多或易发生 ADR 的药物，如华法林、他汀类等。

4. 对于老年人近期新出现的症状，首先需考虑是否由 ADR 引起，减量、停药或更换药物是最容易纠正的致病因素。

5. 在明确诊断前应尽量避免用药，可考虑非药物治疗。医师在开具新的药品前，应首先了解患者的疾病情况和用药史，从而判断是否有适应证支持增加新药，是否利大于弊。在某些情况下，生活方式、饮食习惯的改变及适当运动等是完全可以替代药物治疗的，新发诊断糖尿病的老年人可以先通过饮食、运动控制；出现睡眠障碍问题的患者也建议首先通过生活方式，改善睡眠环境等调整睡眠，而不建议立即使用镇静催眠药物。

（二）处方时

1. 处方药物时应告知患者正确的用法用量及服药疗程等，确保患者明确用药剂量及方法，一些对症治疗药物应告知按需服用，效果不佳或无症状时应停药。

2. 选择药物时，需考虑以下因素

（1）疗效确切。

（2）药物的安全性及不良反应在可接受范围内，尽量避免使用 Beers 标准中涉及的药物，尤其是一些含有西药成分的中成药。

（3）不同时使用作用机制相同的药物，了解复方制剂中的主要成分，避免重复用药。

（4）注意药物 - 药物相互作用及药物 - 食物相互作用，大部分药物通过 CYP450 酶代谢，尽管 CYP450 酶存在多种亚型，但约 90% 的药物主要通过 6 种常见的亚型代谢，因此服用多种药物时会出现药物间相互竞争代谢酶的情况，表 7-3 列出了常见亚型的底物、诱导剂及抑制剂。

（5）药物与食物间的相互作用也应引起重视，两者的相互作用多发生在吸收环节，如蛋白质与左旋多巴、鞣酸与铁剂，也有一些食物会影响药物的代谢，如葡萄柚汁与硝苯地平。

（6）选择能够提高老年人用药依从性的药物，如给药次数尽量一天一次，给药方法尽量简单。

（7）患者经济上可以负担得起。

表 7-3 常见不同 CYP450 酶亚型的底物、诱导剂和抑制剂

CYP450 酶亚型	底物	诱导剂[a]	抑制剂[b]
CYP3A4	氨氯地平、硝苯地平、非洛地平、地尔硫䓬、维拉帕米、华法林、辛伐他汀、阿托伐他汀、红霉素、克拉霉素、环孢素、卡马西平	苯巴比妥、苯妥英、卡马西平、利福平	胺碘酮、西咪替丁、红霉素、克拉霉素、环丙沙星、环孢素、地尔硫䓬、维拉帕米、异烟肼、酮康唑
CYP2C9	华法林、塞来昔布、双氯芬酸、氟伐他汀、苯妥英		胺碘酮、西咪替丁、异烟肼
CYP2C19	奥美拉唑、兰索拉唑、雷贝拉唑、泮托拉唑、氯吡格雷、苯巴比妥、苯妥英、阿米替林	苯妥英、卡马西平、利福平	酮康唑
CYP2D6	阿米替林、帕罗西汀、文拉法辛、曲马多、美托洛尔、普罗帕酮、美西律	–	胺碘酮、西咪替丁、氟西汀、帕罗西汀、地尔硫䓬

注：[a]：诱导剂降低底物的药效

[b]：抑制剂增强底物的药效，可能增加底物的不良反应

3. 避免一次性处方多种药物，以免出现不良反应时不易分析出由哪种药物导致。

4. 一些药物宜从小剂量开始，并根据治疗反应和患者耐受情况逐渐增加剂量。对于一些治疗窗较窄，危险系数较高的药物（华法林、地高辛、茶碱、苯妥英钠等），应进行治疗药物监测，合并其他药物时更应谨慎。

5. 由于老年患者肝肾功能普遍降低，医师应熟悉常见的需根据肝肾功能调整剂量的药物。对肾功能不全的患者，药物的使用需根据肌酐清除率调整剂量甚至避免使用，常见药物包括：万古霉素、氨基糖苷类抗生素、复方磺胺甲噁唑、呋喃妥因、别嘌醇、地高辛、二甲双胍、西格列汀等。若患者存在肝功能不全的情况，以下药物需减量或避免使用：对乙酰氨基酚、卡马西平、美西律、普罗帕酮等。

6. 药物的药代动力学特性会受老年人生理/病理状态的影响，需根据患者特殊疾病状态调整药物治疗方案及给药剂量，尤其是衰弱、低蛋白血症的老年人。

7. 避免用一种药物去治疗另一种药物引起的不良反应，引起"处方瀑布"。

（三）处方后

1. 定期对患者的药物治疗情况进行评估，包括治疗效果及不良反应，告知患者何时进行随诊，随诊时携带用药记录及正在服用的药物的药盒，首诊的患者应告知如何记录用药列表（表 7-4）。

2. 对于新处方的危险系数较高的药物，应告知患者可能出现的一些"红旗症状"，即严重的不良反应，若出现应及时就医。

表7-4 用药记录单

姓名		年龄		慢病诊断		
药品名称	每次剂量	每日次数	开始日期	停用日期	备注

3.抓住减药时机,如转诊医疗、每年或半年一次的药物核查时进行。在针对原发病治疗无效的疾病晚期、终末期患者,制订药物治疗方案需考虑患者的预期寿命、达到药物获益的时间、患者的治疗目标及药物的治疗目标,综合评估以上因素后决定是否可仅用对症支持治疗(缓和医疗),疾病预防治疗相关的药物可停用。

老年人在用药物的过程中,容易在多个环节出现问题,药师应协助医师一起发挥药物最大疗效,避免不合理用药,减少药物带来的伤害。

(闫雪莲)

参考文献

[1] Goldberg RM,Mabee J,Chan L,et al. Drug-drug and drug-disease interactions in ED: analysis of high-risk population. Am J Emerg Med,1996,14(5):447-450.

[2] Kaufman DW,Kelly JP,Rosenberg L,et al. Recent patterns of medication use in the ambulatory adult population of the United States: The Slone survey. JAMA,2002,287(3):337-344.

[3] 沈杰,刘奕芳,高宁舟,等. Beers判断标准在老年住院患者潜在性不适当用药评价中的应用. 中国药房,2010,21(6):556-558.

[4] American Geriatrics Society 2012 Beers Criteria Update Expert Panel. American Geriatrics Society Updated Beers Criteria for potentially inappropriate medication use in older adults. J Am Geriatr Soc,2012,60(4):616-631.

第八章

老年患者营养评估及营养支持

当今世界，人口迅速老龄化是不容忽视的问题，WHO 统计数据表明 2000～2050 年，预计 60 岁以上人口占世界人口的比例将从 11% 增长至 22%，同期，60 岁以上者的人口数量将从 6.05 亿增加到 20 亿，我国最新人口普查结果显示老年人口总数居世界首位，其中≥60 岁的老年人口有 1.78 亿，占总人口比例的 13.28%。随着老年人持续快速增多，在医院内及社区内为老人提供完善的医疗保健服务势在必行。通常情况下，关注老年人营养方面的重点是健康的饮食和运动，以降低罹患与生活方式密切相关疾病（如心血管疾病、2 型糖尿病）的风险。然而，老年人的营养不足如蛋白质 - 能量营养不良（protein-energy malnutrition，PEM）常见，包括住院老人及养老院和社区的老年人。老年营养不良所致的贫血、免疫功能减低等增加了患病老人的并发症发生率和死亡率。因此，老年人的营养不良相关问题同样不容忽视。

一、老年人营养不良概述

营养不良（malnutrition）是指能量、蛋白质及其他营养元素缺乏或过剩，对机体功能乃至临床结局产生不良影响。临床中对于多数老年人来说，营养不良更强调其营养不足或低下，常以蛋白质 - 能量营养不良（protein-energy malnutrition，PEM）表示，意指由于能量和（或）蛋白质摄入不足和（或）因疾病、创伤导致的代谢营养素需要量增加或丢失增多，而不能满足人体的代谢需要。目前证实，营养不足和免疫力低下、伤口愈合不佳、躯体功能下降、医护费用增加、住院时间延长及死亡风险增高密切相关。

（一）老年人营养不良的风险因素（表 8-1）

表 8-1　老年人营养不良的常见风险因素

社会经济因素	生理因素
收入不稳定	活动减少
	生活不能自理
社会隔离	感官功能衰退（嗅觉、味觉、视力）
食物存贮不足	牙齿 / 口腔疾患
烹饪设施不足	吸收不良
营养知识缺乏、误解	慢病
	酗酒

续表

社会经济因素	生理因素
照顾不足	药物（SSRIs，NSAIDs，地高辛，阿片，左旋多巴，抗生素，二甲双胍，铁剂等）
心理因素	急性疾病/住院
抑郁、焦虑、恐惧	不能监控膳食摄入和记录体重
丧亲	代谢需求增加
偏执	医源性禁食
痴呆	营养支持不及时

（二）常见老年营养不良的类型

1. 干瘦型或单纯饥饿型营养不良　能量摄入不足，常见于慢病或长期摄入不足者。主要表现为严重的脂肪和肌肉消耗，皮褶厚度和上臂围减少。

2. 低蛋白血症型　长期蛋白质摄入不足，常见于严重的外伤、感染、烧伤等引起的剧烈的系统性炎症反应患者。常有生化指标异常（血浆白蛋白和淋巴细胞计数下降），出现水肿及伤口愈合延迟，而脂肪和肌肉量可在正常范围。

3. 混合型营养不良　蛋白质和能量均摄入不足，为最严重的一类营养不良，多在疾病终末期产生。常表现为恶病质，死亡率高。

4. 营养过剩型　肥胖的老年人并不少见。过度肥胖与多种慢病相关（高血压、糖尿病、心脏病、骨关节病等）。BMI > $35kg/m^2$ 的老年人功能状态可能变差，相关疾病和死亡风险也增加。对于肥胖老人，重点不是减重，而是达到一个较健康体重（尤其是肌肉质量）。

二、老年患者营养筛查与评定

老年人的营养状态受到多种因素影响，凭借单一指标常常不能有效评价复杂的营养状况，因此常需使用营养筛查工具以筛选出容易发生营养不良的个体并决定是否需要进一步的营养评定及营养干预。美国老年学会推荐对所有社区及住院老年人常规进行营养筛查并建议将营养筛查及评估纳入国家慢性疾病管理中，以有助于整体健康的改善。筛查的第一步是确定受检者是否存在营养风险，通过简单的提问对其进行快速的判断，一般可根据一定时间内体重的变化以及饮食量的改变来进行初步筛查，如较平日的体重相比，6个月内体重自然增减≥10%或1个月≥5%和（或）经口摄入不足。目前美国家庭医师协会推荐的"Determine（营养健康确定量表）"由患者自行填写，根据结果判断是否有营养风险或需要寻求营养专业人员的帮助。2009年欧洲肠外肠内营养学会（ESPEN）推荐由专业人员询问的MNA-SF。根据病史、体重、进食状况以及简单查体共6项简单问题来确定患者是否存在营养不良或风险，并提出＜7分即具有营养不良，应尽早进行营养干预，以期获得更佳的临床结局。2008年中华医学会肠外肠内营养指南中推荐NRS2002作为住院患者营养风险筛查的工具，将NRS≥3分定义为营养风险，同样认为也适于老年住院患者。

发现有营养风险的患者，应由医务人员按照医院常规设计进行详细的营养评定并实施

73

营养计划,营养评定需要对患者的一般状况、饮食情况、身体测量指标和生化指标综合评断,需要注意的是,一项完整的营养评估需要结合客观和主观参数,目前尚无任何一个参数可以独立地全面评估所有患者营养状况。

通过营养病史、标准的人体测量、人体成分评估、生化检查以及免疫指标检测等营养状态的综合评价,用于制订特殊患者营养支持计划,考虑适应证和可能的不良反应,监测营养支持的疗效。其主要内容包括:

1. 病史及饮食史采集　①体重、饮食习惯和胃肠道功能的改变,自我进食能力,特殊饮食习惯、酒及营养补充剂的摄入量,饮食过敏史及患者购买及制作食物的能力等,采用24小时膳食回顾或膳食频度法了解患者摄入情况;②基础疾病的种类和严重程度,如2型糖尿病、脑卒中、胃大部切除史、骨髓移植史、近期大手术等;营养相关的临床表现,包括消化道症状、咀嚼能力、吞咽能力、义齿适应等;③用药史及治疗手段和过程,如华法林、PPI制剂、维生素制剂等。

2. 体格检查　除了临床常规的体格检查外,还要求进行营养的专科查体。检查方法仍以视、触、扣、听诊为主:①视诊主要针对营养消耗或某种营养素缺乏的外在表现,如黏膜和毛发改变、皮下脂肪消耗状态、舟状腹等;②触诊旨在了解肌肉及脂肪的储备、腹部柔软程度、水肿等,主要用于营养不良的评定;③叩诊旨在了解腹水或胸水情况,有助于确定液体入量;④听诊可了解肠鸣音、呼吸音、心脏杂音等。

3. 人体测量及人体成分测定　临床人体测量常用指标有体重、上臂围、上臂肌围、三头肌皮褶厚度、腰围、臀围、腰臀比值、握力、步速等。体重及体重变化是临床上最常用的体格检查和营养评定的指标。短期体重变化能反映体液变化,长期体重变化多由机体组织变化导致。人体成分测量可使用生物电阻抗分析(BIA)法,方便、快捷、无创。

4. 生化及实验室检查　炎症和疾病严重程度的重要量化指标:①血清白蛋白:除了营养不良,还与创伤、炎症反应有关。是疾病预后预测因子,与老年人功能受限、肌少症、住院日延长,增加并发症、再住院率和死亡率等相关;②前白蛋白:半衰期较短,能够反映体内蛋白合成的短期变化情况;③低胆固醇血症(<4.14mmol/L);④当体重下降20%、血清白蛋白<21g/L、转铁蛋白<1g/L以及淋巴细胞<800/μl时,可作为重度营养不良的判断标准。

5. 其他　如肌力、生活质量等功能评价。握力是反映肌肉功能变化的一个非常有效的指标,反映肌肉组织增长和减少,其与机体营养状况相关,也与外科手术后的恢复状况有关;生活质量的变化也反映营养功能的变化,经常用SF36等方法进行评估。

三、老年患者营养支持

1. 原则　对于不能获得足够的蛋白质和能量或者诊断营养不良的老年人,应该考虑营养支持。但在接受营养支持前,应纠正低血容量、酸中毒、低钠、低钾等水电解质、酸碱平衡紊乱,调理各器官功能,保证血流动力学基本稳定。能够经口摄食者尽可能鼓励按照推荐摄入量摄取足量的营养物质,肠道有功能者首选肠内营养(enteral nutrition, EN),当肠内营养连续7天内供能不足目标能量的60%时,应联合肠外营养(parenteral nutrition, PN)。应激或急性炎症状态（败血症、严重创伤）时机体蛋白质分解代谢可导致肌肉丢失，及早给予肠内营养（24～48小时内）比晚给的临床收益更好。

（1）确定每日能量需求量（表8-2）

表8-2　老年患者每日能量需要量

每日能量需要量（kcal/d）
A. 快速估计：维持 25～30kcal/kg；应激 30～40kcal/kg（对于老年和肥胖者可能高估）
B. 依据静息代谢率估计（RMR, kcal/d）
1. 估计 RMR（使用下列任一公式）
a. Harris-Benedict：$RMR_{women} = 655 + [9.5 \times wt(kg)] + [1.8 \times ht(cm)] - (4.7 \times age)$
$RMR_{men} = 66 + [13.7 \times wt(kg)] + [5 \times ht(cm)] - (6.8 \times age)$
wt = 体重，ht = 身高，age = 年龄
b. Schofield：$RMR_{women} = [wt(kg) \times 9.1] + 659$
（年龄 > 60 岁）$RMR_{men} = [wt(kg) \times 11.7] + 588$
2. RMR 乘以调整因子估计总能量
每日总能量需要量 = RMR × 1.3（轻度病情 / 创伤）
= RMR × 1.5（中度病情 / 创伤）
= RMR × 1.7～1.8（重度疾病 / 创伤）

注：1kcal = 4.186kJ

（2）常量营养素比例：建议总能量的 20%～30% 来自脂肪（同时限制饱和脂肪酸和反式脂肪酸的摄入量）；45%～60% 来自碳水化合物（限制精制碳水化合物过多摄入）；老年患者蛋白质合成能力下降，建议每天摄入 1.0～1.2g/kg 的蛋白质或占能量的 15%～20%，在应激或创伤情况下，每天蛋白质达到 1.5g/kg，但有慢性肾脏病的患者应适量限制蛋白质摄入；推荐每天摄入 25～30g 膳食纤维。

（3）微量元素及维生素：老年患者的推荐摄入标准与健康成人无显著差异，在疾病应激或创伤的情况下需增加供给量。

（4）液体量：脱水是老年人最常见的液体或电解质紊乱原因，通常饮水量为 30～40ml/（kg·d）或 1ml/kcal。在发热（体温每升高 1℃，需要额外补充 300～400ml）或感染以及使用利尿剂或通便药物后需要额外补充丢失的液体量。

2. 老年人营养不良处理

（1）尽早纠正低血容量以及水电解质及酸碱平衡紊乱。

（2）根据年龄、BMI、是否禁食、原发病及同一疾病的不同病程、引流量和是否伴随心、肺、肾脏疾病，选择合适的营养支持途径、适量的能量和营养物质，制订个体化营养支持方案。首选肠内营养，有利于维持肠道功能，实施方便，并发症少，易于长期应用。若不能耐受或较长期无法进行肠内营养时才选用肠外营养。

（3）警惕再喂养综合征：纠正老年人营养不良不可操之过急，尤其是严重营养不良时。在营养支持开始的最初几天，钾和磷的需要量很高，因为随着营养素的利用，这些电解质从细胞外移入细胞内，特别是恶病质患者容易发生再喂养综合征。先补给所需营养素的半量，再逐步增至全量。

（4）由于衰老和疾病的影响，老年患者常出现进食困难、消化吸收障碍或分解代谢增加，从而导致营养不良，终末期患者由于全身状况和疾病的恶化，上述问题进一步加剧，对人工营养的依赖更加严重。处于生命最后阶段的患者常常出现恶病质且难以纠正，因此营养支持的目的不是满足患者的能量需求，而是缓解症状、减轻痛苦。临床上用于终末期患者人工营养的方式，PN 或 EN 均较常用，各有利弊，目前尚无大规模临床研究支持何种方式更好，而且关于营养支持的撤离更是存在着巨大的伦理上的争议。对于临终患者、不可逆的昏迷或痴呆患者，以及有生前预嘱放弃使用营养支持的患者，在与患者法定代理人充分沟通后，可考虑放弃或终止营养支持。

3. 营养支持途径选择

（1）经口营养补充（oral nutrition supplement，ONS）：能够预防或减缓体重丢失、提高免疫功能、改善健康结局。当经口摄入量为目标量的 80%～100% 时，推荐富含蛋白质和能量的食物，必要时结合口服营养补充（ONS）；摄入量不足目标量的 80% 时，推荐富含蛋白质和能量的食物结合 ONS；口服摄入不足目标量的 50%～60% 时，推荐富含蛋白质和能量的食物，继续 ONS，如果可以开始管饲喂养。

（2）管饲肠内营养支持：放置肠内营养管的路径取决于喂养时间、误吸可能性以及消化道功能。

1）鼻饲管：对于短期（<30 天）肠内营养支持患者最简单易行。使用直径细小、柔软的喂养管耐受性更好。鼻肠管的留置位置应该经放射影像证实。

2）经皮植入喂养管（胃造口术、胃空肠造口术、空肠造口术）：适用于长期（>4 周）管饲患者。胃造口喂养管放置可由内镜下或放射影像引导下完成。

3）肠内营养配方：分为通用型、高蛋白质高能量型，含纤维型、疾病特异型及要素型配方。这些配方含不同来源的蛋白质（通常是酪蛋白、乳清蛋白），碳水化合物（通常是玉米淀粉），和脂肪（通常是植物油）组成的混合物，一般不含乳糖。不同配方的差异在于消化率、营养素利用率、全营养素、黏度、渗透压以及价格。能量密度在 1.0kcal/ml 的等渗透压通用型、添加或没有添加纤维素的配方通常是首选的营养支持制剂。当总入液量受限时首选较高能量密度（1.5kcal/ml）的配方，但同时也可能增加堵管的风险。含纤维素型的配方有益于预防或减少喂养管相关性的腹泻。

4）疾病特异型 / 特殊营养配方：用于肾衰竭、肝衰竭、糖尿病、肺病、消化道功能障碍以及危重患者。肾病特异型配方中蛋白质和电解质的含量低，能量密度高，有助于控制液体摄入适用于透析前进食不足的患者。肝病特异型配方为含有特殊氨基酸比例的混合物（高支链氨基酸、低芳香族氨基酸），不易导致或加重肝性脑病。在要素型肠内营养配方中，碳水化合物为寡聚糖，蛋白质已经被部分或完全水解为游离氨基酸，渗透压高，容易引起腹泻发生。

5）管饲喂养：肠内喂养管放置确认后，经喂养管喂养的起始速度 25～50ml/h。等渗配方可直接使用全浓度，而要素型 / 高渗型配方通常需要稀释至全浓度的一半以保证起始时较好的耐受性。每隔 2～4 小时检查胃内残留情况直至达到患者总蛋白和能量需要量。依据患者的耐受性，输注速率每 8～12 小时增加 25ml。如果胃内残留物超过每小时速率的 1.5 倍量以上，输注喂养应当停止。一旦到达需要量，宜进一步调整为在夜间进行输注，在白天给予患者更多的自由活动时间（相比连续喂养，夜间输注喂养具有减轻饱腹感、增加喂养量的优点）。较大孔径鼻胃管和胃造口喂养管可以进行间歇性喂养而无须用泵。尽管间歇喂养方便、更符合生理，但是可能增加腹泻、呕吐和吸入的风险。

6）管饲的并发症：患者不耐受鼻饲管、因谵妄患者自行拔管而增加束缚和制动，消化道不耐受（胃内残留多，胀气，腹泻），导致肠内营养支持被拖延；胃潴留、咽反射减弱和意识混乱患者误吸风险增加，机械通气患者即使用气管内套囊也存在误吸危险；腹泻时首先应排除肠道感染性因素（特别是难辨梭菌感染），考虑高渗透压或高脂肪配方不耐受，缓解腹泻的方法有减慢输注速度，稀释高渗透压的配方，增加配方中纤维素含量以及使用抗腹泻药物；管饲喂养还可引起高血糖和其他代谢异常。此外，在心、肾多器官功能受损的老年患者，要注意水潴留引起心功能衰竭和水不足加重肾衰竭之间的平衡。因此，应当经常性评估消化道耐受情况，每日监测体重、血糖和血电解质（包括磷、钙和镁）的变化直至稳定。

（3）肠外营养：通过静脉输入所需要的营养素，通常用于不能经口或经肠道途径获得充足营养素的患者。对于不能进食 5～7 天甚至更多天以上的危重或严重应激的重症患者，可考虑肠外营养支持。

1）完全肠外营养（total parenteral nutrition，TPN）：指经静脉输入所需要的全部营养素，通常是在上腔静脉输注可耐受的高渗溶液。外周静脉仅限于输注低浓度氨基酸和葡萄糖（<10%）溶液。传统上的中心静脉导管是经锁骨下静脉或颈内静脉放置，与插管操作相关的风险是气胸、动脉血管刺破和出血。长期（数周至数月）使用的中心静脉插管也可以经外周中心静脉插管（PICC）或输液港，既减少中心静脉置管的并发症，还可减少感染并发症的风险。

2）标准的 TPN 溶液：含有碳水化合物（葡萄糖）、蛋白质（氨基酸）、脂肪乳（大豆油或红花油以及磷脂）、微量营养素和电解质。能量和蛋白质的供给量依据患者需要量的估计值而确定。电解质的需要量变化较大，常常需要适当调整，因为它们受患者疾病（例如心功能衰竭，肾功能不全）和经肾脏或消化道液体丢失的影响。标准包装的维生素和微量元素需要每天添加到 TPN 溶液中以预防微量营养素缺乏症的发生。

3）监测血糖浓度和治疗高血糖：葡萄糖输注速度不应该超过 5mg/（kg·min）（连续性 TPN 时对 70kg 人而言，大约为 500g/d），过多输入葡萄糖可增加高血糖的风险、使 CO_2 产生过多以及脂肪代谢紊乱。

4）TPN 中 10%～20% 脂肪乳是浓缩的能量来源，并提供必需脂肪酸；每周输注 2～3 次脂肪乳足够预防必需脂肪酸缺乏。偶见高脂血症，较少出现过敏反应（通常是对卵磷脂成分发生过敏）。脂肪的输注速度不应该超过 2.5g/（kg·d）（或者不超过 40%～50% 的非蛋白质能量来源），以避免可能发生的不良后果与脂肪超载。

5）含有特殊氨基酸组成的 TPN 配方可用于严重的肾脏或肝脏疾病患者。肾病配方主要由必需氨基酸组成以提供必需蛋白质、减少氮负荷，仅限用于透析前的肾衰竭患者；具有较高的支链氨基酸 / 芳香族氨基酸比例的配方可以减轻肝性脑病。

6）输注速度：初始输注速度设在 50～100ml/h，当代谢状况允许每 8～12 小时逐渐增加，直至满足患者的液体和营养需要。在规范 TPN 配置中的碳水化合物、脂肪和蛋白质组分被混合于一个袋中（全营养素混合体或三合一配方），24 小时内连续输注，可减少高血糖的发生、减少导管阻塞风险，避免间断性输注引起低血糖的风险。

7）在 TPN 输注期间，每日应该观察穿刺部位是否出现红斑、触痛、分泌物。导管培养阳性结果通常意味着必须拔除导管。败血症的发生可与过多喂养和高血糖有关。TPN 时发生的肝功能异常包括脂肪肝并伴随肝功能检查异常（常在早期发生，与碳水化合物过多输入有关）和胆汁淤积（常发生在晚些时候，3 周多以后）。

四、小结

由于增龄、疾病等多种因素导致老年人是营养风险的高危群体，而营养不良会导致机体免疫力低下、躯体功能下降、住院时间延长甚至不良临床结局。营养筛查是确定受检者是否存在营养风险，而营养评定是营养干预的基础，医师需要根据评定获得的信息确定患者是否需要营养干预。营养干预包括肠内与肠外营养支持，不仅适用于已有营养不良的老年人群，而且也适用于由于疾病、手术或创伤导致的应激代谢状态而营养需要量增加的老年患者。

（陈　伟）

参考文献

[1] WHO Interesting facts about ageing. 2012[2013-07-13]. www.who.int/ageing/about/facts/ en index.html.pdf.

[2] Lee MR, Berthelot ER. Community covariates of malnutrition based mortality among older adults. Ann Epidemiol, 2010, 20（5）：371-379.

[3] Lochs H, Allison SP, Meier R, et al. Introductory to the ESPEN Guidelines on Enteral Nutrition：Terminology, definitions and general topics. Clin Nutr, 2006, 2（25）：180-186.

[4] Agarwal E, Miller M, Yaxley A, et al. Malnutrition in the elderly: A narrative review. Maturitas, 2013, 76（4）：296-302.

[5] Wei J, Chen W, Zhu M, et al. Guidelines for parenteral and enteral nutrition supportin geriatric patients in China. Asia Pac J Clin Nutr, 2015, 24（2）：336-346.

[6] Tsutsumi R, Tsutsumi YM, Horikawa YT, et al. Decline in anthropometric evaluation predicts a poor prognosis in geriatric patients. Asia Pac J Clin Nutr, 2012, 21（1）：44-51.

[7] Hines S, Wilson J, McCrow J, et al. Oral liquid nutritional supplements for people with dementia in residential aged care facilities. Int J Evid Based Healthc, 2010, 8（4）：248-251.

[8] Sobotka L, Schneider S, Berner Y, et al. ESPEN guidelines on parenteral nutrition：geriatrics. Clin Nutr, 2009, 28（4）：461-466.

[9] Raijmakers NJ，van Zuylen L，Costantini M，et al. Artificial nutrition and hydration in the last week of life in cancer patients. A systematic literature review of practices and effects. Ann Oncol，2011，22（7）：1478-1486.

[10] 蔡东联. 临床营养师与近代临床营养. 中国临床营养杂志，2005，13（4）：206-209.

[11] 韦军民. 老年临床营养学. 北京：人民卫生出版社，2011.

[12] 中华医学会. 临床诊疗指南·肠外肠内营养学分册. 北京：人民卫生出版社，2008.

第九章

老年人情感障碍与睡眠障碍

一、老年人情感障碍

在综合医院,老年人的躯体疾病相对复杂,合并用药多,是合并精神障碍的高危人群。在老年住院患者中,精神障碍的患病率可高达 60%,其中以抑郁障碍为代表的情感障碍是老年住院患者中常见的精神障碍。我们多学科团队前期的研究中发现,在老年病房的住院患者,情感障碍的患病率达 17.4%。老年患者共患精神障碍将影响其生活质量、对治疗的依从性、增加健康机构的使用,并与更差的治疗结局相关。因此,对老年住院患者提供可及的精神卫生服务是老年医学的重要组成部分。

情感障碍又称心境障碍,是一组病因未明的精神障碍,以情感或心境显著而持久的高涨或低落为主要临床特征,可有精神病性症状,如幻觉妄想。大多数患者有反复发作的倾向,每次发作多可缓解,部分可有残留症状或转为慢性,缓解期可完全正常。老年人临床常见的抑郁障碍对应于 ICD-10 诊断系统中情感障碍的分类包括:抑郁发作,复发性抑郁障碍,恶劣心境。

抑郁障碍是一种常见精神障碍,根据 Phillips MR 等 2001～2005 年对我国四个省的流行病学调查资料,重性抑郁障碍在社区人群中的病患率为 2.06%,其中 ≥55 岁的老年人患病率为 3.82%,显著高于 40～54 岁(2.72%)和 18～39 岁(1.15%)年龄组。在综合医院,抑郁障碍更为常见,根据何燕玲等对中国 5 个城市、15 家三级甲等综合医院门诊就诊患者进行的调查发现,心血管科、消化科、神经科和妇科门诊患者抑郁障碍的患病率分别为 12.91%、17.36%、19.58% 和 14.58%。

(一)抑郁发作的临床表现

情绪低落是抑郁发作核心的临床症状。当我们在遇到不高兴的事情时,也会心情不好,但当我们投入到愉快的活动中则常常会忘记刚才的烦恼。抑郁发作时的情绪低落则不随环境而改善,并累及所有精神活动,典型的抑郁发作患者心境有一定的昼夜变化规律,典型者表现为早晨较重,到下午和晚上症状稍微轻一些。老年抑郁发作的患者,情绪低落的主诉通常不大突出。

患者通常有负性的认知,无价值感,认为自己的存在没有任何价值,对未来悲观失望,身体只会越来越差,朋友亲人均将离自己而去,自己的生活状态只会越来越糟糕,孩子们在自己的拖累下只会疲惫不堪。在这个无望感的基础上，患者常会觉得了无生趣，自杀似乎是一种有效的解脱方式。患者的负罪感表现为对一些无足轻重的小事表现得非常自责。

兴趣减少和乐趣缺乏是抑郁发作时很常见的症状。患者对以前感兴趣的事情，自己觉得没有什么兴趣；有的老年患者会说，我平时没有什么爱好，但是，自己做家务活、把家里收拾地干干净净时，心里会非常愉快；在抑郁发作时，他/她对这些事情也没有兴趣，即使勉强做这些事情，也是在完成任务、一点也无法体会到其中的乐趣。由于患者兴趣减少、即使参加以前喜欢的活动也无法体会到乐趣，因此他们回避社会活动。疲乏也是抑郁发作时的常见症状，患者觉得精力减退，干什么事情都非常费力、需要付出额外的努力。例如，以前完成起来非常容易的家务活动，觉得做起来特别累，转由家人代劳，甚至整体没有力气、只要可能就想在床上躺着。

精神运动方面，患者常表现为精神运动性迟滞，在与患者交谈过程中，患者的反应明显变慢；日常活动中，行为、反应速度也明显变慢，严重的抑郁症患者，与其交谈会变得非常困难。

此外，抑郁发作时，患者常出现一系列生物学症状，表现为睡眠、食欲、性欲、内脏功能的改变。在睡眠方面，失眠是抑郁发作的常见症状，以早段失眠即入睡困难最为常见，而早醒最具特征性，比平常早醒2～3个小时。患者在好不容易睡着以后，在凌晨时分醒来，觉得自己还没有休息够，难过的一天又将来临，心情非常沮丧。食欲方面，患者丧失对食物的兴趣，什么也不想吃，无法体会到进食的快感，一日三餐成了完成任务，吃东西时味同嚼蜡，因此饭量明显减少，有的患者即使自己勉强自己进食或家人一再督促，也无法进食足量的食物，进而导致体重明显下降。老年患者体重下降是就诊常见的原因，当患者以此为主诉就诊时，除了要重视躯体原因如恶性肿瘤的筛查外，对抑郁的筛查也不容忽视。由于内脏功能的改变，患者出现一系列躯体不适的主诉，这也是老年患者到内科或老年科就诊的主要原因。老年抑郁症患者的躯体不适的主诉相对较为突出，很多患者在躯体不适的基础上，常常合并疑病观念。

（二）抑郁发作的诊断标准

表9-1是ICD-10抑郁发作的诊断标准。与其他年龄段的抑郁发作相比，老年抑郁发作有两个主要特点：①心境低落的主诉不够突出；②过度关注躯体健康很常见。

（三）抑郁的筛查工具

在综合医院使用抑郁筛查问卷，有助于发现可疑的患者。目前常用的筛查工具有：

1．医院焦虑抑郁量表（HADS）　14个条目的自评量表，2个独立的7个条目分量表，分别评估抑郁和焦虑，每个条目得分范围为0～3分，中文版抑郁分量表通常以9分作为分界值。

2．Zung氏抑郁自评量表（SDS）　20个条目的自评量表，每个条目得分范围为1～4分，各条目总和乘以1.25换算为标准分，50分以下为正常，50～59分为轻度抑郁，60～69分为中度抑郁，70分以上为重度抑郁。

3．患者健康问卷　包含9个条目的自评量表，每个条目的得分为0～3分，0～4分为正常，5～9分为轻微异常，10～14分为中度症状，15～19分为中重度症状，≥20分为重度症状。

表 9-1 ICD-10 抑郁发作诊断标准

症状学标准

以下 3 条核心症状至少符合 2 条	以下 7 条附加症状至少符合 2 条
1. 心境低落，对个体来讲肯定异常，存在于一天中大多数时间里，且几乎每天如此，基本不受环境影响	1. 集中注意和注意的能力降低
2. 对平常能享受乐趣的活动丧失兴趣和愉快感	2. 自我评价和自信降低
3. 精力不足或过度疲劳	3. 自罪观念和无价值感
	4. 认为前途暗淡悲观
	5. 自伤或自杀的观念或行为
	6. 睡眠障碍
	7. 食欲下降

严重程度标准

为症状困扰，继续进行日常的工作和社交活动有一定困难

病程标准

符合症状标准和严重标准至少已持续 2 周

4. 老年抑郁量表（GDS） 包含 30 个条目"是"与"否"问答的自评量表，0～10 分为正常，11～20 分为轻度抑郁，而 21～30 分为中重度抑郁。

对于老年住院患者，可尝试将抑郁自评量表的内容放到入院老年患者的综合评估中，这样患者更容易接受。

（四）抑郁障碍与躯体疾病

由于躯体疾病的症状与抑郁综合征的症状有重叠，以及症状本身的隐匿性、患者对精神心理疾病的病耻感等因素，有一半以上的抑郁障碍患者未能被识别、进而无法得到合理的治疗。而有躯体症状的抑郁患者经常使用各种医疗服务资源，却很少使用精神卫生服务资源，因为得不到有效的诊疗而浪费医疗服务资源。

在老年患者中，抑郁障碍常与躯体疾病共同存在。因此，应对患有躯体疾病的老年患者进行抑郁障碍的筛查；另一方面，对老年抑郁的患者，也应彻底检查是否共病躯体疾病。同时，在评估时还应对患者所用药物进行系统性检查：有些药物被报道可诱发抑郁症状（如β 受体阻断剂）；在更换有效的药物前，应仔细评估所用药物与抑郁症状的关系。

（五）老年抑郁的治疗

一旦抑郁障碍的诊断确立，就需要考虑选择药物、心理治疗等方式以减轻或缓解患者的抑郁症状。这些治疗方法应相互配合，并尽可能整合为个体化的治疗方案。

1. 药物治疗 药物治疗不仅能缓解老年抑郁障碍患者的症状，抗抑郁药物治疗还可以降低 65 岁以上老人的自杀风险。在选择药物治疗时，需要遵循以下原则：

（1）药物的选择应当建立在对患者完整的诊断评估基础上，应特别关注患者的躯体疾病与合并用药。

（2）足量治疗：在没有药物副作用的情况下，积极将药物剂量滴定至治疗剂量。

（3）抗抑郁药应使用至少 6～12 周以决定药物是否有效。

（4）考虑药物的副作用：尽管不同抗抑郁药的疗效有细微的差别，但其差别主要表现在副作用上。

（5）如果患者耐受良好，应当使用既往有效的抗抑郁药。

（6）对于有早段失眠的患者，考虑使用有镇静作用的抗抑郁药，如米氮平；或在使用 SSRI 或 5- 羟色胺及去甲肾上腺素再摄取抑制剂（serotonin norepinephrine reuptake inhibitor，SNRI）基础上合并使用短效苯二氮䓬类药物或催眠药。

（7）由于老年患者肝脏或肾脏对药物代谢的能力减低，因此抗抑郁药应当低剂量起始，缓慢增量，最后的治疗剂量可能低于年轻患者。

抗抑郁药的全程治疗分为急性期、巩固期和维持期治疗。急性期治疗，目标是控制症状，尽量达到临床痊愈；一般药物治疗 2～4 周开始起效，如果用药治疗 6～8 周无效，改用同类另一种药物或作用机制不同的另一类药；巩固期治疗，目的是防止症状复燃。巩固期治疗至少 4～6 个月，使用药物的剂量应与急性期治疗剂量相同，有观点认为老年人巩固期应延长至 2 年；维持期治疗，目的是防止症状复发；首次抑郁发作的维持治疗为 3～4 个月；有 2 次以上的复发，维持治疗时间至少 2～3 年。常用抗抑郁药的药理作用特性见表 9-2。

表 9-2　常用抗抑郁药的药理作用特性

分类及药物	镇静作用	抗胆碱能作用	直立性低血压	致心律失常可能	起始剂量（mg/d）	常用剂量（mg/d）	说明
SSRI							低钠血症
氟西汀	低	低	极低	低	5 晨服	5～60	药物半衰期长
帕罗西汀	低	低～中	极低	低	5	10～40	对焦虑症状明显有效
西酞普兰	低	低	低	低	10～20	20～40	药物相互作用少，耐受性好
艾斯西酞普兰	低	低	低	低	5	10	药物相互作用少，耐受性好
舍曲林	低	低	极低	低	25 晨服	50～200	药物相互作用少，耐受性好
SNRI							
文拉法辛（缓释）	低	低	低	低	37.5～75	75～225	药物相互作用少，诊断焦虑有优势；可引起血压升高，对躯体疼痛有效
度洛西汀	低	低～中	低	低	20	2～30, 12小时 1 次	可引起血压升高，对躯体疼痛有效
其他							
米氮平	高	低	低	低	15 睡前	15～45	可增加食欲、镇静，胃肠道耐受性好

2. 心理治疗　对于综合医院的非精神专科医师，对老年抑郁障碍患者给予心理支持，致力于发展与患者信任、共情和支持的医患关系，为患者提供抑郁症治疗的信息、增加患者治疗的动机，积极鼓励患者，纳入家庭和亲近的人，与患者一起制订活动计划，在此基础上提升患者的自我效能和自尊，无疑会增加患者的治疗依从性。

在此过程中，医师应该接受患者和他的疾病，强调疾病良好的预后，解释治疗计划，指出药物的副作用，设定短期治疗目标以便患者体会到成功，轻的病例可以自己使用心理社会干预和药物治疗，严重病例则转诊给精神专科医师。而医师如果轻视老年抑郁障碍患者的症状，简单地建议患者去度假或到别的地方休息、让患者做重要的决定，则对患者不利。

二、失眠

失眠是指在具备充分的睡眠机会和环境的前提下，发生以失眠为主的睡眠质量不满意状况，表现为难以入睡、睡眠不深、多梦、醒后不易再次入睡、早醒、自觉睡眠明显不足等。

可分为：早段失眠，指上床睡觉时超过 30 分钟才能入睡；中段失眠，指睡后频繁醒来或夜间醒来时间超过 30 分钟，或晚上睡眠不足 5 小时；末段失眠，指早上提前醒来至少 1 小时，不能再入睡。

失眠的危险因素及恶化因素包括：有无可治疗的精神疾病，如情感障碍、焦虑；有无可能影响睡眠的内科疾病，如咳嗽、呼吸困难（心源性或者肺源性）、甲状腺功能亢进、胃食管反流、夜间排尿、疼痛等；回顾有无可诱发或加重失眠的药物，如酒精、抗抑郁药物、β受体阻滞剂、支气管扩张剂、咖啡因、可乐定、糖皮质激素、利尿剂、左旋多巴、甲基多巴、尼古丁、苯妥英、黄体酮、奎尼丁、利血平等。

（一）失眠的诊断与评估

1. 诊断失眠 需同时满足下列临床特征：①主诉入睡困难，或难以维持睡眠，或睡眠质量差；②这种睡眠紊乱每周至少发生三次并持续一个月以上；③日夜专注于失眠，过分担心失眠的后果；④睡眠的量和（或）质的不满意引起了明显的苦恼或影响了社会及职业功能。

2. 常用以评估失眠的量表

（1）匹兹堡睡眠质量指数（PSQI）：为自评量表，评定患者最近 1 个月的睡眠质量，总分范围为 0~21，得分越高表示睡眠质量越差，>7 为分界值。

（2）睡眠日记：为制作大幅表格，请患者每天晨起后填写前一天的睡眠情况及各项影响睡眠的因素，用以分析患者失眠的原因和变化规律，以便采取适当的、有针对性的措施，需连续记录 2 周，实施调整变化的方案后仍需继续记录，以便观察趋势。

对失眠进行临床评估时，应确认失眠症状严重程度、病程和变化情况，及躯体、心理、社会功能受损程度，了解患者的睡眠卫生情况、对睡眠的认知，并确认失眠诱发因素、维持因素及保护因素。

（二）失眠的治疗

对失眠患者进行处理时，大多数患者应该首先从行为治疗开始进行治疗，联合应用行为治疗和药物治疗比单用一种更加有效，行为治疗能使睡眠改善的效果维持得更持久，甚至在急性期治疗停药后也有效果。

如果发现患者存在与失眠相关的认知偏差，如对失眠起因的错误认知、对失眠错误归因或夸大失眠的后果、对睡眠不现实的期望、对睡眠控制和预测的知觉减少、对助眠辅助方法的错误认识，可给予相应的认知矫正。

如果发现患者的慢性失眠与其睡眠行为存在关联，可考虑予以行为治疗。

1. 行为治疗 行为治疗可包括：失眠的睡眠刺激控制疗法、失眠的睡眠限制疗法及放松训练。

（1）失眠的睡眠刺激控制疗法：包括：在日间：无论前一天晚上睡了多久，都要在早上同一时间起床；每日锻炼，但不要在睡前 2 小时内进行；日间充分暴露于明亮的光线中；减少或者取消白天小睡；尤其是在睡前，限制或者戒除酒精、咖啡因以及尼古丁。在睡眠时：保持规律的睡眠时间，但是只有困了才上床；如果饥饿，在上床前稍微吃一点儿点心，但避免过饱；不要在床上读书或者看电视；睡前精神上放松，不要将睡觉时间当成烦恼时间；控制夜间环境，如舒适的温度，保持安静以及房间的光线；如果在 15～20 分钟内不能入睡，起床进行一些安抚性的活动，例如听一些柔和的音乐或者阅读（但是避免暴露于强光下）。

（2）失眠的睡眠限制疗法：是指限制患者卧床总时间，逐渐改善睡眠效率，形成健康的睡眠行为；当睡着时间与在床上的时间比≥90% 的时候，每周增加 15 分钟。

（3）放松训练：包括身体的放松训练，如渐进性的肌肉放松、生物反馈治疗；精神的放松训练，如意向法训练、冥想、催眠等。

2. 药物治疗 需要遵循以下原则：如药物治疗以迅速缓解症状为目的，则只需临时或间断用药；强调使用药物的主要在于打断心理与生理的恶性循环；与患者协商确定服药的剂量，尽量少让患者自行掌握；提醒患者避免为"今晚是否服药"犹豫不决；仅有入睡困难者，选用短效苯二氮䓬类药物或第三代睡眠药；睡眠维持障碍或早醒者，选用中效或长效苯二氮䓬类药物；适应性失眠者，使用非苯二氮䓬类药物；焦虑情绪明显者，选用劳拉西泮、阿普唑仑、氯硝西泮等抗焦虑效果明显的苯二氮䓬类药物；苯二氮䓬类药物尽量短期使用，连续用药不超过 3～4 周；用药前充分解释，使患者和家属对药物有客观的认识，消除过分的担忧。

第二代镇静催眠药——苯二氮䓬类（BZ）药物的不良反应包括：过度镇静、白天困倦；认知功能下降；肌肉松弛作用，因此应预先提醒，老年人剂量宜少，防跌倒；耐药性在短效药物更易出现，可换用其他药物；依赖性：停药可能有轻中度戒断反应，短效药物明显；抗胆碱作用如口干、便秘，较少出现。

第三代镇静催眠药的不良反应与剂量及个体敏感性有关，主要为嗜睡、头昏、口苦、恶心和健忘等。唑吡坦，常用剂量 5～10mg，入睡前服药；佐匹克隆，常用剂量 7.5～15mg，入睡前服药，少数患者可能出现肌肉松弛。

某些抗抑郁药有明显的助睡眠作用，如曲唑酮 50～100mg/ 晚，主要不良反应为头痛、直立性低血压、口干、恶心、无力；米氮平 7.5～30mg/ 晚，耐受性好，无明显抗胆碱能作用及性功能障碍，常见不良反应为镇静、食欲和体重增加。

对于谵妄或痴呆患者，应避免使用苯二氮䓬类药物；对于肝功能异常者，可以选用劳拉西泮、阿普唑仑、唑吡坦，禁用氯硝西泮；对于肾功能不全者，可选用唑吡坦、佐匹克隆、地西泮和咪达唑仑，禁用氯硝西泮；睡眠呼吸暂停综合征及慢性阻塞性肺疾病患者，禁用苯二氮䓬类药物，可尝试使用唑吡坦或佐匹克隆。

（洪　霞）

参考文献

[1] 曾平,孟波,洪霞,等. 综合医院老年住院患者情感障碍的识别. 中华老年多器官疾病杂志,2014,13(9): 697-701.

[2] 洪霞. 如何识别和处理老年人抑郁障碍. 中华老年医学杂志,2012,31(4):269-271.

[3] Phillips MR, Zhang J, Shi Q, et al. Prevalence, treatment, and associated disability of mental disorders in four provinces in China during 2001-05: an epidemiological survey. Lancet, 2009, 373(9680): 2041-2053.

[4] 何燕玲,马弘,张岚,等. 综合医院就诊者中抑郁焦虑障碍的患病率调查. 中华内科杂志,2009,48(9): 748 751.

[5] 世界精神病学协会. 老年抑郁障碍:临床表现/识别与诊断//世界精神病学协会. 世界精神病学协会(WPA)抑郁障碍教育项目第3卷:特殊人群中抑郁障碍与自杀的预防. 于欣,译. 北京:人民卫生出版社,2011:4-5.

[6] 世界卫生组织. ICD-10 精神与行为障碍分类·临床描述与诊断要点. 范肖冬,汪向东,于欣,等译. 北京:人民卫生出版社,1993.

[7] 汪向东,王希林,马弘. 心理卫生评定量表手册·增订版. 北京:中国心理卫生杂志社,1999.

第十章

沟通技巧

一、沟通

任何领域都有沟通的需求，医学这门关乎"人"的科学更是这样，而老年医学所涉及的人群、所患疾病、结局的特殊性使得沟通更显其重要意义。很多医患关系的成功有赖于我们有效沟通的能力。有效的沟通意味着向对方清晰地传达信息，也意味着明白地接收对方传递过来的信息。实际上，只有在信息传递者和接收者在沟通之后都能清楚地理解同一个信息时，这次沟通才能算是成功。

医师必须具有良好的沟通能力以诊断和治疗疾病、建立和维持治疗关系以及提供信息和进行教育。良好的沟通可以造就良好的工作关系、增加患者的满意度、使患者更加了解自己的病情及治疗、提高患者对治疗的依从性。良好的沟通还可以提高员工对自己工作的满意度，并降低工作带来的压力。在老年医学领域，对待病情复杂、严重及接近生命终点的患者时，常常需要非常重要而又困难的讨论。

二、老年医学/缓和医疗中的沟通

老年医学涉及诊断、治疗决策及接近生命终点的照顾问题，很多时候同时有缓和医疗的需求并存，在这些情形下，常见的存在潜在困难的讨论 - 实例包括：①告知坏消息；②针对目前疾病的进一步治疗；③关于预后；④进入临终关怀；⑤人工营养；⑥人工水化；⑦药物的使用，如抗生素；⑧关于"不实施有创抢救"的决定。

上述的每一项任务都是倚仗沟通来完成的。因此，"沟通"是老年医学科医师的必备基本技能。

三、沟通的技术性

沟通是一项技术性工作，需要学习、演练从而不断进步和纯熟。

有效沟通需要所传递的信息是：①清晰；②简明；③正确；④完整。

良好沟通的几个窍门：①沟通时要考虑以下几个问题：正确的地点，充足的时间，不被打断，私密性；②恰当地自我介绍和寒暄；③表示相互尊重；④采取积极的倾听；⑤表达共情；⑥互相留有空间；⑦保持适当的眼神交流；⑧采用患者能够听懂的语言并且避免医学或者技术性强的术语；⑨重复有助于患者理解和记住传递给他们的信息；⑩一次不要给予太多的信息 - 只给予对方需要的；⑪开放性的问题能够鼓励患者发言；⑫沉默可以让患者重整思路；⑬训练能够提高你的沟通技巧。

1. 言语沟通　言语沟通指的是采用口头文字澄清、放大、肯定、对比或反驳其他语言或非语言的信息。

言语沟通技巧包括：①给患者机会多讲；②保持问题的简明；③采用患者可以理解的语言，避免使用缩略语或临床术语；④每次只问一个问题，给患者回答的时间；⑤澄清患者对问题的回应，并让他们知道你在倾听并且理解他们的意思；⑥避免诱导性问题；⑦避免提出"为什么"这类的问题，这让患者觉得受到胁迫；⑧避免使用陈词滥调，如"别着急，一切都会好起来的"；⑨避免提封闭性问题（如只需要用"是"或"不是"就可以回答的问题），因为沟通的目的在于鼓励患者谈话；⑩不要打断患者。

2. 倾听　倾听不只是"听到"对方在说什么，还试图去理解讲话者的话语后面隐藏的意思。因此，有效的倾听需要持续坚定地将注意力集中于讲话者。

积极地倾听应该是：①保持与讲话者的目光交流；②停止讲话，避免打断；③采取坐 / 站的姿势，保持这个姿势以体现你在注意倾听；④点头以表明你听明白了；⑤轻微向讲话者倾斜，以表达你对他讲的内容非常感兴趣；⑥通过重复某些信息和提问澄清的方法来确保你理解了对方的意思。

3. 开放性问题　开放性问题可以以任何方式回答，不会指引回应者或要求他 / 她在一个特定的范围内做出选择。这种方法可以有效发现患者正在经历什么从而为患者提供适合的支持系统。与开放性问题不同，指引性问题（限于预定的答案），封闭性问题（患者只需回答"是"或"不是"），引导性问题（把词送到患者口中）或一连串的问题（不等患者回答便抛出多个连续的问题）则不那么有帮助。例如：

（1）"你感觉怎么样？"vs"我觉得经过治疗你一定累了"。

（2）"跟我说说你和你父母的关系吧"vs"你和你父母关系好吗？"

（3）"对于你的病情，最困扰你的是什么？"vs"你是在担心你的病情正在变坏吗？"

（4）"关于这个病，你觉得最困难的是什么？"vs"你肯定觉得这个病挺困难的吧？"

4. 沉默　沉默是促进患者和医师谈话的一个技巧。如果患者正在陈述，不要抢话。等待患者自行停止讲话再进行回复，这是一个简单但常常被忽视的准则，否则会给患者没有被聆听的感觉。

沉默还有别的含义。通常在他 / 她的情感过于强烈无法用语言表达的时候会陷入沉默。因此，沉默表示患者正在思考或感受到了某种重要的东西，而不是他 / 她停止了思考。

如果你需要打破沉默，一个比较好的方式是说："您刚刚在想什么呢？"或"是什么让您停下了？"沉默同时也给医师时间去思考和总结刚刚说过的话。

5. 非言语沟通　非言语沟通是指通过手势、肢体语言或姿势、面部表情和目光接触来进行交流的过程。演讲也可以包括非言语因素如语调、情绪、演说方式以及韵律、声调和重音等。其他一些技巧包括：①感谢；②鼓励；③抓住线索；④澄清；⑤共情。

运用姿势进行沟通的技巧是：

（1）S（SIT）：与患者呈直角坐位。

（2）O（OPEN）：对患者开放。

（3）L（LEAN）：微向患者倾斜。

（4）E（EYES）：与患者目光交流。

（5）R（RELAX）：放松。

四、有效沟通的障碍

不良的沟通和信息提供往往是投诉最常见的原因。这可能是多种因素所致，其中既有来自患者的也有来自医护人员的。

1. 患者方面　①语言障碍；②害怕沮丧／情绪化；③疲惫／虚弱；④觉得是个负担／太浪费时间；⑤感觉医师太忙或对此不感兴趣。

2. 医师方面　①语言障碍；②不知道该说什么；③害怕应对强烈的情绪；④知道的不够多。

认识到这些障碍是实现有效沟通的第一步。同时也需牢记人与人之间的距离就是其生活背景、教育、宗教信仰和党派历史以及双方理解程度的差异。

有效沟通，无论是言语的或是非言语的，均是任何全科或专科医师行医策略中的重要组成部分。"先寻求理解，再寻求被理解"。了解患者的恐惧、期望、希望并关注它们"来自于哪里"。只有对于面临的问题取得共识后才可能与患者和家属探索出一个共识性的解决方案。

良好沟通的障碍还可能包括：①时间有限；②缺乏私密性；③不确定性；④合谋（医师与患者家属一起"隐瞒"某个事实）；⑤为了维持希望；⑥愤怒；⑦否认。

五、同理性的回应

（1）同理与同情

1）同情：同情是指对他人的苦难、不幸会产生关怀、理解的情感反应。狭义的同情中常常针对弱者、不幸，而且偏重于同情者本身的情感体验（意识）。广义的理解中，同情是一种普遍性的关怀情感反应，无关乎对象的强弱、贫富等，甚至延伸至动植物等对象。我们可以同情一个生活经历坎坷的人，可以同情一个被抛弃的小猫，可以同情一株被揪下来的鲜花。

2）同理（empathy）：又叫做换位思考、神入、共情，指站在对方立场设身处地思考的一种方式，即于人际交往过程中，能够体会他人的情绪和想法、理解他人的立场和感受，并站在他人的角度思考和处理问题。主要体现在情绪自控、换位思考、倾听能力以及表达尊重等与情商相关的方面。

同理并非同情，我们可以有同情，但我们需要的是知道什么是同理，并运用同理的方法与患者及家属沟通、建立关系。

（2）同理性回应：是指在日复一日与人沟通的过程中，为了增进关系，提高沟通的顺畅性、使得您和您的谈话对象感到沟通容易、对谈话过程满意采取的一种沟通的方式。

临床案例：

65 岁男性，腹胀就诊。经过初步检查考虑有腹水，我们开出了住院证，告知患者等待住院并且如果腹胀明显可以前往急诊抽取腹水，减轻症状的同时也可以对腹水进行化验。患者腹胀难受并且急于尽快住院，次日再次来到门诊问及住院事宜，门诊医师告诉他："床位紧张，可能会需要等待，如果您着急，可以到病房去问询一下大概的住院时间，可以去急诊看看能否抽水缓解一下症状"。

患者来到病房，表示希望马上住院。

主管医师："现在没有床位，您去急诊看看能不能抽水解决腹胀问题？"

患者："我们去了急诊，人家做了 B 超，说有肠管漂浮不宜定位，所以不给抽水，那你们得赶紧收我住院啊。"

主管医师："我们今天真的没有床位，您回去等电话吧。"

患者："要等多久啊？"

主管医师："大概一到两周吧"

患者："那你能保证我在家等待的一到两周之内没有生命危险吗？"

主管医师：……

认识情绪

这显然是一个不好处理的局面。

首先我们理清一下这段沟通情景的情绪：

- 你作为旁观者的情绪是什么？

- 主管医师的情绪是什么？

- 患者的情绪是什么？

- 患者落空的期待是什么？

● 如果你是主管医师，你会如何回应？

实战演练一下！

　　一位扮演患者

　　　位扮演患者家属

　　一位扮演医师

　　一至三位作为观察者

讨论：

● 患者的情绪。

● 主管医师的情绪。

● 患者的要求是否合理？为什么？

（3）同理性回应的模型：①先不急于开口回应；②告诉自己冷静，减慢语速，边思考边说；③重述患者的要求；④说出患者的情绪，将这个情绪具体化（使用 8 个字以上进行表达）；⑤说出患者落空的期待；⑥无条件的接纳患者的情绪；⑦说明。

（4）沟通的专业性：沟通天天、时时都在发生。为什么我们需要以这样"不寻常"的方式去做？这正是沟通的专业性，也因为我们沟通场景的挑战性，其中充满了激烈的情绪。处理这种场景是不容易的，需要"技术"。

　　学习并练习，就会让沟通成为你的工具，使得工作不再那么总是富有挑战性。

（宁晓红）

第十一章

老 年 康 复

第一节　膝关节骨性关节炎的康复

骨性关节炎(osteoarthritis, OA)是一种慢性退行性关节疾病,以中老年患者多见,60岁以上人群患病率可达50%,70岁以上人群则达80%,该病的致残率可高达53%。OA好发于负重大、活动多的关节,如膝关节、髋关节、脊柱及手指关节等,尤以膝关节的发生率最高。患者常诉膝关节疼痛、肿胀、僵硬、不稳、活动障碍等,还可伴有社会活动能力下降和心理功能障碍,严重影响老年人的生活质量,因此需要多学科协作的综合干预。中华医学会骨科学分会2007年制订的OA诊治指南中明确指出该病最终的治疗目的是改善或恢复关节功能,提高患者的生活质量。

一、骨性关节炎的诊断标准

2007年中华医学会骨科学分会制订的膝关节OA的诊断标准为:①近1个月内出现反复的膝关节疼痛;②X线检查示关节间隙变窄、软骨下骨硬化和(或)囊性变、关节缘骨赘形成;③关节液清亮、黏稠,白细胞<2000个/ml;④年龄≥40岁;⑤晨僵≤30分钟;⑥活动时有骨摩擦音或摩擦感。符合第①+②条或第①+③+⑤+⑥条或第①+④+⑤+⑥条可诊断膝关节OA。

二、膝关节骨性关节炎的康复评定

膝关节OA康复评定的目的在于明确膝关节功能障碍的程度和原因,制订或调整康复治疗方案,评价康复治疗效果。主要评定内容包括以下4个方面。

1. 关节肌肉功能评定　①疼痛评定:可采用视觉模拟评分法(VAS)进行;②关节肿胀评定;③关节活动范围评定:采用量角器测量膝关节的主动和被动活动范围;④肌力测定;⑤关节畸形评定;⑥肌肉萎缩评定。

2. 步态分析　可采用目测分析或步态分析仪进行。老年膝关节OA患者常表现为减痛步态、膝关节挛缩步态。

3. 综合评定　①Lequesne指数:膝关节OA的国际评价标准之一,评价内容包括关节休息痛、运动痛、压痛、肿胀、晨僵及行走能力。②日常生活活动能力(activity of daily living,

ADL）评估：基本 ADL（basic ADL，BADL）评定可采用修订的巴氏指数（modified barthel index，MBI）或功能独立性量表（functional independence measure，FIM）进行，其中 MBI 包括进食、如厕、梳洗、洗澡、更衣、体位转移、行走（步行、使用轮椅）、上下楼梯和大、小便控制 10 项评价内容，FIM 的评价内容包括自我照顾、括约肌控制、转移能力、行进能力、交流和社会认知 6 个部分；对于社区老年人的功能独立性可采用功能活动问卷（functional activities questionnaire，FAQ）评价其工具性 ADL（instrument ADL，IADL）。③生活质量评估：关节炎影响测定量表（arthritis impact measurement scale，AIMS）是关节炎患者自我评价其功能状态和生活质量的工具之一，评价内容包括活动度、灵巧度、体力活动、家务活动、社会活动、日常生活活动能力、疼痛、抑郁、焦虑共 9 个方面。

4. 居住环境及辅助设施评价 包括房屋种类、楼梯高度、马桶的高度、浴室内有无把手、是否需要增设辅助器具以及拐杖或助行器的种类或高度是否合适等。

三、膝关节 OA 的康复治疗

膝关节 OA 康复治疗的目的是缓解疼痛、改善关节稳定性、维持关节活动度、增强肌力、改善或维持关节功能、防止畸形、提高老年膝关节 OA 患者的生活质量。

1. 药物治疗 临床上常采用口服氨基葡萄糖、硫酸软骨素修复或保护关节软骨；口服非甾体类抗炎药或第二阶梯止痛药如氨酚羟考酮片（泰勒宁）、局部外用双氯芬酸二乙胺乳胶剂（扶他林）或中药消炎止痛；关节腔内注射玻璃酸钠保护关节软骨或注射皮质类固醇消炎。近年来，亦有学者采用膝关节腔内注射医用臭氧的方式治疗膝关节 OA，但其远期疗效仍有待于进一步观察。

2. 物理因子治疗 可改善关节血液循环、增进代谢、消炎、消肿、镇痛。急性发作期关节肿胀、积液、皮温增高时，局部可予无热量超短波或脉冲短波电疗、半导体激光照射治疗或冷疗等。慢性期可予微热量短波或超短波、微波、脉冲磁疗、低频调制中频电疗、干扰电疗、红外线照射、蜡疗等。

3. 运动疗法 体力活动有助于维持或改善老年 OA 患者的身体功能，并通过增强大腿肌肉力量，减轻伸展活动障碍，改善本体感觉减轻膝关节 OA 的临床症状。运动方式包括关节活动范围训练、肌力训练、本体感觉训练及有氧运动。

（1）关节活动范围训练：方法有关节不负重的主动运动，下肢运动宜在坐位与卧位进行，以减小关节的应力负荷，必要时可进行扩大关节活动范围的牵伸。

（2）肌力训练：为患肢及患膝关节周围肌群的力量练习，重点为股四头肌的力量训练，应以非负重的肌力训练为主，可进行股四头肌多角度等长收缩练习，使整个关节活动范围内肌群均能得到充分训练；也可在仰卧位进行直腿抬高运动，以锻炼股四头肌和髂腰肌；或在水疗的环境中，进行增强肌力和改善移动能力的强化训练。

（3）本体感觉训练：包括踝关节和膝关节的本体感觉训练以及平衡功能训练。

（4）有氧运动：为全身大肌群参加的耐力运动，有利于改善心肺功能，促进体质量正常化，以减轻关节负荷，可酌情选择游泳、骑车、快走、慢跑等运动方式，但不宜进行登山、爬楼梯等可能增加膝关节负重的锻炼方式；运动强度以低、中强度为宜。在全膝关节置换术之前，运动负荷必须每周增加，以维持心血管的功能状况。

4. 辅助器具的应用　根据功能障碍的程度选用适当的辅助器具，包括增加马桶的高度、淋浴间的把手、各种拐杖、助行器、支架、轮椅等，以减轻受累关节的重力负荷。根据膝关节OA所伴发的膝关节内翻或外翻畸形，采用相应的矫形支具或矫形鞋，以改变负重力线，平衡各关节面的负荷。

5. 术后康复　当非手术治疗不能有效控制症状，影响老年患者 ADL 和生活质量时，可酌情考虑手术治疗。全膝关节成形术（total knee arthroplasty，TKA）是治疗老年人膝关节OA 的一种常用手术方式，术后康复训练可帮助患者最大限度地恢复患肢功能。TKA 术后康复指南分为 3 阶段：

（1）第 1 阶段：急性期治疗（术后 1～5 天）：①康复目标：能进行无辅助转移、无辅助下利用适当器械平地行走或上下台阶；能够独立进行家庭练习方案；坐位主动屈曲≥80°，仰卧位伸直≤10°；②康复方案：持续被动运动屈膝开始达到 60° 并逐渐增加；转移训练；利用适当工具辅助在疼痛耐受范围内负重进行步态训练；ADL 训练；冷敷；患肢抬高；系统性家庭训练方案包括力量训练即股四头肌、臀肌和腘绳肌等长收缩练习、直腿抬高训练、主动伸膝、坐位屈髋；关节活动范围练习包括坐位主动或助力屈膝，踝下垫毛巾卷被动伸膝，上楼梯。③注意事项：避免长时间坐、站或行走；避免行走和关节活动范围练习时严重疼痛。

（2）第二阶段：术后 2～8 周：①康复目标：主动辅助屈膝≥105°，主动辅助伸膝=0°；尽量减轻术后水肿；能迈上 10cm 高的台阶；能独立进行家庭练习方案；有或无辅助工具下恢复正常步态；能独立进行 ADL。②康复方案：利用毛巾卷或俯卧悬腿进行被动伸膝；主动屈伸膝；主动辅助屈膝：足跟滑板，靠墙滑板；关节活动度 >110° 时用脚踏车或功率自行车练习；采用冷敷、抬高患肢或其他方式消肿；髌骨移动（只要拆除门形钉、缝线后以及切口稳定）；电刺激或生物电反馈用于股四头肌训练；直腿抬高；闭链蹬腿；向前上台阶，台阶高度逐渐增加（5cm 增至 10cm）；髋部肌力训练；闭链运动终末伸膝练习；平衡或本体感觉训练；单腿静态站立，双腿动态活动；利用辅助工具进行步态训练：重点主动屈伸膝，足跟蹬地，双腿交替行走和对称负重；卫生间内外进行 ADL 训练，上下车。③注意事项：如果存在步态倾斜则避免无辅助行走；避免长时间坐和行走；避免在治疗性练习和功能活动时疼痛；在患肢恢复足够肌力或良好控制时方可上下楼梯时进行双腿交替。

（3）第 3 阶段：术后 9～16 周：①康复目标：主动辅助屈膝≥115°；起立时双腿负重对称；能独立进行 ADL，包括系鞋带和穿袜子；上下楼梯时能上行台阶高 15～20cm，下行台阶高10～15cm；股四头肌、腘绳肌力量、控制和柔韧性能达到最大足以满足较高水平 ADL 的需要。②康复方案：进行髌骨移动 / 滑动、循环功率自行车练习；进行股四头肌牵拉练习；蹬腿、离心蹬腿、单侧蹬腿练习；向前上楼梯 15～20cm，向前下楼梯 10～15cm；马步、贴墙壁蹲起；身体前倾逆行踏车；功能性马步；平衡 / 本体感觉训练：双腿和单腿动态活动。③注意事项：如果存在步态倾斜或疼痛则避免上下楼梯练习；在医师许可下方可进行跑、跳和多轴运动。

综上所述,在康复评定的基础上对老年膝关节 OA 患者采取包括药物、运动疗法、物理治疗、辅助器具、手术等综合康复治疗方案,最大限度地提高老人的 ADL 能力,改善其生活质量是老年人膝关节 OA 康复的根本。

第二节 全髋关节置换术后的康复

全髋关节成形术(total hip arthroplasty,THA)是治疗严重髋关节炎最常见的手术方式之一。THA 术后最常见的病损包括髋部肌肉力量减弱、髋关节活动度减小、站立平衡及本体感觉功能下降、功能性活动耐受不良、移动性活动中疼痛增加。功能受限通常累及步态、空间位置的转移、上下台阶、驾车及 BADL。所导致的失能主要体现在自理能力、社会活动、体育活动及工作几个方面。因此 THA 术后康复治疗的主要目标是减轻疼痛、增强肌力及柔韧性、恢复移动性、提高日常生活活动能力。术后康复分为三个阶段。

一、术后第一阶段:急性治疗期(第1~4天)

1. 康复目标 能够独立地转移及安全地上下床、座椅或马桶;使用手杖或腋杖在平地及台阶上独立行走;独立进行家庭训练计划;了解并遵守 THA 的注意事项;独立进行基本的日常生活活动。

2. 康复方案 指导患者进行肌力训练,包括:股四头肌及臀肌的等长收缩、踝泵、仰卧位髋关节屈曲至 45°,坐位伸膝及屈髋(<90°)练习,站立位髋关节后伸、外展及膝关节屈曲练习;在辅助装置协助下渐进性走动,从助行器到手杖或腋杖;利用辅助装置强化下肢对称性负重及交替步行;非交替性台阶练习;日常生活活动指导,评估辅助装置的需求情况;冷冻疗法。

3. 注意事项 避免髋关节屈曲超过 90°,内收超过中线,内旋超过中立位;避免手术侧卧位;避免将垫枕置于膝下以防髋关节屈曲性挛缩;仰卧位时使用外展垫枕。

二、术后第二阶段:早期柔韧性及肌力强化训练(第2~8周)

1. 康复目标 最大限度降低疼痛;无辅助装置下使步态正常化;髋关节后伸 0°~15°;控制水肿;独立进行日常生活活动。

2. 康复方案 开展后期家庭训练计划;冰敷;俯卧位训练;短曲柄功率车练习;步态训练;髋部近端肌力强化训练;闭链运动:腿部下压练习/离心腿部下压练习;前向上台阶练习(从 10cm、15cm 到 20cm);本体感觉与平衡训练:双侧动态活动练习及单侧静态站立练习;日常生活活动训练;水疗;起立行走测试。

3. 注意事项 避免髋关节屈曲超过 90°,内收超过中线,内旋超过中立位;避免持续坐位超过 1 小时;避免疼痛下进行治疗性训练及功能性活动;避免双腿交替爬楼梯,直至上下台阶练习已顺利完成。

三、术后第三阶段:后期强化训练及功能恢复(第8~14周)

1. 康复目标 交替性上下台阶;能独立完成下身穿戴,包括穿脱鞋袜;功能范围、起立行走时间及单腿站立时间均在相应年龄组正常值范围内;恢复特殊的功能性活动。

2. 康复方案 静态脚踏车练习;活动平板练习;下肢牵拉练习;闭链运动练习;继续前向上台阶练习;开始前向下台阶练习;下肢渐进性抗阻训练;对侧髋部练习;进一步本体感觉与平衡训练;水疗;重新评定功能范围、起立行走时间及单腿站立时间;特需活动训练。

3. 注意事项 避免在疼痛下进行日常生活活动及治疗性训练;监控患者活动量。

第三节 脑卒中的康复

脑卒中俗称脑中风,临床上也常被称为脑血管意外(cerebrovascular accident,CVA),包括脑出血、脑梗死、脑栓塞或蛛网膜下腔出血等疾病。它所产生的局灶性脑功能障碍由于脑损伤部位、范围不同而表现各异,如运动和感觉功能障碍、言语和吞咽障碍、认知功能障碍、情感障碍等,再加上老年患者的一些基础疾患和可能存在的各种并发症以及废用综合征和误用综合征,使得老年脑卒中患者的临床表现十分复杂和多样。所以必须在全面的综合评估的基础上进行康复治疗。

脑卒中康复医疗的主要内容包括:预防和处理脑卒中时的各种神经功能缺损和并发症,避免继发的功能障碍和残疾;使患者最大限度地恢复独立生活;使患者和家庭成员在心理上获得最大程度的适应;尽可能提高患者的生活质量;通过参与社会活动和职业训练使患者回归社会;预防脑卒中和其他血管性疾病的再发。

一、脑卒中康复医疗的基本原则

1. 正确选择病例,掌握好适应证和禁忌证 并不是所有的脑卒中患者都应该进行康复医疗,也不是康复医疗可以解决脑卒中的所有问题。例如:轻症或没有明显功能障碍的患者,不需要主动性康复训练,而应以宣教为主。而病情过重,根据经验或有明确的依据:无论何种康复措施都不可能使神经功能的严重缺损获得有意义的恢复(特别是必须要考虑投入-产出效益分析)时,则不应作为康复对象,但可转入长期照顾机构内。从病情考虑选为康复医疗的对象后,还要掌握好主动性康复训练的适应证和禁忌证。只有当主动性康复训练的安全性得到保证时才能开始实施康复医疗。神经科医师和康复医师应当通力合作,为患者创造尽快开始主动性康复的条件。

2. 康复治疗应尽早开始 符合康复医疗条件的脑卒中患者在病情稳定后24~72小时,即可开始主动性康复训练。尽可能争取在3个月内使患者的功能得到最大限度的恢复,因为3个月后功能恢复会变得很慢。

3. 分阶段进行康复 脑卒中后偏瘫患者的恢复过程按照Brunnstrom分期,分为6个阶段:

（1）Ⅰ期：发病的头几天，患侧肌肉呈迟缓的软瘫状态，反射活动和随意运动消失。

（2）Ⅱ期：一两周后，患侧的肌张力开始增加，痉挛开始出现，虽无随意运动，但可用联合反应、共同运动的方式引发肌肉收缩。

（3）Ⅲ期：其后数周内，痉挛进一步加重并逐渐达到高峰，患肢可随意引起共同运动或它的一些成分，但不能完成共同运动模式以外的某关节正常活动范围内的所有活动。

（4）Ⅳ期：此后，痉挛开始减弱，开始出现脱离共同运动的部分分离运动。

（5）Ⅴ期：痉挛明显减轻，逐渐脱离共同运动的控制，患肢可以完成难度较大的分离运动。

（6）Ⅵ期：痉挛基本消失，患肢各关节随意运动较为灵活，协调性与速度均接近正常。

这个恢复过程因人而异，每个阶段所经历的时间可能会有不同，也可能停止在某一阶段不再进展。因为患者在每个阶段的问题不同，因此每个阶段康复训练的目的和方法也不同。

4．小组合作，全面康复　脑卒中的康复，不仅是运动功能障碍的康复，还要在康复评估的基础上针对患者可能存在的感觉功能障碍、认知功能障碍、言语功能障碍、吞咽障碍、心理障碍等进行多学科团队以及以康复医师为主导的包括运动疗法师、作业疗法师、言语治疗师、文体治疗师、假肢和矫形器师、康复护士、社会工作者等小组成员在内的分工协作方式进行全面康复。

二、脑卒中的康复评定

脑卒中康复评定的主要内容包括：

1．肌张力　一般采用改良 Ashworth 量表，分为 0～4 级。

（1）0级：无肌张力增高。

（2）1级：肌张力轻度增高，肢体被动屈伸过程中，在关节活动范围之末呈现最小的阻力或突然卡住。

（3）1⁺级：肌张力轻度增高，在关节活动范围后 50% 范围内突然卡住，然后出现较小的阻力。

（4）2级：肌张力较明显地增高，在关节活动范围的大部分范围内，肌张力均较明显地增加，但受累肢体仍能比较容易地进行被动运动。

（5）3级：肌张力明显增高，被动运动困难。

（6）4级：受累肢体被动屈伸时呈现僵直状态而不能完成被动运动。

2．肢体功能　可采用 Fugl-Meyer 评价表、上田敏偏瘫功能评价表等进行。

3．平衡功能　可以采用 Berg（表 11-1）、Fugl-Meyer 平衡功能评定量表或平衡测试训练仪进行。

4．步态评估　以目测分析法或步态分析仪进行。脑卒中患者的步态异常可有不同的表现，通常表现为偏瘫步态：髋伸直内旋，膝伸直，足内翻下垂；摆动相时患侧下肢沿弧线摆动经外侧回旋向前，呈回旋步，且缺乏足跟着地与蹬离动作，而以前足甚至足外缘着地。严重者行走时患侧上肢亦不能前后摆动，且肩内收，肘腕关节与指间关节屈曲，前臂旋前。

表 11-1　Berg 平衡量表评定内容及标准

检查内容	得分	标准
1. 从坐位站起	4	不用手扶能独立地站起并保持稳定
	3	用手扶着能独立地站起
	2	几次尝试后自己用手扶着站起
	1	需要他人小量的帮助才能站起或保持稳定
	0	需要他人中等或大量的帮助才能站起或保持稳定
2. 无支持站立	4	能够安全站立2分钟
	3	在监视下能够站立2分钟
	2	在无支持的条件下能够站立30秒
	1	需要若干次尝试才能无支持地站立达30秒
	0	无帮助时不能站立30秒
3. 无支持坐位	4	能够安全地保持坐位2分钟
	3	在监视下能够保持坐位2分钟
	2	能坐30秒
	1	能坐10秒
	0	没有靠背支持不能坐10秒
4. 从站立位坐下	4	最小量用手帮助安全地坐下
	3	借助于双手能够控制身体的下降
	2	用小腿的后部顶住椅子来控制身体的下降
	1	独立地坐,但不能控制身体下降
	0	需要他人帮助坐下
5. 转移	4	稍用手扶就能够安全地转移
	3	绝对需要用手扶着才能够安全地转移
	2	需要口头提示或监视才能够转移
	1	需要一个人的帮助
	0	为了安全,需要两个人的帮助或监视
6. 闭目站立	4	能够安全地站10秒
	3	监视下能够安全地站10秒
	2	能站3秒
	1	闭眼不能达3秒,但站立稳定
	0	为了不摔倒而需要两个人的帮助
7. 双脚并拢站立	4	能够独立地将双脚并拢并安全站立1分钟
	3	能够独立地将双脚并拢并在监视下站立1分钟
	2	能够独立地将双脚并拢,但不能保持30秒
	1	需要别人帮助将双脚并拢,并能双脚并拢站15秒
	0	需要别人帮助将双脚并拢,但不能保持站15秒
8. 上肢向前伸展并向前移动	4	能够向前伸出>25cm
	3	能够安全地向前伸出>12cm
	2	能够安全地向前伸出>5cm
	1	上肢可以向前伸出,但需要监视
	0	在向前伸展时失去平衡或需要外部支持

检查内容	得分	标准
9. 从地面拾起物品	4	能够轻易地且安全地将鞋捡起
	3	能够将鞋捡起,但需要监视
	2	伸手向下2～5cm且独立保持平衡,但不能将鞋捡起
	1	试着做伸手向下捡鞋的动作时需要监视,但仍不能将鞋捡起
	0	不能试着做伸手向下捡鞋的动作,或需要帮助免于失去平衡或摔倒
10. 转身向后看	4	从左右侧向后看,体重转移良好
	3	仅从一侧向后看,另一侧体重转移较差
	2	仅能转向侧面,但身体的平衡可以维持
	1	转身时需要监视
	0	需要帮助以防失去平衡或摔倒
11. 转身360°	4	在≤4秒的时间内安全地转身360°
	3	在≤4秒的时间内仅能从一个方向安全地转身360°
	2	能够安全地转身360°,但动作缓慢
	1	需要密切监视或口头提示
	0	转身时需要帮助
12. 将一只脚放在台阶或凳子上	4	能够安全且独立地站,在20秒的时间内完成8次
	3	能够独立地站,完成8次的时间>20秒
	2	无须辅助器具在监视下能够完成4次
	1	需要少量帮助能够完成>2次
	0	需要帮助以防止摔倒或完全不能做
13. 两脚一前一后站立	4	能独立将双脚一前一后排列(无间距)并保持30秒
	3	能独立将一只脚放在另一只脚的前方(有间距)并保持30秒
	2	能够独立地迈一小步并保持30秒
	1	向前迈步需要帮助,但能够保持15秒
	0	迈步或站立时失去平衡
14. 单腿站立	4	能够独立抬腿并保持时间>10秒
	3	能够独立抬腿并保持时间5～10秒
	2	能够独立抬腿并保持时间≥3秒
	1	试图抬腿,不能保持3秒,但可维持独立站立
	0	不能抬腿或需要帮助以防摔倒

5. 日常生活活动能力(activity of daily living,ADL) 常用改良 Barthel 指数(modified barthel index,MBI)或功能独立性评测(functional independence measure,FIM)量表进行。MBI 的评价内容共 10 项,满分 100 分,其中移动动作、步行为 15 分,修饰、洗澡为 5 分,其他 6 项各 10 分,包括进食、如厕、大便的控制、小便的控制、穿衣、上下楼梯。

6. 其他 包括认知与知觉功能、言语功能、吞咽功能、心理功能、生活质量等。

三、脑卒中的康复治疗

1. 急性期(软瘫期) 指发病且病情稳定后 1～2 周内,相当于 Brunnstrom Ⅰ～Ⅱ期。治疗目的：早期开始康复以预防废用；从床上的被动性活动尽快过渡到主动性活动；预防可能的并发症；为主动性训练创造条件；开始床上的生活自理活动。训练内容包括：

(1) 良肢位的摆放。

(2) 被动的关节活动度训练。

(3) 利用联合反应、共同运动等早期诱发肢体的主动性活动，并叠加多种感觉刺激和反馈。

(4) Ⅰ级坐位平衡训练。

(5) 开始床上的主动活动训练（如桥式运动、摆髋、翻身、起坐等）。

(6) 开始床上自理活动训练。

2. 恢复早期（痉挛期） 指软瘫期过后，瘫痪侧肢体肌张力开始增高、出现痉挛直至痉挛大部分消退的一段时期，相当于 Brunnstrom Ⅲ～Ⅳ期。一般为病后 2 周至 2～3 个月左右。此期康复的主要目的是：降低肌张力以缓解痉挛，抑制异常运动模式，通过分离运动训练，使运动模式趋于正常。主要训练内容包括：

(1) 应用抗痉挛体位抑制痉挛。

(2) Ⅱ、Ⅲ级坐位平衡训练。

(3) 坐、站体位变化训练及床、椅转移训练。

(4) 踝背屈、屈膝运动训练。

(5) 对躯干肌和臀肌恢复较差的患者，增加跪位和爬行位的训练。

(6) Ⅰ、Ⅱ、Ⅲ级站立平衡训练；患腿负重训练。

(7) 膝稳定性控制训练。

(8) 步行训练。

(9) 上下台阶训练。

(10) 辅助具和助行器的使用训练。

(11) 上肢控制能力训练。

(12) 作业治疗以提高 ADL 水平为主，结合其他治疗实施全面康复处理。

3. 恢复中、后期 在痉挛基本控制之后，相当于 Brunnstrom Ⅳ期后，患者的分离运动逐步形成，但患肢仍不能完成比较精细、协调的随意运动，尤其不能完成比较快速的运动。所以此期的康复目的是：进一步产生精细、协调、快速的随意运动，进一步纠正步态姿势，提高步行速度，进行各种灵活性及技巧性的训练，并循序渐进地提高耐力和肌力。此期康复治疗的主要内容是：

(1) 在继续纠正步态的基础上，使身体的运动功能进一步接近正常。

(2) 更高水平的平衡训练。

(3) 实用行走和阶梯训练，如在不同质地、粗糙程度的地面和有坡度的地面行走。

(4) 上肢和手功能训练；预计不能恢复者，可考虑健侧上肢的代偿性功能训练或使用辅助具。

(5) 提高 ADL 能力，争取达到生活自理。

4. 后遗症期 一般认为在 1 年后，患者即进入后遗症期。对于合并废用综合征或误用综合征的患者，仍可能通过较长时间的康复性"矫正"，使其身体功能得到一定的改善。对"废用状态"比较明显的患者，应酌情进行被动关节活动度训练；增加萎缩肌肉肌容积的训练；针对骨质疏松的处理；增加神经肌肉反应性的处理和提高心肺功能的处理等。对于"误用状态"比较明显的患者，应主要针对联合反应、共同运动及痉挛进行以神经生理学为核心的物理治疗。其他一些抗痉挛的措施如肌电生物反馈、抗痉挛药物、必要的支具等也可酌情使用。对于经过系统的康复治疗后确实已不可能进一步改善功能的患者，可以采取一些代偿或辅助措施来改善个体能力，如配置适当的助行器和轮椅并教会患者正确地使用；装配合适的支具和矫形器；试用功能性电刺激；在家中配置各种自助器具，有条件者还可安装环境控制设备或进行家庭环境改造等，以最大限度地恢复患者的生活自理能力和提高患者的生活质量。

（刘　颖）

参考文献

[1] 邱贵兴. 骨关节炎诊治指南. 中华关节外科杂志（电子版），2007，1（4）：281-285.

[2] Bindawas SM，Vennu V，Al Snih S. Differences in health-related quality of life among subjects with frequent bilateral or unilateral knee pain: data from the Osteoarthritis Initiative study. J Orthop Sports Phys Ther，2015，45（2）：128-136.

[3] Imene KB，Zeineb S，Rim M，et al. Epidemiology and clinical profile of knee osteoarthrosis in the elderly. Tunis Med，2014，92（5）：335-340.

[4] Lequesne MG，Samson M. Incidices of severity in osteoarthritis for weigh bearing joints. J Rheumatol，1991，18 supple 27：S16-S18.

[5] Granger CV，Deutsch A，Linn RT. Rasch analysis of the Functional Independence Measure（FIM）Mastery Test. Arch Phys Med Rehabil，1998，79（1）：52-57.

[6] Meenan RF，Gertman PM，Mason JH. Measuring health-status in arthritis -arthritis impact measurement scale. Arthritis Rheum，1980，23（2）：146-152.

[7] 任芹，赵序利，万燕杰. 医用臭氧治疗膝骨性关节炎的疗效观察. 实用疼痛学杂志，2006，2（2）：67-69.

[8] Bocci V. Biological and clinical effects of ozone: Has ozone therapy a future in medicine. Br J Biomed Sci，1999，56（4）：270-279.

[9] Bocci V，Corradeschi E，Cervelli C，et al. Oxygen-ozone in orthrpaedics: EPR detection of hydroxyl free radicals in ozone-treated "nucleus pulposus" material. Rivistadi Neuroradiologia，2001，14（1）：55-59.

[10] Patsis JA，Germain CM，Vásquez E，et al. Physical Activity Predicts Higher Physical Function in older adults: The Osteoarthritis Initiative. J Phys Act Health，2016，13（1）：6-16.

[11] Runhaar J，Luijsterburg P，Dekker J，et al. Identifying potential working mechanisms behind the positive effects of exercise therapy on pain and function inosteoarthritis: a systematic review. Osteoarthritis Cartilage，2015，23（7）：1071-1082.

[12] Cho Y，Kim M，Lee W. Effect of proprioceptive training on foot posture，lower limb alignment，and knee adduction moment in patients with degenerative knee osteoarthritis：a randomized controlled trial. J PhysTher Sci，2015，27（2）：371-374.

[13] Tanaka R，Ozawa J，Kito N，et al. Effect of the Frequency and Duration of Land-based Therapeutic Exercise on Pain Relief for People with Knee Osteoarthritis：A Systematic Review and Meta-analysis of Randomized Controlled Trials. J Phys Ther Sci，2014，26（7）：969-975.

[14] van der Esch M，Holla JF，van der Leeden M，et al. Decrease of muscle strength is associated with increase of activity limitations in early knee osteoarthritis：3-year results from the cohort hip and cohort knee study. Arch Phys Med Rehabil，2014，95（10）：1962-1968.

[15] Øiestad BE，Østerås N，Frobell R，et al. Efficacy of strength and aerobic exercise on patient-reported outcomes and structural changes in patients with knee osteoarthritis：study protocol for a randomized controlled trial. BMC Musculoskelet Disord，2013，14：266.

[16] Lachiewicz PF. The role of continuous passive motion after total knee arthroplasty. Clin Orhtop Relat Res，2000，1（380）：144-150.

[17] Gotlin RS，Hershkowitz S，Juris PM，et al. Electrical stimulation effect on extensor lag and length of hospital stay after total knee arthroplasty. Arch Phys Med Rehabil，1994，75（9）：957-959.

[18] Fuchs S，Thorwestern L，Niewerth S. Proprioception function in knees with and without total knee arthroplasty. Am J Phys Med Rehabil，1999，78（1）：39-45.

[19] Swanik CB，Lephart SM，Rubash HE. Proprioception，kinesthesia and balance after total knee arthroplasty with cruciate-retaining and posterior-stabilized prostheses. J Bone Joint Surg Am，2004，86-A（2）：328-334.

[20] 陆芸，周谋望，李世民，译. 骨科术后康复指南. 天津：天津科技翻译出版公司，2009，10：7-16.

[21] 于兑生，郓晓平. 运动疗法与作业疗法. 北京：华夏出版社，2002，12：315.

[22] 卓大宏. 中国康复医学. 2版. 北京：华夏出版社，2003，7：757-806.

第十二章

老年人的护理

第一节 长期照护机构的照护

21世纪人类发展的重要特征之一是人口老龄化。从世界范围来看,所有发达国家都进入了老龄社会,而许多发展中国家从20世纪末也开始了人口老龄化的进程。1999年,我国正式进入老龄社会,成为较早进入老龄化的发展中国家之一。随着我国人口老龄化的加剧,使得老年人长期照护的需求也越来越大。

一、长期照护

对长期照护(long-term care)的定义界定因为研究角度的不同而有较大的差异。一般来说,可以从"长期"和"照护"两个方面来界定长期照护的内涵。

"长期"是对照护延续时间的规定。长期照护的时限暂无统一标准,但有报道认为较为合理的"长期"应为6个月以上。

"照护"的界定可以分为照护对象、照护内容、照护方式三个方面。长期照护对象具有的特点有:患有身体疾病或心理疾病;具有功能障碍;需要长期提供照料服务。由于具有这些特点的人群主要集中在老年人,因此长期照护内容包括日常生活照料、医疗护理照料和在医院临床护理愈后的医疗护理以及康复护理和训练等。长期照护方式分为正式照护与非正式照护,正式照护主要指长期照护机构和人员提供的照护服务;非正式照护是指家庭为患者提供医疗、护理和康复等服务。

二、长期照护的国内外状况

(一)国外老年人长期照护服务的发展状况

1. 国外老年人长期照护的制度建设 在欧洲、美国、日本等发达国家老年护理保险制度和法律建设都比较完善,老年护理保险制度分为社会保险制和商业保险制两大类。前者以德国、日本为典型代表;后者以美国为典型代表。20世纪60年代,瑞典社区照顾作为老年福利政策中最关键的部分加以强调和实施;20世纪80年代末和90年代上半期,美国长期护理保险发展迅速,成为美国健康保险市场上最重要的产品之一;1991年,英国发布《社区照护白皮书》,强调以"促进选择与独立"为总目标,现已建成分工明确、条理清晰的老年照护体系；1994年，德国正式立法通过《护理保险法》，使社会性护理保险成为并列于健康保险、意外保险、年金保险及失业保险的第5种社会保险；1998年，日本颁布了《护理保险法》，实施强制性互助型的护理保险制度。

2. 国外老年人长期照护的服务建设　欧洲是世界上人口老化现象发生最早的地区，该地区政府投入相当数目的经费，建立了完善的组织机构和服务网络。主要通过建立健康护理管理委员会（HCB），领导各类型老年护理机构，并提供包括老年人出院后的延续护理和家庭护理、综合性老年康复护理等。另外，政府要求从业者一般具有本科以上学历，接受护理专业或社会工作专业的正规教育，待专业毕业后还需接受一年以上的老年护理专科实训。1981年，中国香港进入老龄化社会开始就积极完善老年社区照顾体系，其中介组织发挥了强大的组织管理作用；中国台湾地区长期照护隶属社会福利行政体系和卫生体系，其中私立安老机构和公办民营机构发挥重要作用，"喘息服务"获得重用。

虽然国外老年人长期照护服务的形式各不相同，但各国在老年护理服务建设中充分体现了人性化的理念。老年护理院和公寓建设，均从老年人生理和心理、社会需要出发。如在老人经常出入的场所安装扶手，配置各种助行器，设置无障碍通道等。护理院命名以老年人更易建立积极心态的词语为主，最典型的就是美国太阳城中心（sun city center）。电子技术也广泛应用到老年人日常生活中，为老人们的生活提供了许多方便，其中瑞典、丹麦与芬兰等国提供老年人使用的器械、设备最先进。此外，还设置了老人康乐部、自动洗衣房、理疗室等配套服务设施。目前，欧美国家老年护理院的市场竞争非常激烈，规模化建设、品牌化经营已是其发展的成功之道。

（二）国内老年人长期照护的发展状况

我国是一个"儒家文化"为主导的传统国家，大部分老年人在家庭养老。但随着经济发展及老龄化步伐的加快，传统养老方式正在逐渐弱化。出现以下现状：①家庭支持系统被"4-2-1"型家庭结构和"空巢家庭"存在所破坏；②自我照顾方式由于慢性病高发和经济条件而受到限制；③社会支持系统也因不充足的老年照护设施和不完备的养老法律、保险系统等而不能满足老年人长期照护的社会需要。

为此，从20世纪末北京、上海、广州等国内较发达城市在借鉴国外老年护理服务建设经验基础上，结合我国国情开始兴办福利院和老年护理院，也陆续兴办了一些商业化的养老设施和保险服务，使得老年人长期照护事业得到一定的发展。但在经济欠发达地区，受经济落后、家庭养老功能弱化、农村劳动力输出、社区养老服务功能不健全等影响，致使老年人长期照护的供需矛盾进一步加剧。因此，大力发展老年人长期照护，加快老年人长期照护社会化进程，是经济欠发达地区应对人口老龄化挑战的迫切要求，其对构建和谐社会有着重大的现实意义。

三、我国发展长期照护政策建议

（一）构建合理的长期照护模式

长期照护需求按地理位置分为城市需求和农村需求，按需求内容分为物质需求、服务需求和心理需求,按需求对象分为被照料者及其家庭需求、社区需求和国家需求。由于长期照护具有准公共产品性质和较强的正外部性,社会边际收益大于私人边际收益,因此,社区和国家对长期照护都具有需求。

依据老年长期照护需求理论,采用"由下往上"估计方法,到2050年,我国需要长期护理老年人数达到3331万人,是2010年的2.6倍。长期照护总费用大约需要7022亿~11 703亿元。

长期照护需求受到很多因素影响,长期护理服务需求的引致因素有:老年人口的快速增长、高龄化趋势和肥胖比重的上升。为了应对长期照护需求的增加,满足我国人民不断增长的长期照护需求,必须构建合理的长期照护模式,建立符合国情的以社区长期照料服务为核心的长期照料服务体系。

(二)培养优质的长期照护人才

老龄产业是为老年人提供商品和服务的产业,长期照料护理是老龄产业的重中之重。长期照护产品是老龄社会发展经济的一个重要增长点,要在政府的政策优惠和扶持下积极发展,以促进经济繁荣。关于长期照护服务人员方面,对养老护理员进行了研究,认为居家养老服务工作的成功与否,很大程度上取决于是否拥有一支专业、敬业的服务队伍,应该对护理员进行多元化的培训,在工作过程中进行再培训和定期考核,进一步提高护理员的相关待遇,以有效措施推进政府购买护理服务模式下的养老工作健康快速发展。要提高当前养老服务人员的素质和待遇,造就一批高素质的长期照护服务人员,以提供优质的长期照护服务。

(三)健全法律法规,构建长期照护保险制度

我国目前虽然还没有建立完善的长期照护制度,但依据西方国家"立法先行"的原则,我国具有长期照护保险立法需求、机构立法需求和长期照护从业人员立法需求,可以先立法,后实施,以健全的法律法规为长期照护制度的建立和发展提供指导和依据。在立法过程中,政府具有较强的推动作用,必须依靠政府的力量,推动我国长期照护法律法规的发展。法律法规的内容包括几个方面,分别为资金来源、指导思想、照顾主体、服务制度和法律责任等。建立健全法律法规过程中,要注重发展性、应当性和体系性。

(四)发展评估,及时干预老年人健康状况

我国到2050年估计将有2500万老年人需要接受长期照护服务。2050年中国高龄老人中最基本生活需长期护理的人数将比2000年增长7.5倍以上,在2100年将比2000年增长9.8倍以上。我国发展长期照料服务过程中,要重视发展评估制度。评估因素包括:老人的生活自理能力、认知能力、家庭结构、经济状况,对相关因素设定权重比例,进行综合评估。

(王 绯)

参考文献

[1] 中国老龄办. 中国人口老龄化发展趋势预测研究报告. 中国妇运,2007,2:15-18.

[2] 田申. 我国老年人口长期护理需要与利用现状分析. 中国公共卫生管理,2005,21(1):71-73.

[3] 施永兴. 上海市老年护理医院服务现状与政策研究. 上海：复旦大学出版社, 2008.

[4] 姜小鹰. 北欧老年护理的发展及启示. 心血管康复医学杂志, 2000, 9(5)：82-84.

[5] 张善斌. 香港安老服务经验及其启示. 社会福利, 2004, 12：48-49.

[6] 邹益明, 孔庆庆. 欧美国家老年公寓的成功经验对我国的启示. 商业研究, 2008, 3：193-196.

[7] 王兰, 王丽娟. 社区护理与我国人口老龄化的需求. 首都医科大学学报, 2008, 12：47-49.

[8] 白海燕, 刘志财. 浅析我国人口老龄化问题及其对策. 山西大同大学学报（社会科学版）, 2008, 22(4)：12-14.

[9] 刘建芬, 潘孟昭. 护理如何为老年人服务. 实用护理杂志, 1998, 14(10)：513.

[10] 刘乃睿, 于新循. 论我国孝道传统下老年人长期照护制度的构建. 西南大学学报, 2008, 34(5)：106-110.

[11] 万宏伟, 于放. 人口老龄化使中国老年护理面临巨大挑战. 现代护理, 2007, 13(7)：589-590.

[12] 范娟娟. OECD国家长期护理服务需求引致因素分析及对我国的启示. 中国保险, 2011, (9)：53-55.

[13] 张勘. 失能老人长期照料的现况分析和政策建议. 社区卫生保健, 2009, (6)：388.

[14] 郑豫珍, 刘继文, 杨玉英. 政府购买护理服务模式下居家养老护理员现状分析. 新疆医科大学学报, 2010, 33(12).

[15] 陈卓颐, 黄岩松, 罗志安. 关于提高养老照护从业人员素质的思考. 中国老年学杂志, 2006, 26(2)：280-281.

[16] 陈超. 美国老年人长期照护法律体系及其对我国的启示. 浙江树人大学学报（人文社会科学版）, 2007, 7(2)：68-72.

第二节　老年人的护理要点

一、老年人的特点

（一）外貌特征

1. 头发花白、稀疏, 身高降低、驼背。

2. 皮下脂肪减少、萎缩、表面干燥、无光泽、不润滑。

3. 肌肉松弛、牙齿松动脱落、语言缓慢、耳聋眼花、手指哆嗦等。

（二）心血管系统

1. 心肌逐渐萎缩、心脏变得肥厚硬化、弹性降低, 心脏收缩功能减弱, 心率减慢。

2. 动脉硬化, 易引发高血压和冠心病。

（三）呼吸系统

1. 肺活量降低, 肺的通气和换气功能减弱, 易引发肺气肿和呼吸道并发症。

2. 气管支气管平滑肌肌力减弱, 排痰能力下降, 易导致肺部感染。

（四）消化系统

1. 牙齿脱落, 咀嚼功能下降, 唾液分泌减少, 碎食不全, 食物不易消化。

2. 胃肠蠕动减慢, 消化酶分泌减少, 消化能力减弱, 易引起消化不良, 老年人易患胃炎。

3. 肠道萎缩,使其对食物的消化吸收能力下降,蠕动减慢,易导致便秘的发生。

(五)运动系统

1. 肌肉弹性降低、收缩力减弱、肌肉变得松弛、容易疲劳。

2. 骨骼中的有机物减少,无机盐增加,致使骨的弹性和韧性降低,因此骨质疏松在老年人中常见,易出现骨折。

3. 关节软骨退化,还易出现骨质增生,关节炎等疾病。

二、老年住院患者常见护理问题

老年住院患者常见的问题包括:睡眠障碍、营养问题、谵妄、尿失禁、跌倒、压疮。国外护理机构将这六大问题统称为老年综合征即按其英文首字母拼写简称 Spcies,美国 NICHE project 于 1988 年建立了 Fulmer Spcies 老年综合征护理评估流程,并将其作为对老年人护理综合评估的工具,以初步判断住院老年患者的一般情况。这六大问题在临床是常见的、而且是可以预防的。研究显示,如果这些问题单一发生或合并多个发生都会加快患者的死亡、增加高额的医药费用、延长患者的住院日。因此,对于住院的老年患者,护理的重点在于对这些问题的评估与预防。

(一)跌倒

1. 定义　指偶然或意外的跌倒在地面上,不伴有意识丧失,并除外由严重的身体疾患(如癫痫、卒中及心脏疾病)或突然外力冲击所致的摔倒。

2. 流行病学　美国社区 >70 岁和 >80 岁的老年人中,跌倒的发生率分别为 30% 和 50%,其中 10% 造成了严重伤害。在我国,跌倒是老年人意外死亡的首要原因,一年内有过跌倒史的老年人再发生跌倒的风险高达 60%。

3. 跌倒风险评估

(1)评估跌倒风险:①起立行走试验:从有扶手的椅子(高度 46cm)上站起来向前走 3 米,转身走回来坐下。可使用辅助工具,但不能搀扶,可综合评估患者的下肢肌力、平衡以及步态,正常参考值 <12 秒。②五次坐起试验:双手抱肩、5 次起坐,测定下肢肌力和关节活动。正常参考值 <10 秒。

(2)询问既往史:一年内跌倒 >2 次、患有帕金森、衰弱、多重用药。

4. 跌倒的危害

(1)骨折:长期卧床还可引起下肢深静脉血栓、肺部或泌尿系感染、压疮等并发症的发生。

(2)硬膜下血肿、严重的软组织损伤。

(3)因害怕跌倒而不敢活动,引起躯体功能下降和行为退缩。

5. 预防及护理要点

(1)根据评估结果,对存在跌倒高风险老人及家属进行健康宣教,并与家属强调 24 小时陪伴在老人身边。

(2)对新入院的老年人详细介绍病房环境及物品的使用方法,观察老人的鞋是否防滑,衣裤长短适中。

（3）针对无陪伴，且不服老、不愿意麻烦别人的老人，强调主动服务意识，反复提醒老年人注意环境中的危险因素，发现老人进行危险的动作时及时帮忙并制止。

（4）营造舒适安全的居住环境：在老年人起居室配备床档、拐杖等安全设施；夜间配备照明灯、卫生间有防滑设施，坐便高低适宜；水杯、药物等常用物品放在触手可及的位置；呼叫器放于患者手边。

（5）协助老人进行适当的锻炼：抗阻力及举重训练以增加力量；指导老人进行日常行走及转移的技巧训练；太极、瑜伽以提高灵活性。

（6）定期对老年患者进行跌倒风险评估，及时调整护理重点。

（二）谵妄

1. 定义　谵妄是一种急性脑功能下降状态，伴有认知功能改变和意识障碍，症状常具有波动性，以前也曾经被称为急性意识混乱状态。

2. 临床症状

（1）意识障碍：神志清晰度降低（不清醒，爱睡觉，睡觉时间变长，呼唤后可被唤醒），定向力障碍（不知道自己在哪个处所，比如是在家中，还是在医院等等）。

（2）注意力障碍：注意力涣散；言语凌乱、不连贯；无意义动作或行为，解决问题的能力下降。

（3）认知功能障碍：近期记忆障碍和远期记忆障碍。

（4）知觉障碍：如幻觉、妄想、恐惧、悲伤等。

（5）睡眠觉醒周期改变：白天夜间睡眠的倒错。

（6）急性起病和症状具有波动性是谵妄的重要特征之一：突然发生，症状时好时坏，常有日落现象（就是晚上症状会明显些）。

3. 谵妄的风险评估　谵妄的评估法（confusion assessment method，CAM）见表12-1。

表 12-1　CAM 量表

评估条目		结果	
急性发病且病程波动	1a. 与平常比较，是否有任何证据显示患者精神状态产生急性变化	否	是
	1b. 这些不正常的行为是否在一天中呈现波动状态？即症状时有时无或严重程度起起落落	否	是
注意力不集中	2. 患者集中注意力是否有困难？例如容易分心或无法接续刚刚说过的话	否	是
思绪紊乱	3. 患者是否思考缺乏组织或不连贯？如杂乱或答非所问、或不合逻辑的想法、或突然转移话题	否	是
意识状态改变	4. 整体而言，您认为患者的意识状态有无过度警觉、嗜睡、木僵，或昏迷	否	是
总评	1a＋1b＋2"是"，加上3或4任何一项"是"		谵妄

4. 预防措施　谵妄的预防应优先考虑，30%～40% 的谵妄是可以预防的。针对高危人群，要积极预防任何可诱发谵妄的危险因素。

（1）预防认知功能损害：①恢复定向力措施：配备写有患者名字的信息板，固定每日日程安排；通过交流恢复患者的定向力；②治疗活动：刺激性益智活动 3 次 / 天。

（2）避免制动：尽早活动，让患者主动或被动活动 3 次 / 天；尽量减少因为医疗原因而制动。

（3）为视力下降的老年人佩戴眼镜，为听力下降的老年人佩戴助听器。

5. 护理措施

（1）嘱家属 24 小时陪伴老人，保证老人的安全问题。

（2）注意与老人的沟通：沟通时注意语速平缓、语调柔和，避免争辩或者说服老人的话语，尽量顺从老人的要求，协助老人恢复定向力。

（3）尽量避免束缚，如老人有明显的狂躁不安，且有伤人或自伤的行为时，可考虑束缚。束缚后保证老人的安全。

（4）为避免坠床，可睡床垫或加床档，增加看护人员，如患者有兴奋、躁动，避免暴力制止，要予以积极安抚。

（5）关好门窗，防止老人走失或因幻觉坠楼等。

（6）嘱老人随身携带身份信息，防止意外发生。

（三）营养不良

1. 概述　老年人群营养不良发病率很高，国外研究显示，约 15% 的社区及居家老年人存在营养风险，而住院老年患者的营养风险发生率更高，国外资料显示为 62%，国内研究显示其发生率约 50%。

2. 病因

（1）生理变化：老人常存在味觉、嗅觉的功能减退，进而导致食欲下降。同时牙齿的脱落、吞咽问题以及食物的消化和吸收功能下降共同导致营养不良的发生。

（2）社会因素：大多数老年人独居，缺乏照顾，在饮食方面均以简单为主，缺乏均衡的膳食。

（3）疾病因素：治疗和用药、急慢性疼痛、痴呆、抑郁焦虑等均影响进食，或因疾病如糖尿病等过度控制饮食。

3. 营养不良的危害

（1）免疫力低下、感染风险增加。

（2）伤口愈合缓慢。

（3）体力下降，易疲劳；精神状况欠佳。

（4）瘦弱、肌肉减少、易发骨折、跌倒。

4. 营养筛查　营养筛查是根据这些提示营养状况差的预警信号来进行的，见表 12-2。

表 12-2　Determine 量表

问题	是 / 否	评分	备注
1. 因为生病或身体不适而影响了进食的种类和数量		2	
2. 我每天饮食少于 2 餐		3	
3. 我不常吃蔬菜、水果与乳制品		2	
4. 我几乎每天都喝 3 杯以上的酒（啤酒 / 红酒 / 白酒）		2	

问题	是 / 否	评分	备注
5. 因为牙齿和口腔问题导致我进食困难		2	
6. 我的经济状况让我无法买想吃的食物		4	
7. 我经常一个人吃饭		1	
8. 我每天必须服用 3 种及以上的药物		1	
9. 在过去 6 个月内体重下降 / 增加 4.5kg 以上		2	
10. 我难以自己去购买、烹调及（或）吃入食物		2	

结果判断：每项按照"是 / 否"评价，如果是就按照评分内容得分，否为 0 分，最终统计总得分：0～2 分：请保持现有的饮食情况，每 6 个月测评 1 次即可；3～5 分：您有轻、中度的营养不良危险，请向专业人员咨询，进行饮食与生活习惯改变，每 3 个月评估 1 次；≥6 分：您有高度营养不良危险，请寻找医师或营养师帮助，改善营养状态。

5. 营养支持原则

（1）尽早纠正水、电解质及酸碱平衡紊乱。

（2）根据年龄、BMI、是否禁食、原发病及同一疾病的不同病程、引流量和是否伴随心、肺、肾脏疾病，选择合适的营养支持途径、适量的能量和营养物质，制订个体化营养支持方案。

（3）首选肠内营养，有利于维持肠道功能，实施方便，并发症少，易于长期应用。当经口补充不足 50% 时，需要管饲。若不能耐受或无法进行肠内营养时才采用肠外营养。

6. 护理要点

（1）按照经验估计法计算患者每日所需能量，正常体重者采用 25～30kcal/(kg·d)；肥胖老人可采用理想体重的 120% 计算；消瘦的老人可采用在实际体重的基础上增加部分能量，以满足营养需求。

（2）在应激或创伤下，每天蛋白质需求量应该在 1.2～1.5g/kg 体重，但有肾脏或肝脏疾病患者要限制蛋白质摄入。

（3）老年患者除了常量营养素摄入不足外，容易出现微营养元素的缺乏，如钙、维生素 D、维生素 B_{12} 和维生素 B_6，叶酸以及铁，因此在饮食中增加微量元素的摄入。

（4）脱水是老年人最常见的液体或电解质紊乱的原因，每天 30～40ml/kg 体重水或摄入 1ml/kcal 能量水能够满足老年人的液体需求。

（5）指导老年人尽可能口服膳食或选择经口营养补充剂（ONS）。

（6）尽可能根据老年人对食物的喜好加强食物摄入；可以通过改变食物的色泽、质地、温度和设计，并加用一些调味剂来弥补老年人因衰老而退化的味觉和嗅觉，同时也可减少盐和糖摄入。

（四）压疮

老年人易发生压疮，压疮的发生反过来又会影响老人疾病的恢复，严重者还会继发感染甚至死亡。研究显示，发生压疮的老年人较未发生压疮的老年人死亡率增加 4 倍，伤口未愈合者比伤口愈合者死亡率增加 6 倍。在老年人的居家照护中，压疮应该引起足够的重视。

本节从压疮的定义、分期与评估、危险因素、预防、护理 5 个方面进行讲述。

1. 定义 压疮是指由于压力、剪切力和（或）摩擦力而导致的皮肤、皮下组织和肌肉及骨骼的局限性损伤，常常发生在骨隆突出处。

2. 压疮分期与评估

（1）Ⅰ期压疮：皮肤完整，出现压之不褪色的局限性红斑（通常在骨隆突处等受压部位）。与周围的组织相比，该部位可能有疼痛、硬肿或松软。

（2）Ⅱ期压疮：表皮和部分真皮缺损，表现为完整的或开放/破溃的血清性水疱，也可以表现为一个浅表开放的粉红色创面，周围无坏死组织的溃疡，有时甚至较干燥。

（3）Ⅲ期压疮：全层皮肤组织缺损，可见皮下脂肪，但骨骼、肌腱或肌肉尚未显露或不可探及，伤口床可能存在坏死组织或腐肉、窦道。

（4）Ⅳ期压疮：全层皮肤组织缺损，伴骨骼、肌腱或肌肉外露，可以显露或探及外露的骨骼或肌腱。伤口床可能会部分覆盖腐肉或焦痂，常伴有潜行或窦道。

3. 压疮的危险因素

（1）内因：①营养不良：营养不良、消瘦的老人，受压处皮肤很薄，缺乏肌肉及脂肪组织的保护，较易发生压疮；②活动受限：偏瘫、意识不清及高龄体弱的老年人，其自主活动减少或丧失，导致身体局部受压时间延长，易发生压疮；③疾病因素：存在腹水、水肿及患糖尿病的老人，皮肤脆弱，自我修复能力减弱，易发生压疮。

（2）外因：①压力：垂直的压力是引起压疮的最主要原因，主要来自本身体重和附加于身体的压力。卧床或坐轮椅的老人，长时间不改变体位。老人局部承受压迫过久，导致局部皮肤缺血而形成压疮。②剪切力：因皮肤和深层组织间进行相对移位所引起，也称为推动压力。如长期卧床老人，当床头抬高>30°，骶尾皮肤就会与骶骨形成易损伤深部皮肤组织的剪切力。③摩擦力：是一种作用于皮肤表层的机械力，主要由摩擦产生。当老人在床上活动或移动时，皮肤随时都受到衣、裤、床单表面的摩擦。一旦发生皮肤擦伤，就易发生压疮。

（3）潮湿浸渍：汗液、尿液长时间的浸渍，皮肤潮湿引起皮肤松软，在外力的作用下易引起压疮。

4. 压疮的预防

（1）纠正全身营养状况，去除引起营养缺乏的原因：①应帮助不能自主进食者进食；②根据老人的身高、体重及活动量估计每日需要量，制订详细周密的营养调配方案；③协助老年人采取舒适的进餐体位，调整用餐时的心情，鼓励老人进食；④过度肥胖者要控制体重，适当增加运动。

（2）避免局部组织长期受压：①定时翻身，长期卧床的老人宜 2 小时翻身一次并置躯体功能位，同时注意翻身技巧。老年人宜采用侧卧位 30° 翻身法，即侧卧位时身体与床单位的夹角宜<30°，以避免尾骨受压。若病情允许，可经常将老人置于椅子上，并放置软枕于坐位时的骨突受压点。②保护骨隆突处，在身体空隙处垫软枕，使支撑体重的面积加大。长期卧床的老人可使用气垫床以减轻压力。可预防性使用保护贴膜。需要注意的是，即使及时使用了这些保护措施，仍需经常为长期卧床老人变换卧位。③保护患者脚跟等易受压部

位,可使用软枕放置在小腿下,使脚跟悬空减轻受压。

(3)避免摩擦力和剪切力:①抬高床头时勿超过30°,并维持尽可能短时间;确实需要取半卧位时,注意防止身体下滑;②协助老人翻身、更换床单及衣服时,需将老人抬离床面,切忌拖、拉、推;③保持床单位清洁、平整、无碎屑,以避免皮肤与碎屑、衣服、床单褶皱产生摩擦。使用便盆时应协助患者抬高臀部,不可硬塞、硬拉。

(4)避免局部潮湿等不良刺激:①保持床单位清洁、干燥、平整、无褶皱、无碎屑;②注意皮肤清洁卫生,使用温水,勿用肥皂,保持皮肤干燥;③若皮肤过于干燥,皮肤清洁后可将润肤霜适量涂于皮肤上;④对于大小便失禁、出汗及分泌物多的老人,应及时清洗擦干,局部皮肤涂润肤霜臀部涂护臀霜;⑤切勿将老人直接置于橡胶单或者塑料单上;⑥勿按摩骨隆突处脆弱的皮肤。

(5)促进局部血液循环:①对于长期卧床的老人,每日可进行全范围关节活动,寒冷时注意皮肤保暖;②定时为老人温水擦浴,全身按摩。

5.压疮的护理　老人一旦发生压疮,宜积极采取局部治疗为主,全身治疗为辅的综合护理措施。

(1)疮面处理:①早期(Ⅰ期)压疮的受压部位出现皮肤红肿,只要改善受压,勤翻身、垫软枕,症状会得到改善。②Ⅱ期压疮若有水疱,可用无菌注射器将脓液抽出,生理盐水消毒后外敷贴膜保护,每日观察皮肤恢复情况,并更换敷料。③Ⅲ期压疮:及时清理坏死组织及腐肉,根据渗出情况选择敷料,有感染风险可使用银离子藻酸盐覆盖伤口。注意换药时严格执行无菌操作,每班观察,若有渗液及时更换。④Ⅳ期压疮需请专科护士进行会诊,根据患者的不同情况,按照会诊意见进行护理。

(2)全身治疗:①加强营养:营养不良是老年人发生压疮的重要内因之一,也是影响压疮愈合的重要因素。应采取肠内、外营养等多种方式,给予患者高蛋白、高热量、富含维生素饮食,改善患者全身营养状况,促进创面愈合。②控制感染:老年人机体抵抗力低下,压疮创面极易感染,日常照护中需加强消毒,必要时遵医嘱给予抗生素治疗。

(五)尿失禁

1.定义　尿失禁是一种不自主经尿道漏出尿液的现象,是控尿能力的丧失。

2.流行病学　我国部分地区流行病学调查显示,尿失禁发病率为18%~53%,老年女性的发病率高达70%。

3.尿失禁的危害

(1)可引起反复尿路感染、甚至影响肾功能、盆腔炎、阴道炎、阴部湿疹、溃疡、跌倒。

(2)可引起抑郁、失眠、社交能力丧失。

(3)是导致失能的重要原因之一,影响生活质量,同时也使照料者负担加重。

4.分类

(1)急迫性尿失禁:不能控制的尿急、尿频、夜尿增多。

(2)压力性尿失禁:因腹内压升高所致的不自主排尿。老年女性多见,尤其是肥胖的患者。

（3）充溢性尿失禁：老年男性多见，常见病因为良性前列腺增生、前列腺癌和尿道狭窄。

（4）膀胱过度活动症：尿频、尿急但无尿失禁。

5. 护理措施

（1）改变生活方式：控制体重，戒烟，改善便秘，避免酒精、咖啡的摄入。

（2）行为疗法：①指导患者定时或经常主动排尿，保持膀胱处于低容量状态。②对住院患者进行躯体和社会环境评价，包括卫生间的使用和衣着是否方便、评价患者是否需要帮助。③认知功能正常者可以进行膀胱再训练，指导患者在清晨醒后定时排尿，强制性逐渐延长排尿的时间间隔；强化盆底肌的训练及电刺激盆底肌，需要几周才开始见效，嘱患者坚持训练，避免短时间内未见疗效放弃训练。④认知功能障碍的患者进行生活习惯训练，根据患者平时的排尿间隔定时排尿；按照既定计划排尿，通常每2～3小时排尿一次。⑤指导患者进行盆底肌训练：隔离盆底肌（避免大腿、直肠和臀部收缩），缓慢收缩盆底肌肉，保持6～8秒，连续做8～12次；每周锻炼3～4次，至少15～20周。可增强支撑尿道的肌肉力量，是无创性治疗的基础。膀胱或子宫脱垂的女性患者应用子宫托可能有效。

（3）生活护理：①对生活自理的老年患者，指导其定时更换衣裤，保持会阴部清洁干燥。②对生活不能自理的老年人，告知家属予患者使用专用尿垫，发现尿液溢出，及时更换，定时予患者进行会阴部冲洗，保持会阴部及肛周皮肤清洁干燥。注意观察会阴部及肛周皮肤情况，如有红疹、水泡等及时就医，预防失禁性皮炎的发生。③注意尊重老年人的意见，保护患者的隐私。

（4）必要时可予患者留置导尿管。

（5）建立排尿日记：连续记录患者自主排尿、尿失禁的次数、发生尿失禁的时间、环境与具体表现、每次尿量、排尿频率、日夜尿量，可提供基础的尿失禁的严重程度，为对尿失禁的诊断和治疗提供依据。

（六）睡眠障碍——失眠

1. 定义　在具备充分的睡眠机会和环境的前提下，发生以失眠为主的睡眠质量不满意状况，表现为难以入睡、睡眠不深、多梦、醒后不易再睡，早醒或自觉睡眠明显不足等。

2. 诊断　需同时满足下列临床特征：

（1）主诉入睡困难，或难以维持睡眠，或睡眠质量差。

（2）这种睡眠紊乱每周≥3次，并持续1个月以上。

（3）日夜专注于失眠，过分担心失眠的后果。

（4）睡眠的量和（或）质的不满意引起了明显的苦恼，或影响了社会及职业功能。

3. 评估

（1）睡眠日记：制作大幅表格，请患者每天晨起后填写前1天的睡眠情况及各项影响睡眠的因素，分析患者失眠的原因和变化规律，以便采取适当的、有针对性的措施。需连续记录2周，实施调整变化的方案后仍需继续记录，以便观察趋势。

（2）匹兹堡睡眠质量指数（PSQI）：自评量表，评定患者最近1个月的睡眠质量，总分范围为0～21分，得分越高表示睡眠质量越差。>7分为分界值。

4．护理要点

（1）刺激控制——日间：①嘱患者每天清晨按时起床，无论前一天晚上睡了多久；②鼓励患者根据身体状况每日锻炼，但在睡前 2 小时内避免剧烈运动；③指导患者日间可享受充分的光照，减少日间睡眠；④午餐后限制咖啡因、浓茶的使用，戒酒。

（2）刺激控制——夜间：①嘱患者保持规律的作息时间，只在困倦的时候上床；②告知患者不要在床上做与睡眠无关的事情，如读书或看电视；③夜间定时暗化病室，保持卧室安静而黑暗，温度略低；④如果上床 20 分钟内不能入睡，起床做一些活动，如听轻柔的音乐或阅读；⑤嘱患者不要饿着肚子上床，但睡前也不要吃的太饱。同时夜间不要大量饮水，避免因上厕所影响睡眠。

（3）行为治疗：①睡眠限制法：限制患者卧床总时间，逐渐改善睡眠效率，形成健康的睡眠行为。当睡着时间与在床上的时间比≥90% 的时候，每周增加 15 分钟卧床时间；②放松：生物反馈，意向法训练，冥想，催眠。

（郭欣颖）

参考文献

[1] 刘晓红，朱鸣雷. 老年医学速查手册. 北京：人民卫生出版社，2014.

[2] 陈峥. 老年综合征管理指南. 北京：中国协和医科大学出版社，2010.

第十三章

院 内 感 染

医源性问题是指在诊断、治疗、预防疾病的过程中引发的问题或疾病。它是医疗活动的伴生物,只要从事医疗活动就存在着发生医源性问题的可能性。从原则上说,它是临床诊疗工作中的客观存在,很难完全避免。但如具体分析每次医源性问题的发生,则又往往能查出导致发生这个问题的原由。如果医务人员具有对患者高度负责的精神,深刻认识医源性问题可能给患者带来的严重后果,在每个措施的抉择和实行过程中,始终全面分析、周密思考、仔细观察,并对各种补救方案成竹在胸,就有可能最大程度防止医源性问题的发生。老年人常见医源性问题有院内感染、压疮、谵妄、制动、血栓形成、过度检查、营养不良、药物不良反应及不合理用药等。

一、院内感染定义

指住院患者在医院内获得的感染,包括在住院期间发生的感染和在医院内获得出院后发生的感染;但不包括入院前已开始或入院时已存在的感染。医院工作人员在医院内获得的感染也属院内感染。

二、院内感染危险因素

1. 侵入性操作越来越多,如动静脉插管、泌尿系导管、气管切开、气管插管等。
2. 大量抗生素的应用,引起菌群失调,耐药菌增加。
3. 激素、免疫抑制剂应用,化疗及放疗后,致使患者自身免疫功能下降而成为易感者。
4. 导致机体抵抗力下降的各种疾病及老年患者所占比例增加。

三、老年住院患者院内感染特点

1. 易感人群。
2. 表现不典型,可以没有明显发热、没有明显白细胞升高,有些人以谵妄为首发表现。
3. 以呼吸道感染、泌尿系感染、抗生素相关腹泻最多见。
4. 病原体多重耐药,感染后死亡率高。

四、典型病例

1. 病例1　患者男，82岁，因言语不清、右侧肢体活动不利6小时入院，头颅CT显示：左侧基底节区急性脑梗死。既往有高血压、糖尿病史。入院后出现进食呛咳，第4天出现发热、咳嗽、咳痰，痰为黄色黏痰，体温38.2℃，右肺可闻及湿啰音，血WBC $12.60 \times 10^9/L$，N 89.5%；胸片：右肺下叶炎症阴影；痰培养为：铜绿假单胞菌。院内感染诊断：吸入性肺炎。

老年人因误吸引起肺炎占医院获得性肺炎的20%～30%。病原菌多为革兰阴性细菌，包括流感嗜血杆菌、铜绿假单胞菌、肺炎克雷伯菌、嗜麦芽窄食单胞菌和大肠杆菌等，其次为厌氧菌和金葡菌。

老年人吸入性肺炎的危险因素有：①吞咽困难：10%的老年人都存在吞咽困难；②咳嗽反射减弱：咳嗽反射随年龄增加而逐年下降；③口咽部定植菌的负荷量增大：多种慢病、牙病、营养不良、长期鼻饲等可增加口咽部细菌的定植；④易致误吸因素增加：如脑卒中、胃食管反流、胃管鼻饲等；⑤机体全身和局部抵抗力下降：气管插管或气管切开、机械通气、应用激素、抗生素、免疫抑制剂或放、化疗等所致。

老年吸入性肺炎并发症多，常可并发呼吸衰竭、消化道出血、脱水、电解质紊乱、昏迷、休克、多器官功能衰竭，病死率高。

吸入性肺炎的预防措施有：①保持口腔卫生，进餐后充分洗牙和清理上下腭、舌面，定期清理牙垢和牙菌斑；②对有吞咽困难者进食黏稠均一状食物，进餐后保持坐位；③肠道营养者，宜采用半卧位；④对神志不清或出现吞咽困难的脑卒中患者，短期经鼻食管插管管饲可避免进食导致的误吸。

2. 病例2　患者男，66岁，因排尿困难5年，尿闭12小时入院。既往有糖尿病、前列腺增生史，考虑患者为急性尿潴留，给予导尿，初次导尿800ml，留置尿管，3天后试拔除尿管，但患者仍无法自行排尿，6小时后再次导尿并留置尿管，入院第8天患者出现发热，体温39.5℃，伴寒战，下腹部疼痛，尿色深、浑浊，血常规：WBC $12.8 \times 10^9/L$，N 86.4%；尿常规：WBC 70～80/HP，RBC 15～20/HP，亚硝酸盐(+)，尿培养：产超广谱β-内酰胺酶(ESBL)的大肠埃希菌。院内感染诊断为：导尿管相关尿路感染。

导尿管相关尿路感染是指患者留置导尿管后，或者拔除导尿管48小时内发生的泌尿系统感染，分上尿路感染(主要是肾盂肾炎)和下尿路感染(主要是膀胱炎)。院内的泌尿道感染66%～86%发生在泌尿道器械操作，主要是导尿管的插入术后，病原菌主要为大肠埃希菌(占50%)，ESBL阳性率达60%；其他还有克雷伯菌、变形杆菌、肠球菌、假单胞菌、肠杆菌、沙雷菌、念珠菌等；ESBL(extended-spectrum β-lactamases)是一类能水解青霉素类，头孢菌素类以及单环类抗生素的β-内酰胺酶，能产生ESBL的细菌即为ESBL(+)菌，主要为大肠埃希菌和克雷伯菌；如该菌株ESBL(+)，说明对所有的青霉素类、头孢菌素类及氨曲南耐药，对碳青霉烯类抗生素敏感，其活性能被某些β-内酰胺酶抑制剂如克拉维酸、舒巴坦所抑制。

导尿管相关尿路感染的发生率与留置时间呈正相关，24小时内单次短暂导尿管插入感染率为 1%～5%，开放留置导尿管 4 天以上感染率为 100%，密闭式导尿 7 天以内感染率为20%，因此严格掌握使用导尿管的适应证非常必要。

使用尿管的指征有：①不能排尿者，如前列腺增生导致的急性尿潴留，神经源性膀胱等；②手术麻醉后；③危重患者监测尿量；④临终关怀。

对于卧床的仅有尿失禁而并无尿潴留的患者，不可为代替一般护理安置并长时间留置导尿管，可考虑使用集尿器、尿垫或成人纸尿裤。

导尿管相关性尿路感染的有效的预防措施有：①限制导尿管留置的时间；②采用严格规范的导尿技术；③维护无菌密闭引流。

3. 病例 3　患者男，76 岁，因反复咳嗽、咳痰、喘 30 余年，加重伴发热 3 天入院，考虑慢性阻塞性肺病急性加重，给予头孢曲松钠静脉点滴治疗，治疗第 10 天，患者出现腹泻，每天 3～5 次，黄色黏液便，伴里急后重，便前下腹部绞痛，便后减轻；便常规：WBC 20/HP，RBC 1/HP；便培养：难辨梭菌阳性，难辨梭菌毒素阳性。院内感染诊断为：难辨梭菌相关性腹泻。

难辨梭菌相关性腹泻是医院内胃肠疾病感染的主要原因，与长时间应用抗生素，造成肠道菌群失调有密切关系。20%～30% 的抗生素相关性腹泻，50%～70% 的抗生素相关性肠炎，90% 以上的假膜性肠炎是由难辨梭菌所致，几乎所有抗生素的应用均可使抗生素相关性腹泻风险增加，尤其是碳青霉烯类和新一代氟喹诺酮类抗生素。难辨梭菌（clostridium difficile，CD）是一种专性厌氧革兰阳性芽孢杆菌，其致病主要通过毒素介导，肠毒素（毒素 A）及细胞毒素（毒素 B）。一旦临床高度怀疑或已确诊难辨梭菌相关性腹泻，应及早停用有关抗生素。对于原发病必须继续使用者，可给予针对性强的窄谱抗生素。轻症患者停用相关的抗生素后多能自愈，症状明显者可采取针对病原菌的抗菌治疗，口服甲硝唑 250～500mg，每日 3～4 次或静脉用药，口服万古霉素 125～500mg，每日 4 次，疗程 10～14 天。同时补充肠道益生菌。避免使用止泻药或抗胃肠蠕动药。为避免交叉感染，应床旁隔离，看患者时戴手套，穿隔离衣，患者用过的东西最好是一次性的，否则应彻底消毒。

五、医院感染预防和控制

医院感染是可以预防和控制的，美国 SENIC（Study of the Efficacy of Nosocomial Infection Control）的调查研究显示，通过预防、控制措施的实施，1/3 的感染是可以预防的。

1. 合理使用抗生素　无症状菌尿，不需要使用抗生素治疗；长期卧床的老年患者，低热有时不需使用抗生素。

2. 洗手是阻断疾病传播的重要环节　洗手是控制医院感染最有效最简单最方便最经济的方法，WHO 关于手卫生六个指征：①接触患者前后；②摘除手套后；③进行侵入性操作前；④接触患者的体液、排泄物、黏膜、破损的皮肤或伤口敷料后；⑤从患者脏的部位到干净的部位；⑥直接接触、接近患者无生命的物体（包括医疗器械后）。

3. 规范医疗器械的消毒与灭菌，做好环境和空气的清洁与消毒。

（吴　瑾）

参考文献

[1] 王力红. 医院感染典型病例分析与防控要点. 北京：人民卫生出版社，2010.

[2] Surawicz CM，Brandt LJ，Binion DG，et al. Guidelines for diagnosis，treatment，and prevention of Clostridium difficile infections. Am J Gastroenterol，2013，108（4）：478-498.

[3] Hooton T，Bradley SF，Cardenas DD，et al. Diagnosis，Prevention，and Treatment of Catheter-Associated Urinary Tract Infection in Adults：2009 International Clinical Practice Guidelines from the Infectious Diseases Society of America. Clin Infect Dis，2010，50（5）：625-663.

第十四章

社区常见老年综合征

第一节 便 秘

一、定义

排便次数减少（每周排便次数 <3 次）、排便量减少（每天 <35g）、硬粪、排便费力、排便不尽感、肛门阻塞感等，上述症状同时存在 ≥2 种时诊断便秘。慢性便秘是指病程超过 6 个月，3 个月中超过 1/4 时间内有便秘（罗马Ⅲ标准）。

二、流行病学及病因

我国 60 岁以上老年人中，慢性便秘发病率约 15%～24%。主要原因是随着增龄，老年人的食量和体力活动减少，肠管张力和蠕动减弱，腹腔及盆底肌力下降，肛门括约肌减弱，胃 - 结肠反射减弱，直肠敏感性下降。此外，痴呆或抑郁失去排便反射也可引起便秘。

三、危害

1. 长期便秘可导致痔出血、肛裂，加重盆底功能障碍，焦虑烦躁，生活质量下降。
2. 用力排便可诱发急性心脑血管事件，甚至猝死。
3. 衰弱患者可引起粪嵌塞、溢出性大便失禁、穿孔、乙状结肠扭转和尿潴留。
4. 痴呆患者可诱发激惹和谵妄。

四、分型

1. 慢传输型　便次少、硬便；肛门指诊直肠空虚。全胃肠通过时间延长。
2. 出口阻塞型　排便费力、费时、不尽感，需要手法助排；肛门指诊直肠内粪淤积；该型也可称为排便障碍。
3. 混合型　同时有两型表现。

五、诊断

1. 辅助检查
（1）血常规、电解质、血糖、肝肾功能、甲功；便隐血（OB）。

（2）腹平片。

（3）结肠镜：便秘伴报警表现。内镜取代钡灌肠。

（4）肛门直肠功能：严重/持续出口阻塞症状，便失禁，肛门括约肌变弱。

2. 核查用药，除外继发性因素，含铝/钙的抗酸药、抗组胺、抗胆碱药、抗抑郁药、非二氢吡啶类钙通道阻滞剂、铁剂、钙剂、阿片类镇痛药及 NSAIDs；如果可能，停用或换药；如不能停药，同时采取通便措施。

3. 是否继发于糖尿病、甲状腺功能减退、低钾、高钙、痴呆、帕金森综合征、卒中、精神障碍等。

六、治疗

1. 去除继发性因素，对引起便秘的药物减量/停用；应用阿片类药物要同时有通便计划。

2. 健康生活方式

（1）良好的排便习惯：有便意要马上排便；不要延误；留出固定、充裕的排便时间，建议在早餐后。

（2）饮食：热卡充足，富含纤维素，充足液体摄入。

（3）增加活动。

（4）避免大量饮酒（>42g/d 或 84g/W）和过多咖啡饮品。

3. 药物

（1）针对慢传输型便秘：以渗透性通便药物为主的复合用药，如乳果糖、麻仁润肠丸等，还可加用促动力药。

（2）针对出口梗阻/排便障碍：①粪嵌塞：规律性排空计划，包括手指刺激、使用甘油栓剂、口服缓泻剂的计划，如乳果糖 10ml 每日 2 次 + 灌肠每周 1 次（1～2L 温盐水 30 分钟，或低浓度温肥皂水）；②采用蹲坐位排便（足凳）；排便时吸气、鼓腹；用双手上托肛门两侧；③肛门收缩训练。

第二节　头晕/眩晕

一、定义

头晕广义泛指平衡感觉改变或平衡障碍，而眩晕是指平衡系统（视觉、本体感觉、前庭系统）功能障碍导致空间定向障碍，头晕包括眩晕、失平衡头昏、精神状态不稳和晕厥前期。狭义的头晕是指阵发或持续性头昏、头胀、眼前发黑，可伴随恶心，少伴呕吐，不伴视物旋转。

老年人头晕/眩晕最常见的原因有直立性低血压、良性发作性位置性眩晕（BPPV）等耳源性疾病，后循环缺血、心律失常等心脑血管疾病，以及精神源性因素（焦虑抑郁状态）。

二、流行病学

头晕、眩晕的患病率、发病率高，欧洲研究报道约 30% 的普通人群中有过中、重度的头晕，其中 25% 为眩晕；人群中眩晕的患病率为 5%～10%、年患病率为 5.2%、年发病率为 1.5%；头晕的发病随年龄而增加，65 岁以上人群每年有 18% 主诉头晕或因此无法正常活动。

二、头晕／眩晕的危害

可导致跌倒甚至引起骨折，老年人可能长期卧床，继而引起压疮、下肢深静脉血栓、肺部感染、肌少症、衰弱、情绪障碍、谵妄等不良后果。

四、诊断

1. 病史的询问　发作及持续的时间、频率，有无复发，伴随症状及其他全身表现，促发、加重、缓解因素。与体位改变有无关系；有无外伤史、既往疾病；用药核查；精神及睡眠情况。

2. 体格检查　卧立位血压、心率／心律、神经系统查体等。

3. 辅助检查　心电图、影像学检查，听力、前庭功能等检查。

五、治疗

1. 针对病因

2. 控制症状

（1）镇静剂：适当降低中枢神经系统兴奋性、解除焦虑情绪。

（2）维生素：维生素 B_1、B_6、C，谷维素。

（3）抗胆碱能作用药物：颠茄、茶苯海明、甲磺酸倍他司汀片（敏使朗）。

（4）改善内耳微循环：银杏叶制剂、葛根素。

（5）针灸及中药。

3. 功能锻炼

第三节　视力障碍

一、定义

视力障碍是指视力 < 0.5。失明是指视力 ≤ 0.1。

二、流行病学

屈光不正、白内障、年龄相关的黄斑变性，糖尿病视网膜病变和青光眼是引起失明的最常见的原因。慢性眼部疾病是 65 岁以上的患者到门诊就诊的常见原因之一。

AGS 关于老年人眼科检查的建议＞65 岁的老人每 2 年行全眼检查，糖尿病患者每年查一次。

三、危害

视力障碍可导致老年人交流减少、焦虑抑郁、痴呆、跌倒，引起生活质量下降。

四、年龄相关的黄斑变性

1. 流行病学　50 岁以上发病，双眼先后发病或同时发病，进行性损害视力。

2. 分类　临床分为萎缩型（干性）和新生血管型（湿性）黄斑变性。

3. 危险因素　年龄、吸烟、种族、家族史、性别、肥胖，高度近视、外伤、炎症、不良饮食习惯，进食过多富含高脂肪、高热量的食物；生活方式的改变，长时间上网或阅读，导致眼睛过度疲劳，容易引发黄斑变性等。

4. 临床表现　视物变形或出现中央暗点、中心视力下降等。用 Amsler 方格可发现眼底问题，可用于早期筛查、监测病情变化。

5. 治疗　目前尚无特别有效的治疗方法。

（1）饮食调整可以降低转化的风险。

（2）大剂量 β 胡萝卜素、维生素 C、锌、n-3 长链多不饱和脂肪酸。

（3）避免在猛烈阳光下长期暴晒，佩戴适当的太阳眼镜。

（4）戒烟、少饮酒。

（5）抗血管内皮生长因子（VEGF）药物：临床应用雷珠单抗（Lucentis）玻璃体腔内注射，目前国际标准治疗模式为每月 1 次，连续治疗三次，此后按需治疗。

（6）光动力疗法：静脉注射光敏剂维替泊芬（Verteporfin），并通过激光光凝使视网膜下新生血管萎缩。

五、年龄相关白内障（age-related cataract）

1. 流行病学　多见于 50 岁以上的人群，随年龄增加其发病率升高，80 岁以上的老年人白内障患病率为 100%。

2. 分型与分期　可分为皮质性、核性及后囊下性。临床分期为初发期、膨胀期、成熟期和过熟期。

3. 治疗

（1）初发期：可进行显然验光以矫正视力。

（2）膨胀期：此期少数患者可出现晶状体体积增大，致前房变浅，从而出现继发性青光眼。此期患者应立即就医，行白内障摘除 + 人工晶体植入术。

（3）未成熟期（初发期和膨胀期）：视力（VA）＜0.4 时可行白内障摘除术。目前多采用小切口无缝线超声乳化白内障吸除术 + 人工晶体植入术。

（4）成熟期：可行白内障囊外摘除术（extracapsular cataract extraction，ECCE），因切口较

大手术需要缝线。

六、糖尿病性视网膜病变（diabetic retinopathy，DR）

1. 流行病学　糖尿病病程超过 10 年者，无论年龄大小，眼底病变发生率均增高，病程 10～14 年者发生 DR 约为 26%，15 年以上约为 63%。我国糖尿病患者 DR 患病率达 44%～51.3%。

2. 分期与临床表现　我国将糖尿病视网膜病变分为单纯型和增殖型，共六期。

单纯型（Ⅰ～Ⅲ期）：Ⅰ期：红色病损，眼底可见微动脉瘤或出血斑片；Ⅱ期眼底可见黄色斑片——"硬性渗出"，同时可有Ⅰ期眼底改变。Ⅲ期眼底可见白色棉絮斑，即"软性渗出"，为毛细血管无灌注区（capillarynonperfusionarea，NPA），同时可有Ⅰ、Ⅱ期眼底改变。

增殖型（Ⅳ～Ⅵ期）：Ⅳ期眼底可见新生血管或并有玻璃体出血。Ⅴ期眼底有新生血管机化改变。Ⅵ期眼底出现牵拉性视网膜脱离。

3. 治疗

（1）个体化控制血糖，合并高血压、血脂异常患者同时治疗血压、血脂达标。

（2）定期复查眼底：无眼底改变者 8～10 个月复查，有眼底病变者遵医嘱。

（3）药物治疗：改善视网膜微循环，如口服复方丹参滴丸、羟苯磺酸钙、肠溶阿司匹林等。

（4）激光治疗：眼底 4 个象限出现红色病损或 NPA＞4 个视盘直径（PD），＞2 个象限静脉串珠样改变，＞1 个象限的视网膜微血管异常。

七、青光眼（glaucoma）

1. 分型　依据前房角解剖结构的差异和发病机制不同分为闭角型青光眼和开角型青光眼两类，临床过程、早期筛查及治疗原则明显不同。

2. 原发性闭角型青光眼

（1）定义：我国最常见的青光眼类型，是由于解剖原因（前房浅，房角窄，眼球轴长较短，形成晶状体位置相对偏前）导致房水流出受阻，造成眼压升高的一类青光眼。老年人由于晶状体混浊、晶状体体积增大，使原本浅前房和窄房角的情况更为加剧。

（2）发作期临床表现：①轻度眼胀、头痛、恶心、雾视、夜间看灯有虹视；②急性发作时眼部表现为眼压急剧升高，视力下降，球结膜水肿，界桩充血或混合充血，角膜水肿，瞳孔散大，对光反应迟钝；③眼底常因角膜水肿而难以窥见；④眼球坚硬，指测眼压 50mmHg 以上。裂隙灯可见角膜上皮水肿，角膜后虹膜色素沉着，房水闪辉，虹膜水肿、隐窝消失；⑤时间略久的青光眼可见虹膜色素脱落和扇形萎缩，晶状体前囊下可呈现灰白色斑点状、粥斑样混浊。

（3）治疗：

1）缩瞳治疗：1%～2% 匹罗卡品，急性发作时 5 分钟内滴眼 4～6 次，此后 4 次／日维持。未发作眼亦应同时使用。

2）如局部用药不能控制，可予甘露醇静脉输液治疗，注意肾功能，糖尿病患者慎用。

3）待眼压控制后，可行激光虹膜周切术，对侧眼处于临床前期时亦应同时行预防性手术治疗。

4）手术治疗：小梁切除术等滤过性手术。

5）如伴随明显的白内障，应行晶体摘除、人工晶体植入及前房角成形术。

3. 原发性开角型青光眼

（1）临床症状：患者无不适感，常在不知不觉中视野缩小，视力丧失。

（2）眼部表现：①眼前节常表现为正常，眼底可出现视盘凹陷的进行性扩大和加深，视盘杯盘比大及视网膜神经纤维层缺损。②视野检查可见典型的青光眼视野——视盘凹陷的进行性扩大和加深。早期可有视网膜神经纤维层缺损，可表现为尖端朝向或与视盘接触的暗色楔形缺损，局限性的盘沿变窄以及视盘杯盘的切迹。有些可表现为视盘表面或其附近的小线状或片状出血。③病程逐渐进展，视盘的杯凹逐步扩展，最终导致杯盘比增加。

（3）治疗

1）治疗目的是尽可能减少视力的丢失。

2）药物治疗：首选药物β受体阻滞剂（如卡替洛尔），其他药物包括α受体阻滞剂（溴莫尼定），碳酸酐酶抑制剂（布林佐胺），前列腺素衍生物（舒为坦、贝美前列素），神经保护药物（甲钴胺）也可应用。

3）若不能控制，必要时行手术治疗，如激光降眼压，滤边性手术。

第四节　听力障碍

一、流行病学

人到 60 岁左右，大约有 30% 的人会对高频的尖细声音产生听力困难；到 80 岁左右，50%～70% 的老人高频听力损失达到 50～70 分贝。

二、危害

听力减退与增龄相关，通常在 65～75 岁老年人中发病率可高达 60%。虽然是一种良性疾病，但是却妨碍交流，影响生活质量，可以造成家庭不和、脱离社会、自尊心消失、愤怒和抑郁；使得病史采集和患者教育过程变得困难。听力减退与认知功能障碍以及行动能力下降之间存在相关性。

三、病因

1. 衰老退化　内耳及听神经退行性改变。人的听觉器官可分为外耳、中耳和内耳三个部分。内耳有个耳蜗，里面有听觉感受器，即柯蒂氏器。当人体衰老时，耳蜗基底膜的柯蒂氏器即发生萎缩；同时支配基底膜的耳蜗神经发生萎缩。此外，老年人中枢神经发生萎缩，也导致了老年性耳聋。

2．动脉硬化　动脉硬化引起听神经的组织变性。

3．代谢障碍　随着机体的老化过程，机体的代谢发生障碍，不能充分供给听觉器官的营养物质，结果导致内耳感受器的萎缩变性。

四、筛查评估

1．注意对话过程中有无问题。

2．询问有无听力异常。

3．使用助听器吗？

4．耳语测验　站在患者身后一臂长的距离，遮蔽非测试耳，充分呼气，用耳语声说出包含数字及字母的 3 个词（如 6-k-2），并让患者复述；如患者不能完整复述，则检测另一组，如患者不能复述 6 组中的至少 3 组，则提示听力减退。

5．用药核查。

6．电测听　记录各频率的听力损失的分贝数；确定听力损失类型；确定是单侧还是双侧听力损害。

7．中耳检查一般无特殊性变化，可能出现鼓膜混浊、增厚、钙斑等异常。

8．语言辨别检查　多呈语言辨别下降。

五、治疗

恢复或部分恢复已丧失的听力，尽量保存并利用残余的听力。

1．药物核查。

2．清除耳垢／耵聍。

3．戒烟、限酒；避免噪音；锻炼、保持良好心态，避免过度劳累或精神紧张，防止突发性耳聋。

4．药物扩张内耳血管的药物、降低血液黏稠度和溶解小血栓的药物、维生素 B 族药物。

5．听觉和言语训练。

6．助听器适用于大多数听力减退者（注意：如果语言辨别率＜50%，使用助听器效果差，可考虑耳蜗植入）。

（曲　璇）

参考文献

[1] 刘晓红，朱鸣雷．老年医学速查手册．北京：人民卫生出版社，2014．

[2] 美国老年医学会．现代老年医学概要．6 版．田新平，谢海燕，沈悌，译．北京：中国协和医科大学出版社，2012．

第十五章

骨质疏松、骨折、跌倒

一、骨质疏松

（一）骨质疏松的定义

单位体积内骨组织量减少为特点的代谢性骨病变，导致骨脆性增加，易发生骨折。骨质疏松症分为原发性和继发性两大类。原发性骨质疏松症主要指绝经后骨质疏松症（Ⅰ型）、老年骨质疏松症（Ⅱ型）；继发性骨质疏松症指由任何影响骨代谢的疾病和（或）药物导致的骨质疏松。

（二）防治骨质疏松的根本目标

防治骨质疏松的根本目标是预防骨折。

（三）评估工具

世界卫生组织推荐的骨折风险预测简易工具（WHO fracture risk assessment tool，FRAX）可用于计算 10 年发生髋部骨折及任何重要的骨质疏松性骨折（脊柱，前臂，肩部）发生概率。股骨颈骨密度，可由全髋部骨密度取代，但不建议使用非髋部部位的骨密度。

二、骨折

（一）骨折常见危险因素

骨折常见的危险因素有：①年龄；②性别；③低骨密度；④低体重指数：$\leqslant 19kg/m^2$；⑤既往脆性骨折史，尤其是髋部、尺桡骨远端及椎体骨折史；⑥父母髋部骨折；⑦接受糖皮质激素治疗：任何剂量，口服 3 个月或更长时间；⑧抽烟；⑨过量饮酒；⑩合并其他引起继发性骨质疏松的疾病；⑪类风湿关节炎。

（二）老年人骨折的常见部位

老年人骨折的常见部位有：脊柱、髋部、上臂、手腕。

由于多数骨质疏松症相关骨折是跌倒引起的，所以评估跌倒的危险因素也很重要。除了肌肉无力、步态、平衡和视力缺陷外，最重要的似乎是个人跌倒史。

三、跌倒

（一）跌倒的定义

是指意外摔倒或滑坐在平地或低处，不伴有意识丧失，并除外由严重的身体疾患（如癫痫、卒中及晕厥）或非常环境所致的摔倒。

（二）患病率和发病率

1. 美国社区≥70岁和≥80岁的老年人中，跌倒发生率分别为30%和50%，其中10%造成严重伤害。

2. 跌倒为我国老年人意外伤害死亡的首位原因。

3. 1年内有过跌倒史的老年人再发生跌倒的风险高达60%。

（三）跌倒造成的严重伤害

1. 骨折；长期卧床还可引起肺部或泌尿系感染、深静脉血栓形成、衰弱、压疮等并发症，导致伤残、失能和死亡。

2. 硬膜下血肿、严重的软组织损伤。

3. 因害怕跌倒而不敢活动，引起躯体功能下降和行为退缩。

（四）跌倒的危险因素

1. 内因

（1）增龄：下肢肌力减弱，平衡功能下降，步态不协调；视力减退、分辨能力下降。

（2）慢病和老年综合征：影响视力的各种眼病、认知功能障碍、抑郁症、谵妄、前列腺肥大、帕金森病、骨质疏松、骨关节病和足病、衰弱等。

（3）心理因素：害怕跌倒，形成"跌倒 - 沮丧害怕 - 更容易跌倒"的恶性循环。

2. 外因

（1）多重用药：①神经系统药物，如镇静催眠药（苯二氮䓬类增加跌倒风险4倍）、抗抑郁焦虑药（三环类）、抗组胺药、抗精神病药及麻醉剂/肌松剂；②引起血容量相对不足、直立性低血压的药物，如利尿剂、泻剂、血管扩张药；服用降压药导致跌倒的风险增加1倍；③引起低血糖的磺脲类降糖药。

（2）鞋：鞋的大小不合适，鞋底过厚、过软，鞋底过滑均容易造成跌倒。

（3）使用辅助工具不当。

（4）环境：尤其是进入新环境1周内。①室内：地面湿滑、不平整、未固定的小块地毯，过道放置杂物，门槛、台阶/楼梯过高、过窄，光线差，座椅、坐便器高度过低，无扶手等；②室外：户外公共设施不适于老年人等。

（五）跌倒的评估

1. 病史采集询问要点　①走路和平衡有无困难？②近1年来是否发生过跌倒？跌倒几次？

如有跌倒史，询问：①跌倒在哪里发生的（必要时进行家访）？②跌倒发生时在做什么？③是否有意识丧失和尿便失禁？（如有晕厥，要进一步进行心脏或神经系统检查）。

2. 老年综合评估　特别是评估认知功能、药物核查和ADL。

3. 查体

（1）意识状态、体温、3分钟卧立位血压变化、心脏查体、血管杂音、神经系统查体（Romberg试验、共济试验、四肢肌力和肌张力）、关节活动度和足底检查。

（2）平衡和运动功能：①平衡：双足前后错开半足距站立（semi-tandem stance），正常＞10秒；如果不能完成，则做并足站立试验（side-by-side test）；增加难度则做足跟抵足尖直线站立（full tandem stance）。②五次起坐试验（five-chair rising）：双手抱肩，5 次起坐，测定下肢肌力和关节活动。正常参考值＜10 秒。③起立 - 行走试验（timed get-up and go test）：从有扶手的椅子（高度 46 cm）上站起来走 3 m，转身走回来坐下。可使用辅助工具，但不能搀扶，可综合评估患者的下肢肌力、平衡以及步态，正常＜12 秒。④检查"鞋"，一般而言薄的硬底鞋效果最好。

4. 辅助检查　血红蛋白、血尿素氮、肌酐、血糖。尚无证据支持发生跌倒（怀疑晕厥）的患者应常规进行 Holter 监测。

5. 跌倒风险评估　半年内跌倒≥2 次；患有痴呆、帕金森病、衰弱、多重用药、ADL 评估差；住院、住护理院的老年患者均属于跌倒高风险对象。

（六）跌倒的预防

1. 筛查　应该每年对老年人进行 1 次跌倒风险评估。对高风险患者要每半年评估 1 次。

2. 社区老年人跌倒的预防

（1）经常参加体育锻炼（太极拳、行走），维持肌肉力量和平衡。

（2）居家环境改造，保证安全。

（3）定期到医疗机构检查（跌倒筛查或老年综合评估）。

3. 针对性干预措施　根据其跌倒相关的危险因素采取有针对性的干预措施，可由多学科团队完成。

（七）跌倒的现场处理

1. 目击者　发现老年人跌倒，不要急于扶起，要分情况进行处理：

（1）老年人意识不清：①立即拨打急救电话。②有外伤出血，立即止血、包扎。③有呕吐，将头偏向一侧，并清理口鼻腔呕吐物，保证呼吸通畅。④有抽搐，移至平软地面或身体下垫软物，防止碰擦伤；牙列间垫较硬物，防止舌咬伤；不要硬掰抽搐肢体，防止肌肉、骨骼损伤。⑤如呼吸心跳停止，应立即进行胸外心脏按压、口对口人工呼吸等急救措施。⑥如需搬动，保证平稳，尽量平卧。

（2）老年人意识清楚：以下情况应立即拨打急救电话，不要随意扶起或搬动，注意保温。询问：①老人对跌倒过程是否有记忆？如不能记起，可能为晕厥或脑血管意外。②是否有剧烈头痛或口角歪斜、言语不利、手脚无力等脑卒中迹象？查看有无肢体疼痛、位置异常等提示腰椎损伤或骨折迹象。如老年人试图自行坐起或站起，可协助老人。③如需搬动，应平卧移至平板上。④老人发生跌倒后均应在照料者陪同下就诊，评估跌倒风险，制订防跌方案。

2. 自我处理

（1）较舒适的平躺，保持体温，要向他人寻求帮助。

（2）休息片刻，等体力准备充分后使自己变成俯卧位，以椅子或其他物体为支撑，缓慢站起，电话求助。

（葛　楠）

参考文献

[1] 邱贵兴,裴福兴,胡侦明,等.中国骨质疏松性骨折诊疗指南(骨质疏松性骨折诊断及治疗原则).中华骨与关节外科杂志,2015,8(5):371-374.

[2] 刘晓红,朱鸣雷.老年医学速查手册.北京:人民卫生出版社,2014:34-38.

第十六章

尿失禁和下尿路症状

一、尿失禁

(一)定义

根据国际尿控协会(ISC)定义:尿失禁(urinary incontinence,UI)是一种不自主经尿道漏出尿液的现象,并引发一个普遍的社会和卫生的问题。

(二)流行病学

尿失禁可以发生在任何年龄及性别,不同人群患病率17%～45% 老年人常见问题,其中女:男为(1.3～2.0):1;一项对 4277 名 75 岁以上老年人群的问卷调查发现,39% 的人群有不同程度的尿失禁,女性比男性更多受尿失禁的困扰。我国部分地区的流行病学调查显示,尿失禁发病率为18%～53%,老年女性的发病率高达 70%。

(三)危害

1. 可引起反复尿路感染、甚至影响肾功能,盆腔炎、阴道炎,阴部湿疹、溃疡,跌倒、骨折。

2. 抑郁、失眠、社交能力丧失。

3. 导致失能的重要原因之一;影响生活质量,同时也使照料者负担增加。

(四)分类

1. 急性、可逆性 / 暂时性尿失禁　约 1/3 老年性尿失禁为暂时性尿失禁,病因可能为"DIAPPERS":

D——谵妄(delirium)痴呆(dementia)抑郁(depression)。

I——感染(infection 或泌尿道感染)。

A——萎缩性阴道炎(atrophic vaginitis)。

P——药物(pharmaceutical),详见表 16-1。

P——心理疾患(psychological disorder)、疼痛(pain)。

E——会引起尿量增多的疾病(excessive urine output)如糖尿病、尿崩症、应用利尿剂等。

R——活动受限(restricted mobility)。

S——大便嵌塞 / 严重便秘(stool impaction)。

表 16-1　与尿失禁相关的药物

药物分类	对膀胱功能的影响
NSAIDs/ 噻唑烷二酮类	水肿、夜尿增多
镇静催眠药	镇静、谵妄
阿片类镇疼药	便秘、镇静、谵妄
酒精	尿频、尿急、镇静
α 肾上腺素能激动剂	出口梗阻（男性）
α 肾上腺素能阻滞剂	压力性尿失禁（女性）
抗胆碱能药	排空能力受损、谵妄、粪嵌塞
抗抑郁药 / 抗精神病药	抗胆碱能作用、镇静
钙离子通道阻滞剂	逼尿肌收缩受损、水肿伴夜尿增多
雌激素（口服）	压力性或混合型 UI（女性）
GABA 类（加巴喷汀，普瑞巴林）	水肿、夜尿增多
祥利尿剂	多尿、尿频、尿急

2. 急迫性尿失禁　不能控制的尿急、尿频、夜尿增多。与逼尿肌不自主收缩或逼尿肌过度活动有关，可能与增龄相关或继发于神经系统疾病（如卒中、脊髓损伤、多发性硬化）、局部膀胱刺激（结石、炎症、肿瘤）及特发性逼尿肌过度活动。

3. 压力性尿失禁　因腹内压升高所致的不自主排尿。常见原因为盆底肌松弛、固有括约肌功能不全，致使尿道阻力不足以防止尿液漏出。老年女性多见，尤其是肥胖或经产妇。

4. 充溢性尿失禁　与逼尿肌收缩功能减退和（或）膀胱出口梗阻有关。老年男性多见，常见病因为良性前列腺增生（BPH）、前列腺癌和尿道狭窄。

良性前列腺增生的发病率与增龄相关，60 岁以上老人中患病率 >50%，80 岁以上高达 83%；估计随着人口老龄化，BPH 的发病率将会以每年 2% 的速度上升。主要临床表现为排尿期症状（梗阻症状）如：排尿踌躇、费力，尿线变细，尿流无力，终末滴沥，排尿时间延长，尿潴留及充溢性尿失禁等；储尿期症状（刺激症状）如：尿频、尿急、夜尿及急迫性尿失禁等。

5. 混合性尿失禁　老年人常可同时有多种类型 UI 表现。

（五）诊断

1. 病史

（1）尿失禁发生的时间、特征。

（2）摄入液体类型、量、时间，有无咖啡、酒精等摄入。

（3）系统回顾与尿失禁有关的合并症。

（4）既往手术史、生育史。

（5）回顾所有用药。

（6）生活质量、一般健康情况等。

（7）报警症状。

2. 查体

（1）一般体检。

（2）注意腹部、泌尿生殖系、肛门直肠指诊、妇女骨盆检查。

（3）有无心力衰竭表现。

（4）神经功能检查。

（5）评估患者认知能力。

（6）评估患者的功能状态。

3. 实验室检查

（1）尿常规，血尿素氮、尿酸、肌酐，必要时血糖、血钙和 Vit B_{12} 水平。

（2）泌尿系B超。

（3）有血尿和盆腔疼痛时行尿液细胞学和膀胱镜检查（除外膀胱肿瘤）。

（4）排尿日记：连续记录3天患者自主排尿、尿失禁的次数、发生尿失禁的时间、环境与具体表现、每次尿量、排尿频率、日夜尿量，可提供基础的尿失禁严重程度，也可监测治疗反应。

（5）良性前列腺增生患者可通过国际前列腺症状评分表（IPSS）、生活质量（QOL）评分表来评估病情（表16-2、表16-3）。

（6）残余尿（PVR）测定。

（7）尿动力学检查：无须常规进行；在残余尿 > 200～300ml，诊断不明确或经验性治疗失败时考虑。

表 16-2　国际前列腺症状（IPSS）评分表

在最近一个月内，您是否有以下症状	无	在5次中					症状评分
		少于一次	少于半数	大约半数	多于半数	几乎每次	
1. 是否经常有尿不尽感	0	1	2	3	4	5	
2. 两次排尿间隔是否经常 < 2 小时	0	1	2	3	4	5	
3. 是否曾经有间断性排尿	0	1	2	3	4	5	
4. 是否有排尿不能等待现象	0	1	2	3	4	5	
5. 是否有尿线变细现象	0	1	2	3	4	5	
6. 是否需要用力才能开始排尿	0	1	2	3	4	5	
7. 从入睡到早起一般需起来排尿几次	没有	1 次	2 次	3 次	4 次	5 次	
症状总评分 =							

注：轻度症状 = 0～7分，中度症状 = 8～19分，重度症状 = 20～35分

表 16-3　良性前列腺增生患者的生活质量（QOL）评分表

	高兴	满意	大致满意	还可以	不太满意	苦恼	很糟
如果在您今后的生活中始终伴有现在的排尿症状，您认为如何？	0	1	2	3	4	5	6

生活质量评分（QoL）=

（六）治疗

1. 治疗原则　治疗原发病、改善症状、防止感染、保护肾功能,提高生活质量。

2. 急性/暂时性/可逆性尿失禁　通过去除诱因可明显改善症状。

（1）去除诱因:避免摄入过多液体、含咖啡因饮料及酒精。

（2）夜尿多者应减少晚间液体摄入。

（3）改善便秘。

（4）停用相关药物。

（5）控制心力衰竭、感染,调整血糖。

3. 急迫性尿失禁

（1）改变生活方式:控制体重,戒烟,改善便秘,避免咖啡、酒精等摄入。

（2）行为疗法:①定时或经常主动排尿,保持膀胱处于低容量状态;②进行中枢神经系统和盆底肌的训练,抑制逼尿肌收缩;③在行为疗法同时,应对躯体和社会环境进行评价,包括卫生间的使用和衣着是否方便、是否能够得到帮助;④认知功能正常者可以进行膀胱再训练,即清醒后定时排尿,强制性逐渐延长排尿的时间间隔,强化盆底肌的训练（见下文）及电刺激盆底肌（需要几周才开始见效,应坚持训练）;⑤认知障碍的患者进行生活习惯训练,根据患者平时的排尿间隔定时排尿;按照既定计划排尿,通常每2～3小时排尿1次。

（3）药物:主要为抗毒蕈碱类药物,如托特罗定、索非那新、奥昔布宁等。另外镇静药、抗抑郁药（如丙米嗪）亦有一定疗效。

（4）其他:膀胱灌注辣椒辣素、RTX、透明质酸酶;A型肉毒毒素膀胱逼尿肌多点注射;神经调节;外科手术等。

4. 压力性尿失禁

（1）盆底肌训练（kegel exercise）:隔离盆底肌（避免大腿、直肠和臀部收缩）,缓慢收缩盆底肌,保持5～10秒,连续做8～12次;每天锻炼3～4次,并逐渐增加锻炼次数。可增强支撑尿道的肌肉力量,是无创性治疗的基础。膀胱或子宫脱垂的女性患者应用子宫托可能有效。

（2）手术:膀胱颈悬吊术、尿道下悬带术和无张力阴道吊带术等,治愈率较高。

5. 充溢性尿失禁　良性前列腺增生所致的出口梗阻依据病情轻重可考虑选择:观察等待;药物治疗[α受体阻滞剂和（或）5α还原酶抑制剂],缩小前列腺体积,松弛膀胱颈和前列腺肌肉,解除下尿路症状;必要时考虑手术治疗。

6. 其他治疗

（1）尿垫或保护性纺织品的应用。

（2）集尿器。

（3）导尿:仅用于慢性尿潴留患者、保护压疮、及患方为了提高患者（如终末期）舒适度而提出的要求。对于急性尿潴留,应保留尿管7～10天;建议定期夹闭尿管、并辅以膀胱肌理疗等方法锻炼膀胱功能;在去除尿管后进行排尿训练。

（4）膀胱造瘘。

二、膀胱过度活动症

膀胱过度活动症（overactive bladder，OAB）表现为尿频、尿急但无尿失禁；治疗与急迫性尿失禁相同。可通过 OABSS 量表评估（表 16-4）。

表 16-4　膀胱过度活动症调查表（OABSS 自测表）

问题	症状	频率次数	得分（请在此栏划"√"）
1. 白天排尿次数	从早晨起床到晚上入睡的时间内，小便的次数是多少	≤7	0
		8～14	1
		≥15	2
2. 夜间排尿次数	从晚上入睡到早晨起床的时间内，因为小便起床的次数是多少	0	0
		1	1
		2	2
		≥3	3
3. 尿急	是否有突然想要小便，同时难以忍受的现象发生	无	0
		每周<1	1
		每周≥1	2
		每日=1	3
		每日2～4	4
		每日≥5	5
4. 急迫性尿失禁	是否有突然想要小便，同时无法忍受并出现尿失禁的现象	无	0
		每周<1	1
		每周≥1	2
		每日=1	3
		每日2～4	4
		每日≥5	5
总得分			

注：如果问题3（尿急）的得分在2分以上，且整个得分在3分以上，就可诊断为 OAB

治疗：

1. 生活方式改变　减重，戒烟，避免摄取刺激性饮料如酒精、咖啡、浓茶等，尽量在白天摄入大部分的水，临近夜晚时不再饮水，外出时事先确认厕所等。

2. 膀胱训练。

3. 盆底肌锻炼。

4. 药物　抗胆碱能药物。

（曲　璇）

参考文献

[1] 刘晓红,朱鸣雷.老年医学速查手册.北京:人民卫生出版社,2014.

[2] 美国老年医学会.现代老年医学概要.6版.田新平,谢海燕,沈悌,译.北京:中国协和医科大学出版社,2012.

第十七章

肌少症和衰弱症

第一节 肌 少 症

一、概述

随着年龄的增长,人体组织不断发生变化,如骨骼会变得疏松,而肌肉也在发生明显变化,50岁后肌肉的质量每年下降1%～2%,肌肉的力量下降更明显,在50～60岁每年下降约1.5%,60岁后每年下降3%。骨骼肌减少症(简称肌少症,sarcopenia)是1988年由Irwin Ronsenberg首先提出的,是指进行性的骨骼肌质量和力量的丧失的综合征,与不良健康结果风险增加有关,如躯体活动能力降低、生活质量下降、死亡增加。

目前国际上应用最广、可操作性最强的肌少症诊断策略是由欧洲老年人肌少症工作组EWGSOP(European Working Group on Sarcopenia in Older People)提出,诊断肌少症不但要有肌肉质量(muscle mass)减少,同时要存在肌肉力量和(或)躯体功能的下降,并提出3个分期:肌少症前期(presarcopenia),指仅有肌肉质量减少,而肌肉力量和躯体功能尚正常;肌少症(sarcopenia),指有肌肉质量减少,伴有肌肉力量或躯体功能下降;严重肌少症(severe sarcopenia),指肌肉质量、肌肉力量和躯体功能均有下降。

骨骼肌对人体健康的影响是多方面的。首先,骨骼肌是人体运动器官,肌肉质和量的减少,可引起活动能力下降,致跌倒、骨折风险增加,日常生活能力和生活质量下降。其次,骨骼肌是人体最大的蛋白质储存库,在应激、饥饿或营养不足时,为其他重要脏器的蛋白质合成不断供应氨基酸,这也会影响人体抗病能力和疾病恢复过程。再次,骨骼肌是人体的主要的糖代谢场所,骨骼肌减少参与胰岛素抵抗和2型糖尿病的发病,也有研究发现骨骼肌减少独立于其他危险因素与心血管疾病有关。肌少症与老年人的不良预后有关,与老年人致残率和死亡率增加、住院日延长、入住护理机构相关,也明显增加社会照顾负担和医疗花费。

二、流行病学

肌少症的发生率很高,西方国家的研究数据提示,60～70岁的老年人中其发生率约5%～13%,在80岁以上的人群中发生率达11%～50%,亚洲地区:日本65岁以上老年人中男性和女性肌少症的发生率分别为 11.3% 和 10.7%，国内上海地区的研究发现在≥70 岁的健康老年人中，女性肌少症的发生率为 4.8%，而男性的发生率为 13.2%。但上述的上海研究并不是根据目前最为推荐的欧洲老年人肌少症工作组 EWGSOP 提出的诊断方法，仅测定肌肉的含量，未进行肌肉力量和躯体功能测试，故目前在中国大陆老年人群尚无标准肌少症的发病率数据。

三、发病机制

肌少症的发生是机体骨骼肌合成代谢和分解代谢失衡的结果，与年龄相关的性激素水平、线粒体功能下降、细胞凋亡、神经系统的退行性疾病如神经元丢失、多种慢性疾病和体内炎症状态、运动减少以及营养不良等多种因素有关。其中多种因素是不可改变的，但可以进行运动和营养干预。因为锻炼（肌肉收缩）可释放肌肉生长因子如胰岛素样生长因子（IGF-Ea）和机械生长因子（mechano growth factor）而促进卫星细胞核蛋白质合成，这是肌肉再生过程。另外，肌少症也与低 BMI、低体重有关，蛋白质 - 能量摄入不足，骨骼肌则分解代谢增加，充足的营养摄入也是保证肌肉质量的必需条件，并且衰老的机体存在合成代谢阻力（anabolic resistance），即需要更多的蛋白质摄入才能促进机体的骨骼肌的蛋白质合成反应。

四、筛查和诊断

（一）肌少症的筛查

鉴于肌少症对老年人健康和生活质量的重要影响，EWGSOP 建议对所有社区居住的 65 岁以上的老年人进行肌少症的筛查，国际肌少症工作组 IWGS（International Working Group on Sarcopenia）则建议对有躯体功能下降（或无力）或正常步速 <1.0m/s（4 米路程）的患者当应用双能 X 线进行身体组分检查，并特别提出对有下列情况的老年人进行肌少症的筛查：①有明显的功能、力量、"健康"情况下降者；自诉有活动困难；②有反复跌倒史；③近来有意外的体重下降（>5%）；④住院后；⑤其他慢性疾病，如 2 型糖尿病、慢性心力衰竭、慢性阻塞性肺病、慢性肾病、类风湿关节炎和癌症。

（二）肌少症和的诊断

在肌少症诊断流程方面，EWGSOP 提出的诊断流程最明确、临床应用最广泛，亚洲肌少症工作组 AWGS（Asian Working Group for Sarcopenia）也采用该方法，如图 17-1。肌肉质量评定指标是应用四肢骨骼肌指数，即四肢骨骼肌质量（kg）/ 身高（m^2）（appendicular skeletal muscle mass/ height^2，ASM/ht^2）。肌肉含量的测定方法：双能 X 线吸收方法（dual-energy X-ray absorptiometry，DXA）是金标准，但有放射性，使用时有空间和场所限制；另一种广为使用的方法是生物电阻抗法（bio impedance analysis，BIA），方便在社区和门诊使用。

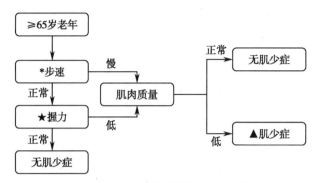

图 17-1　EWGSOP 提出的肌少症诊断流程
* 步速 < 1m/s
★ 男性 < 26kg，女性 < 18kg
▲ DXA：男性 < 7.0kg/m²，女性 < 5.4kg/m²
　BIA：男性 < 7.0kg/m²，女性 < 5.7kg/m²

五、治疗

肌少症的发生与多种因素有关，其中很多因素是不可逆的，但运动和营养干预是可行的，也是有效的。研究表明，老年人每周 2～3 次的进行性抗阻力训练可改善步速、起立 - 行走测试、爬楼梯和总的肌肉力量，而每天增加 360kcal 的能量摄入加上抗阻力锻炼 10 周可改善腿部肌肉的力量，研究表明富含亮氨酸的必需氨基酸可更好地促进蛋白质合成。

（一）运动疗法

运动有确切的疗效。国内外专家推荐：老年人除了坚持每周 5 次有氧运动锻炼，总的运动时间至少为 150 分钟，每周至少还要进行 3 次持续 20～30 分钟的抗阻运动；慢病老年患者则要根据自身健康情况尽可能多地活动。

（二）营养治疗

足够的热能摄入是保证肌肉质量的必需条件，尤其需要足量优质蛋白质。目前一些老年人素食、认为"碱性体质可防癌"，这会造成体重减轻和肌肉质量流失。另外，老年人常常存在营养问题，有研究表明有 40% 的 70 岁以上的老年人的蛋白摄入量不足 0.8g/（kg·d）。临床工作中，我们需要常规对老年人进行营养风险评估，了解老年人的食欲、咀嚼功能、饮食习惯、食物摄入量和体重的变化，是否存在其他影响进食的疾病，以便早发现营养问题，早干预，避免不良预后；可以使用微营养评估表（mini nutritional assessment，MNA）。对有营养风险的老年人，应予以针对性的干预，如咀嚼功能异常的要佩戴义齿、对生活能力差的要予以家庭支持或使用送餐服务等来保证老年人有足够的能量摄入；对于能量摄入不足的老年人，应予以营养支持，推荐口服营养补充（oral nutritional supplement，ONS），目前有多种市售的营养制剂，比普通食物能量密度高，营养全面、均衡，并且也方便老年人根据个人需求随时取用，减少备餐工作。富含亮氨酸的优质蛋白可以更好地促进蛋白质合成，如牛奶等乳制品、鸡蛋、牛肉、鸡肉、花生、黄豆等食物。

在预防和治疗肌少症方面专家推荐：能量供应 25～35kcal/（kg·d），保持体重稳定，避免体重过重或过低；蛋白摄入量为 1.0～1.5g/（kg·d），危重症患者则需要 2g/（kg·d）[EGFR<30ml/（min·1.73m²）者除外]，最好为优质蛋白，分 3 餐均匀摄入（每餐摄入蛋白质 25～30g，含有亮氨酸 2.5～2.8g）。

补充维生素 D：老年人维生素 D 缺乏很常见。维生素 D 受体在人体肌肉有表达，其激活可促进蛋白质合成。过去的研究表明 25-（OH）D 水平低的老年人补充维生素 D 能够改善肌力和功能，降低跌倒风险。预防和治疗肌少症，每日可补充 VitD₃ 800IU，血清 25-（OH）D 水平达到 75nmol/L 以上可维持肌肉健康。

β 羟基 β 甲基丁酸（Beta-hydroxy-beta-methylbutyrate，HMB）：HMB 是亮氨酸的代谢产物，可以降低肌肉组降解速度，可在急性应激如运动量的剧增、急性营养不良和严重的免疫应激时使用。在足量优质蛋白质摄入的基础上，每日补充 HMB 2g 可用于治疗肌少症。

其他的治疗措施，包括使用肌酸、抗氧化剂、长链 Omega-3 脂肪酸、睾酮、雌激素、生长激素和血管紧张素转化酶抑制剂，有待进一步研究。

（王秋梅）

参考文献

[1] Abellan van kan G. Epidemiology and consequences of sarcopenia. J Nutr Health Aging，2009，13（8）：708-712.

[2] Doherty TJ. Invited review：aging and sarcopenia. J Appl Physiol（1985），2003，95（4）：1717-1727.

[3] Rosenberg IH. Sarcopenia：origins and clinical relevance. J Nutr，1997，127（5 Suppl）：990S-991S.

[4] Cruz-Jentoft AJ，Baeyens JP，Bauer JM，et al. Sarcopenia：European consensus on definition and diagnosis：Report of the European Working Group on Sarcopenia in Older People. Age Ageing，2010，39（4）：412-423.

[5] Chen LK，Liu LK，Woo J，et al. Sarcopenia in Asia：consensus report of the Asian Working Group for Sarcopenia. J Am Med Dir Assoc，2014，15（2）：95-101.

第二节 衰 弱 症

一、概述

衰弱是指机体脆弱性或易损性（vulnerability）增加和维持自体稳态能力降低的一种临床状态。衰弱与老化相关，源于机体在分子水平、细胞水平和脏器水平的功能衰退，多因素参与这个过程。衰弱的生理基础是肌少症（sarcopenia）和骨骼肌 - 神经 - 内分泌 - 免疫稳态网络的自调节和平衡能力减低。当机体系统功能失调，无力对抗应激源，具有"生理型"衰弱基础的患者就可能表现出"临床表型"（frailty clinical phenotype）。

衰弱、共病和失能三者密切相关，常共存于老年个体。CHS 研究（the cardiovascular health study）表明，衰弱和共病的共存率为 46.2%，衰弱和失能的共存率为 5.7%，三者共存率为 21.5%，而仅出现衰弱、不伴失能和共病者占 26.6%。因此，衰弱可以独立存在，是老化的生理过程；起因与年龄、遗传相关，也与活动量减少、营养摄入不足、压力有关，不同于疾病或失能。对于多数老年人来讲，疾病促发衰弱，衰弱和共病造成失能。衰弱和失能可并存，也互为因果，但目前多数人观点，从临床转归和治疗着眼，失能是衰弱的后果，所以将已经失能者排除在衰弱的诊断之外。

二、临床意义

衰弱症是最重要的老年综合征之一，是老年人预后不良的最高危因素。衰弱老年患者是一个特殊的高危群体，任何应激如发热、流感、丧偶、住院或手术均会置他们于危险境地。这个群体更经常地利用急诊或住院等医疗资源，病后恢复慢，容易发生病情恶化；他们的疾病治愈率最低，更容易发生医源性并发症，跌倒、谵妄和压疮等发生率增加，增加失能、入住护理院和死亡率。Fried 报告的一项大规模研究，随访 3 年，衰弱老人中 60% 住过院，39% 日常生活能力（ADL）下降；在调整影响因素后，衰弱老人发生跌倒、活动能力下降、入住护理机构和死亡的风险增加 1.2～2.5 倍。另一项为期 5 年的前瞻性研究提示，衰弱老人生活依赖的风险显著增加（RR 4.42，95% CI 1.44～13.62），衰弱既影响生活质量也增加护理负担。中国香港研究显示，衰弱患者 4 年后认知功能下降。这些证据显示，筛查衰弱老人有助于判断预后，如：①严重不良结局：失能、死亡；②急性病或打击后易出现并发症；③医疗干预（住院、手术、化疗）后恢复慢，不良结局发生风险高。衰弱是一个状态，被视为老年人失能前的窗口期（或前兆期），也被视为介于生活独立与死亡的中间高危阶段。

老年人中衰弱很常见，尤其是在高龄老人。在 65 岁以上人群中的患病率估计为 10%～25%，在 85 岁以上人群中高达 30%～45%。筛查衰弱具有重要意义，目的在于：①早发现早干预，可以逆转或延缓患者进入失能状态；②实施针对高龄衰弱患者的护理方案，维护患者安全，预防不良结局；③判断预后，为制订个体化诊疗决策以及是否进入安养项目（临终关怀）提供依据。

三、发病机制

衰弱最根本的发生原因尚不清楚，目前认为，衰弱的发生与机体内在的老化密切相关，老化是人出生以来分子和细胞水平发生的损害（自由基、氧化应激、细胞衰老、表观遗传学改变和线粒体损伤）累积的结果。衰弱的发展取决于疾病与老化的生理过程的相互作用，受到基因，环境和生活方式的影响。人体器官有强大的储备功能，提供抗老化和抗病所需要的生理储备功能，当损害累积达到一定程度时，导致器官系统的生理功能下降，达到维持最基本需要的临界值，此时，一个小小的应激源就会打破这个平衡，并可产生级联效应，发生多系统的功能异常。衰老是一个过程，一旦达到衰弱，机体维持自稳态的功能丧失，功能下降就会加速，进入失能状态。

衰弱的发生涉及肌肉 - 神经 - 内分泌 - 免疫系统所构成的庞大的自稳态网络，这些系统发生功能损害的数量是发生衰弱的强有力的预测因子。

（一）骨骼肌改变

随着增龄骨骼肌质量逐年下降，当肌肉质量减少到年轻人的 2.0SD 时，并伴有肌肉力量和（或）躯体功能下降，称为肌少症（骨骼肌减少症），病理改变主要是 II 型肌纤维减少为主。正常情况下，肌肉的自稳态是通过新的肌细胞形成和分解的平衡来维持，这个平衡受到神经、内分泌和免疫系统的调控，也受营养状态和运动量影响。肌少症导致步态异常、平衡障碍和失能。肌少症是衰弱的核心改变和发病原因（有关内容详见本章第 节）。

（二）神经系统

大脑结构和功能随着增龄发生变化，海马的锥体神经元的突触功能、蛋白转运和线粒体功能受损是认知功能下降和痴呆的重要病因；海马还可感知升高的糖皮质醇浓度，并对下丘脑发挥反馈作用，是应激反应的重要环节。大脑的小胶质细胞老化后出现过度反应，容易发生谵妄和认知功能下降。认知功能下降速度与衰弱正相关。

支配 II 型肌纤维细胞的运动神经元退化、缺失，神经 - 肌肉接头轴突脱髓鞘，运动神经元的放电频率减少，致使所支配的肌纤维发生去神经性萎缩，并被相邻的支配 I 型肌纤维的运动神经元接管。因此，衰老的过程也是一个运动单位重塑的过程。

（三）内分泌系统

大脑通过下丘脑 - 垂体轴与内分泌系统相联系。受到老化和疾病的影响，循环中激素水平减低：

1. 垂体产生的生长激素减少，引起肝脏和其他器官的胰岛素样生长因子（IGF）产生减少。IGF 能促进多种细胞（尤其是神经元和骨骼肌）的合成代谢。

2. 雌二醇和睾酮减少，反馈性使得黄体生成素和卵泡刺激素的释放增加。

3. 肾上腺皮质产生的性激素前体物质脱氢表雄酮减少，而皮质醇释放会增多。这些变化被认为是躯体衰弱（physical frailty）发病的重要因素。促肾上腺皮质激素具有营养运动神经元作用。

（四）免疫系统

B 细胞抗体产生迟钝，中性粒细胞、巨噬细胞及自然杀伤细胞的吞噬活性降低。衰老的免疫功能尚可应对平时生活，却不能对应激做出恰当的反应，表现为异常的炎症反应，包括对炎性刺激的过度反应以及在炎症刺激清除后炎症反应仍持续较长时间。细胞因子 IL-6，CRP，TNF-α 和细胞趋化因子等均与衰弱独立相关。炎症与骨骼肌和脂肪的分解代谢相关，引起衰弱的特征表现（厌食、肌少症和消瘦）。

（五）营养状态

营养不良与衰弱的发生密切相关，研究表明衰弱与能量摄入 <21kcal/（kg·d）和蛋白质摄入不足明显相关。维生素和微元素缺乏如 VitE、VitB$_{12}$、VitD 缺乏的发生率较高。

（六）疾病

慢病通过炎症和（或）对心肺功能的影响诱发衰弱，如糖尿病、贫血、动脉硬化、心力衰竭、COPD、艾滋病、慢性巨细胞病毒感染、结核等。

（七）其他

1. 精神心理因素　与躯体功能相互影响,起到关键性的驱动作用。如抑郁或社会隔离,既可以是衰弱的临床表现,也可以是其原因;痴呆必定导致整体功能下降,也称痴呆-衰弱症。

2. 社会环境　经济条件、社交与宗教活动参与情况、邻里和朋友关系等,均与衰弱互为因果关系、互相影响。

四、临床表现与评估

（一）临床表现

衰弱的临床症状又称为衰弱的临床表型,常见的主要表现为:虚弱、疲惫、活动量减少、厌食、进食减少、体重下降。衰弱症状的出现主要是各系统储备功能丧失,涉及各系统,除了表现为体能方面,认知和情绪功能异常如抑郁、痴呆既是衰弱的结局,也是促其发生的因素。另外,衰弱可表现为在应激或急性病后、医疗干预后,易出现各种并发症,如跌倒、尿潴留、粪嵌塞等,容易发展为失能、生活依赖和死亡;衰弱的老人医疗资源的使用增加,预后不良。

（二）衰弱的分期

衰弱是一个缓慢进展的动态演变过程,基于维持自稳态的储备功能情况,依据 Fried 定义将衰弱分为:衰弱前期(pre-frailty)和衰弱期;也有分为衰弱前期、衰弱期和衰弱并发症期。

1. 衰弱前期　机体生理功能储备下降,没有衰弱的临床表现或由其引起的不良后果,但在面对应激时易损性增高。在 Fried 衰弱标准中有 1～2 项者在 3 年后发展为 3～5 项的风险要较没有表现者高 1 倍。这个阶段也称亚临床期衰弱,是临床上识别和干预的重点,通过治疗可能会完全康复。

2. 衰弱期　生理功能储备残存,但不能应对急性损伤或应激,其后不能康复。出现衰弱的多种临床表现。导致基础代谢率(resting metabolic rate)、适应能力(fitness)和活动能力(mobility)下降。

肌少症是衰弱的初期表现,也是临床上识别和干预的重点。

3. 衰弱并发症期　衰弱引起的不良后果反映在各个系统,在某些系统表现更为突出。由于多个系统功能脆弱,自稳态破坏,不能对抗应激源,在这个阶段,疾病更难以控制,更容易发生并发症和医院获得性问题(如输液或尿管等使患者制动,可能引起谵妄、跌倒、压疮、深静脉血栓形成及肺栓塞、营养不足、交叉感染及多重用药等);使失能率和死亡率增加、延长住院日,增加入住护理院的概率。

（三）衰弱的诊断与评估

如同其他老年综合征一样,衰弱是在一个个体中多种可能相关或互不相关的攻击因素造成的总结局,通过一组症状和体征识别和诊断,包括躯体功能、认知和心理以及社会三个维度的内容。在衰弱症的评估中不包括已经失能的患者。

1. 躯体衰弱（physical frailty）　与躯体功能和疾病相关的衰弱，是衰弱的核心症候群，也是本章主要讨论的内容。肌少症是衰弱的初期表现，诊断标准：肌肉质量较年轻人下降超过 2SD，伴肌肉力量下降和（或）躯体功能下降。近日出台了亚洲肌少症诊断的共识。

普遍使用的衰弱的诊断标准是 Fried 衰弱症诊断标准（表 17-1）。在 5 条中，符合 1～2 条，考虑衰弱前期，满足 3 条可以诊断衰弱。考虑到缺乏我国大陆的数据，附上中国台湾的数据供参考。营养与老化国际学院的老年顾问小组（Geriatric Advisory Panel of the International Academy of Nutrition and Aging）提出了快速、简易可行的筛查方法，即衰弱问卷（FRAIL）（表 17-2），5 个问题中符合 1～2 条，考虑衰弱前期，满足 3 条考虑衰弱。可供在基层医疗机构和养护机构中应用。

表 17-1　Fried 衰弱症诊断标准与中国台湾地区改良标准

	FRIED 标准	中国台湾改良标准
1	1 年内体重减轻 > 3kg 或 > 5%	相同
2	自觉疲惫： （上周内超过 3 天）以下 2 个问题之一的回答为"是"：①我做任何事都觉得费力；②我缺乏干劲	相同
3	肌力下降：握力（kg）取决于性别和 BMI（kg/m²）： 男 ≤29～32；女 ≤17～21	男 ≤23；女 ≤14
4	躯体功能下降：步速减慢（15 英尺或 4.5m） 男 ≤173cm，≥7 秒；> 173cm，≥6 秒； 女 ≤159cm，≥7 秒；> 159cm，≥6 秒	男 ≥7 秒（≥0.65m/s）； 女 ≥7 秒（≥0.65m/s）
5	躯体活动量降低 *：男 < 383kcal/wk；女 < 270kcal/wk	相同

注：符合 0 项，无衰弱；符合 1～2 项，为衰弱前期；满足 3 项，可以诊断衰弱

* 采用国际体力活动问卷（international physical activity questionnaire），引自中国台湾阳明大学刘影梅

2. 衰弱指数（frailty index）　考虑到躯体因素、精神心理因素和社会因素等所有因素均会对人体的稳态造成影响，Rockwood 于 2005 年提出"衰弱指数"。衰弱指数指个体在某一个时间点上潜在的不健康测量指标占所有测量指标的比例，其建构变量包括躯体、功能、心理及社会等多维健康变量。70 项指标（表 17-3）中每项缺陷计 1 分。衰弱指数 = 缺陷项总数 /70 条。理论上评分结果为 0～1 分，但各个研究得到的最大值为 0.67，超过这个值常是人体所不能承受的，或与死亡风险高度相关。所以这个值可能对机体网络稳态系统要达到崩溃的界点有警示作用。衰弱指数的优点是评估全面，对于不良预后有更精准的判断。但是不能反映衰弱形成的机制；因评估花费时间较长，临床上也未普及应用。

3. 临床衰弱量表（clinical frailty scale）　为了便于临床使用，Rockwood 团队又提出了 CSHA（the Canadian Study of Health and Aging）临床衰弱量表。采用了简单的临床参数，纳入了共病、认知损害和功能情况，从临床上主观判断，对患者的情况分为七级（表 17-4）。临床衰弱量表与衰弱指数高度相关，每增加一级，70 个月的中期死亡风险增加 21.2%，入住护理机构风险增加 23.9%。

表 17-2　衰弱筛查量表（the "FRAIL" scale）

项目	问题
Fatigue	您感到疲劳吗？
Resistance	您能上一层楼梯吗？
Aerobic	您能行走一个街区的距离吗（500 米）？
Illness	您患有 5 种以上疾病吗？
Lost	您在最近 1 年内体重下降超过 5% 了吗？

注：评分 0～5 分。0 分：强壮；1～2 分：衰弱前期；3～5 分：衰弱

表 17-3　衰弱指数（Rockwood，70 个变量）

衰弱指数变量		
日常活动改变	情感问题	癫痫，复杂部分性发作
头颈部问题	感觉伤心、忧郁和抑郁	癫痫，全面性发作
颈部肌张力差	抑郁病史	晕厥，黑矇
面具脸	终日疲乏	头痛
穿衣困难	抑郁（临床印象）	脑血管问题
洗澡困难	睡眠改变	卒中病史
梳洗困难	坐立不安	糖尿病史
尿失禁	记忆改变	高血压
如厕困难	近期记忆力损害	周围血管搏动减弱
起立困难	远期记忆力损害	心脏问题
直肠问题	一般心智功能改变	心肌梗死
胃肠道问题	出现认知症状	心律失常
做饭困难	意识模糊或谵妄	充血性心力衰竭
吸吮问题	偏执表现	肺部疾病
单独外出困难	认知损害相关病史	呼吸问题
移动障碍	认知损害家族史	甲状腺问题
骨骼肌问题	震动感觉异常	甲状腺病史
肢体动作徐缓	静止性震颤	皮肤问题
肢体肌张力差	姿势性震颤	恶性疾病
肢体协调性差	意向性震颤	乳腺问题
躯干协调性差	帕金森病史	腹部问题
站姿不良	退行性病变家族史	撅嘴反射阳性
步态不规则		掌颌反射阳性
跌倒		其他病史

表 17-4　临床衰弱量表（Rockwood，加拿大人健康与衰老研究）

衰弱分级	具体测量
1. 非常健康	精力充沛、积极、动机明确，适应力强、规律运动，在同龄者中健康状况最好
2. 健康	无活动性疾病，但健康程度略逊于第 1 类
3. 健康但伴有需要治疗的疾病	相比第 4 类，临床症状控制良好
4. 亚健康	无明显依赖，但常抱怨"行动变慢"或有疾病症状
5. 轻度衰弱	IADL 部分依赖
6. 中度衰弱	IADL 和 ADL 均有依赖
7. 重度衰弱	ADL 完全依赖，或疾病终末期

五、衰弱症的预防与干预

（一）预防

高龄、女性、遗传因素与衰弱的发生相关。引起衰弱症的其他风险因素中，我们需要关注可以避免或可逆性因素。

1. 良好生活方式的健康教育　良好的生活方式、运动、戒烟少酒等。①运动锻炼：对骨骼肌 - 神经 - 内分泌 - 免疫系统有益，是大量研究得到的最为肯定的结论。老年人规律运动可改善肌力、活动耐力、平衡和躯体功能，防止跌倒。另外，也可延迟发生失能，预防痴呆和抑郁，提高生活质量，减少慢性炎症介质水平升高。建议每天 30 分钟中等强度的有氧运动，抗阻力运动 2 次 / 周。②营养支持：可以改善衰弱患者的营养不良和体重下降。但营养治疗对衰弱的有效性支持证据较少，只有加上运动锻炼，营养补充才有效。建议老年人体重控制要适度，蛋白质摄入量在（0.8～1.2）g/（kg•d）。

2. 全面的持续的慢病管控　发展以社区医疗为主，以家庭和小团体为单位的慢病管理模式，长期、全面控制高血压、高脂血症、糖尿病、慢性肾病、慢性呼吸系统疾病、骨质疏松等老年常见慢病，避免慢病持续发展，以致进展到器官功能失代偿阶段。

3. 专业的老年健康管理　每年进行老年人健康问题筛查，全面的专业的老年综合评估和管理，包括慢病、多重用药、老年综合征（衰弱 / 肌少症、抑郁、痴呆、疼痛、跌倒、营养不良等）与社会环境因素等；并有预防措施，如疫苗以及连续性的管理。

（二）干预

最好的干预就是预防。去除衰弱的风险因素，综合干预。

1. 避免少动与制动　是衰弱发生和恶化的重要促发因素。疼痛、疾病或住院等可以引起少动，输液、尿管及物理约束是常见的医源性制动，均应避免及解除。

2. 老年综合评估（CGA）　对于高龄、共病的住院患者和护理院老人均应行 CGA，对于社区共病高龄老人在年度查体中应包括 CGA 内容。在评估老年综合征中应包含肌少症和衰弱症。通过筛查发现衰弱老年患者，帮助他们确立治疗目标，做恰当的心理和行为改变，增进家庭社会支持。评估的目的是最大程度地维持功能，避免衰弱进展。

3. 针对衰弱老人的医护模式 有别于一般患者医疗的特殊医护照料,跨学科团队的全人管理,包括疾病控制、保证营养摄入、康复训练、认知心理治疗和加强社会支持。①发达国家部分医院为急性病衰弱老人设立了急性医疗单元(acute care for elders,ACE)、老年评估病房(geriatric evaluation and management,GEM)。在病房硬件配置上要求防跌倒、无障碍通行、安静;跨学科团队与家属配合,帮助老人度过急性病期,避免功能下降和跌倒、谵妄、感染等医源性问题出现。②衰弱筛查为诊疗决策提供依据。如老年肿瘤患者应该采取什么样的治疗;高风险老年患者术前评估有助于判断该患者能否耐受手术,预测术后发生不良结局的风险;对于疾病晚期患者进入临终关怀项目提供依据,并作出预定疗护计划(advance care planning),可以提高生命末期的质量。③美国的全方位老年人服务项目(program of all inclusive care for the elderly,PACE)是以日间照料中心、团队及全程医护照料为特点的针对部分衰弱老人的项目,使得参加者延长了在社区的生活时间、提高了生活质量,同时减低了医疗费用和家庭负担。④针对衰弱老人采取个案管理(case management)模式,提高连续医疗和转诊医疗的质量。

4. 药物治疗 纠正任何一种激素不足或任何一个系统的缺陷均不能预防衰弱或使衰弱改善。因为,衰弱的发生与多个系统的功能缺陷有关,而不是由单一的系统功能异常所致。

促进合成代谢的激素如孕激素、生长激素、睾酮和脱氢表雄酮,在没有运动锻炼情况下,只是增加肌肉体积,并不改善肌力和躯体功能,而激素的副作用却限制了它们的使用。其他药物如促红细胞生成素、β_2肾上腺素受体激动剂、血管紧张素转化酶抑制剂和他汀类药物的使用均未得到共识。VitD对于VitD水平低下者可以减少跌倒的发生,与钙剂合用可使护理院老人减少骨折,但VitD用来治疗衰弱也尚未得到共识。

综上,健康是自身稳态网络可以抵御应激源。当应激源造成某个特定系统的结构和功能受损便发生疾病。衰弱是个体内复杂的多系统构成的稳态网络,因为老化和疾病发生失衡、所有潜在自体稳态平衡储备能力受到损害的综合效应。因此,衰弱症老人的临床表现不典型,而且无法找到一个特定的病理生理机制去解释现有的医学情况,尽可能维持个体内在的稳态平衡比治疗某个疾病更有益,改善营养及加强锻炼是预防失能的最好方法。

(王秋梅 刘晓红)

参考文献

[1] Jeffrey BH, Joseph GO, Mary ET, et al. Hazzard's geriatric medicine and gerontology. 6th ed. New York: McGraw Hill Professional, 2009.

[2] Fried LP, Ferrucci L, Darer J, et al. Untangling the concepts of disability, frailty, and comorbidity: implications for improved targeting and care. Gerontol A Biol Sci Med Sci, 2004, 59(3): 255-263.

[3] Ahmed N, Mandel R, Fain MJ. Frailty: an emerging geriatric syndrome. Am J Med, 2007, 120(9): 748-753.

[4] Fried LP, Tangen CM, Walston J, et al. Frailty in older adults: evidence for a phenotype. J Gerontol A Biol Sci Med Sci, 2001, 56(3): 146-156.

[5] Walston J, Hadley EC, Ferrucci L, et al. Research agenda for frailty in older adults: toward a better

understanding of physiology and etiology: summary from the American Geriatrics Society/National Institute on Aging Research Conference on Frailty in Older Adults. J Am Geriatr Soc, 2006, 54(6): 991-1001.

[6] Collard RM, Boter H, Schoevers RA, et al. Prevalence of frailty in community-dwelling older persons: a systematic review. J Am Geriatr Soc, 2012, 60(8): 1487-1492.

[7] Song X, Mitnitski A, Rockwood K. Prevalence and 10-year outcomes of frailty in older adults in relation to deficit accumulation. J Am Geriatr Soc, 2010, 58(4): 681-687.

[8] Santos-Eggimann B, Cuénoud P, Spagnoli J, et al. Prevalence of frailty in middle-aged and older community-dwelling europeans living in 10 countries. J Gerontol A Biol Sci Med Sci, 2009, 64A(6): 675-681.

[9] 吴佩颖, 侯孟次, 张嘉凌, 等. 南台湾偏远地区老年男性衰弱盛行率及相关危险因子. 台湾老年医学暨老年学杂志, 2011, 6(3): 161-175.

[10] Rockwood K, Song X, MacKnight C, et al. A global clinical measure of fitness and frailty in elderly people. CMAJ, 2005, 173(5): 489-495.

[11] Rolfson DB, Majumdar SR, Tsuyuki RT, et al. Validity and reliability of the Edmonton Frail Scale. Age Ageing, 2006, 35(5): 526-529.

[12] Chan DC, Tsou HH, Yang RS. A pilot randomized controlled trial to improve geriatric frailty. BMC Geriatr, 2012, 25(12): 58.

[13] Hurria A. Management of elderly patients with cancer. J NCCN, 2013, 11(5 Suppl): 698-701.

第十八章

慢性伤口（压疮与下肢溃疡）

目前，慢性伤口的高发病率、高患病率、高费用已成为医疗保健的一大难题。并且随着人口老龄化，这个数字也将不断增加。其治疗费用非常昂贵，全球用于伤口护理的费用每年高达上百亿美元。

慢性伤口的定义目前尚未统一界定。伤口愈合学会将其定义为：一个无法通过正常有序而及时的修复过程达到解剖和功能上完整状态的伤口。临床多指各种原因形成的创面接受超过 1 个月治疗未能愈合，也无愈合倾向者。其中对"1 个月"的限定并非完全绝对，它有赖于伤口大小、病因、个体一般健康状况等多种因素，因此不能以简单的时间限定加以划分。这里我们将慢性伤口划分为静脉性溃疡、动脉性溃疡、糖尿病足溃疡、压力性溃疡 4 种常见类型。

一、压力性溃疡（压疮）

老年人由于身体功能退化、免疫功能降低、自主生活能力减弱等因素，成为压疮高发人群；而随着社会老龄化、城市化，空巢家庭增多，对老年衰弱者，尤其卧床者的家庭护理跟不上，老年人压疮的发生率日渐增多。根据美国统计，71% 的压疮发生在 70 岁以上的老年人，老年患者压疮的发生率为 10%～25%。发生压疮老年人的病死率较未发生压疮的老年人增加 4～6 倍。压疮也使得住院时间延长，医疗费用增加，严重影响患者生活质量，也给社会及家庭造成极大的负担。因此，采取积极而有效的预防和治疗措施非常重要。

压力性溃疡也称压疮（pressure sores）或褥疮：是指身体局部组织长时间受压，发生血液循环障碍、神经营养不良，致使皮肤坏死破溃，失去正常功能。

（一）老年患者发生压疮的常见危险因素

1. 外源性因素

（1）持续与硬物（如床、轮椅或担架）接触引起的压力。

（2）卧床时身体下滑产生的剪切力。

（3）拖拉床单引起的摩擦力。

（4）潮湿使皮肤容易滋生微生物，尤其是伤口渗液、大小便失禁，除了使皮肤受到浸渍，代谢产物可引起化学刺激，造成皮肤表面角质层松软，柔韧性消失，更易遭受损伤导致压疮发生。

2. 内源性因素 即老年人自身的生理及病理因素。

（1）皮肤老化：皮肤变薄，弹性变差，干燥粗糙，血运减少。排泄功能、体温调节的功能下降，对温度和痛感觉迟钝。

（2）多种慢性病共存，伴有功能残障：发生压疮的老年患者常患有心脑血管疾病、糖尿病、神经系统疾病、骨折和风湿性疾病，长期卧床、活动困难，导致身体局部组织持续受压，翻身时被拖拉，增加发生压疮的风险。

（3）营养不良：既是压疮形成的危险因素，又是压疮经久不愈的主要因素。营养摄入不足，蛋白质合成减少，导致皮肤松弛干燥，缺乏弹性，修复能力降低；皮下脂肪萎缩，肢体受压处缺乏肌肉和脂肪组织的保护，易引起血液循环障碍，对外界不良因素的耐受力降低。

（二）压疮的好发部位

大多数的压疮发生在受压迫及剪切力作用的骨性凸起部位，如骶骨、尾骨、坐骨结节、股骨大转子、肘部、膝盖和足跟部等。

（三）压疮的分期

1. Ⅰ期压疮 局部皮肤完整，有指压不变白的红肿。与周围组织比，可能有疼痛、硬结、松软、热或凉等表现。肤色较深者不易判断，可归为高危人群。

2. Ⅱ期压疮 真皮层部分缺损，表现为有光泽或干的浅表、开放的溃疡，伤口床呈粉红色，没有腐肉或淤肿（淤肿显示可疑深部软组织损伤）。也可表现为一个完整或破溃的水疱。

3. Ⅲ期压疮 全皮层缺损。可见皮下脂肪，但没有骨骼、肌腱或肌肉暴露；有腐肉，但未涉及深部组织。可有潜行和窦道。鼻梁、耳、枕部和踝部没有皮下组织，因此Ⅲ期溃疡较为表浅。而一些肥胖的部位会非常深。

4. Ⅳ期压疮 全皮层缺损，伴有骨骼、肌腱或肌肉的暴露。伤口床可能会部分覆盖腐肉或焦痂，常常会有潜行和窦道，可能深及肌肉和（或）支撑组织（如：筋膜、肌腱或关节囊），有时伴有骨髓炎。鼻梁、耳、枕部和踝部没有皮下组织，因此Ⅳ期溃疡会比较浅表。

5. 不可分期 全皮层缺损，伤口床被腐肉（黄色、棕褐色、灰色或褐色）和（或）焦痂（棕褐色、褐色或黑色）覆盖。只有彻底清创后才能测量伤口真正的深度，否则无法分期。

6. 可疑深部组织损伤期 局部皮肤完整，呈紫色或黑紫色，或有血疱。伴有疼痛、局部硬结、热或凉等表现。可能会发展为被一层薄的焦痂覆盖；即便接受最好的治疗，也可能会快速发展成为深层组织的破溃。

（四）压疮的预防和护理

压疮的发生危险评分：采用 Braden 量表（关注患者的感觉知觉能力、活动情况、移动能力、营养、潮湿情况、摩擦力及剪切力）来筛查压疮的高危人群。对高危患者要积极采用以下预防措施：

1. 间歇性翻身和改变体位 是有效预防压疮的关键。至少每2～4小时翻身1次，建立翻身卡。翻身时避免拖、拉、扯、拽、推。与传统的90°翻身法相比，将患者侧倾30°并用枕头支撑，使患者始终避开骨突起部位的垂直受压，可较好地分散压力。

2. 辅助防压器具 如气垫床、充液或充类胶物质的漂浮垫等有助于减轻组织受到的压力。

3. 皮肤护理 对于尿便失禁,引流液污染和出汗的患者,应及时清理、更换床单及衣物,保持皮肤清洁、干燥,保持床单及衣物的清洁平整。

4. 营养评估 提供合理的膳食,加强蛋白质和维生素的补充,可有效调整内环境平衡,对预防或减少压疮发生也很关键。

5. 心理和健康教育 积极主动地向患者和家属介绍预防压疮的重要性、讲解基本知识和方法,同时加强心理护理,使患者和家属共同参与到压疮的预防和护理中。

(五)压疮的治疗

压疮的治疗需要多学科合作,需要老年科医师、皮肤科医师、外科医师、造口护士和康复师的共同干预,有时还需要心理科、感染科及营养科的支持。

1. 压疮的评估 包括压疮的发生部位、个数、大小、深度、渗液情况和伤口周边情况的评估和记录。

2. 首先要除去可以纠正的危险因素,如予营养支持治疗。

3. 压疮治疗 主要包括:减轻局部皮肤的压力,清除坏死组织,管理伤口的细菌载量和定植,选择合适的敷料。

4. "湿性伤口愈合",即保持伤口的适度湿润,相对封闭,这是目前所提倡的,其机制如下:

(1)促进生长因子释放、刺激细胞增殖。

(2)湿润环境可加快表皮迁移速度。

(3)增强白细胞功能。

(4)低氧或无氧、微酸的环境能抑制创面的细菌生长、促进成纤维细胞的生长,刺激血管增生,更利于创面的修复。

(5)酶学清创的愈合环境。

(6)避免神经末梢暴露于空气中,减轻疼痛。

5. 敷料 根据患者的个体情况、压疮的特点正确选用各种敷料。

(1)根据敷料作用机制分为:①抗生素类(磺胺嘧啶银):用于感染性伤口;②促进循环类:促进循环及组织生长;③胶原水解酶类:清除坏死组织;④渗液吸收类:可吸收大量渗出液;⑤等渗类(生理盐水):保护细胞不受损伤。

(2)根据敷料的材质分为:①纱布敷料:在医师尚未决定采用哪种合适的敷料之前,用生理盐水浸润的纱布保持伤口的清洁湿润;②水胶体敷料:防止水、氧气、水蒸气透过,还具有吸收渗液的功能;③透明膜敷料:不透水,但可透过氧气和水蒸气,而且可清晰地观察伤口,因吸水性差,用于分泌物极少的伤口;④藻酸盐敷料:可吸收大量渗出液,常用于感染性伤口,吸收大量渗液后会转变成凝胶,从而保持伤口底部湿润,促进伤口愈合,当渗液减少后,再改用其他敷料;⑤泡沫敷料:具有吸收功能,用于分泌物较多的伤口,常与其他敷料一起使用;⑥水凝胶敷料:具有吸收功能,还有冷却的特性,可以减轻疼痛。

(3) 根据压疮的不同分期选择合适的敷料:

1) Ⅰ期压疮:使用水胶体敷料(溃疡贴/透明贴)——促进血运,改善压红和淤血。

2) Ⅱ期压疮:处理方案为保护皮肤,避免感染。可用水胶体敷料(溃疡贴/透明贴)或泡沫敷料。

3) Ⅲ~Ⅳ期压疮:①干痂:水凝胶敷料(清创胶)+水胶体敷料(溃疡贴/透明贴);②黑色坏死组织/黄色腐肉:水凝胶敷料(清创胶)+泡沫敷料;③肉芽生长期:藻酸盐敷料+泡沫敷料;④窦道(潜行):藻酸盐填充条+泡沫敷料;⑤感染伤口:银离子泡沫敷料。

二、下肢溃疡

(一)静脉性溃疡

静脉性溃疡是下肢慢性溃疡中较常见的一种类型,占所有下肢慢性伤口的50%以上。

1. 静脉性溃疡形成的原因 长期静脉高压和功能不全以及静脉血栓形成和(或)血液倒流均可导致静脉性溃疡。表现为下肢肿痛(夜晚加重),抬高患肢时有所缓解。

2. 静脉性溃疡好发部位 常发生于有深浅静脉逆流的部位,如足靴区即小腿下1/3、内外踝或胫骨前区,以内踝上方多见。

3. 静脉性溃疡临床表现 溃疡形态不一、大小不等,边界不清且不规则,伤口较浅,基底凹凸不平,颜色多为苍白或淡红,创面范围大于其他多数慢性伤口。溃疡周围皮肤可出现凹陷性水肿、硬结、色素沉着、静脉曲张、脂性硬皮病、白色萎缩症和(或)淤积性皮炎等。

4. 静脉性溃疡的治疗

(1) 控制感染。

(2) 促进循环,压迫治疗能提高溃疡愈合率,多层压力绷带较单层为好,高压比低压有效。

(3) 处理渗液,选择合适敷料,压迫治疗加用糊性敷料较其他类型敷料(藻酸盐敷料等)能明显加快溃疡愈合,提示使用敷料时应提供一个湿润环境促进伤口愈合。

(4) 营养支持。

(二)动脉性溃疡

动脉性溃疡由皮肤血液供应不足而引起,其中动脉粥样硬化是最主要的原因,好发于四肢末端,尤其是下肢。

1. 动脉性溃疡的危险因素 吸烟、糖尿病、高龄及其他部位的动脉性疾病都是高危因素。

2. 动脉性溃疡的好发部位 典型的动脉性溃疡常发生在远侧端,如趾、足跟和其他足部骨突出部位。

3. 动脉性溃疡的临床表现 动脉供血不足主要表现为间歇性跛行和静息痛(腿部保持特定姿势可缓解疼痛),疼痛明显,高抬患肢时疼痛加重。创面通常为边界清楚的圆形,呈弹射状,溃疡变苍白,周围皮肤可出现少毛、光亮、萎缩和继发性红斑。趾甲变厚、不透明甚至脱落,也可发生肢端坏疽,亦可表现为肢冷、足背动脉搏动弱和趾毛细血管灌注缓慢等。

4. 动脉性溃疡的治疗 改善动脉性溃疡最有效的方法是血运重建以增加血供。

（1）控制感染。

（2）基础病治疗：动脉硬化二级预防[他汀类药物能改善踝／肱指数（ankle brachial index，ABI），西洛他唑能增加高密度脂蛋白，减少甘油三酯和脂蛋白，对有间歇性跛行的患者能改善其行进距离，阿司匹林可防止脑卒中或心肌梗死引发的死亡或致残。]

（3）改善微循环：高压氧治疗。

（4）去除诱因：戒烟、控制血糖及血压。

（5）营养支持。

（6）截肢。

5. 动脉性溃疡的治疗中应注意

（1）测量 ABI 以确定下肢动脉血流及缺血程度。

（2）在动脉血流灌注稳定前，应避免侵入性清创并保留干燥、稳定的焦痂。

（3）创面要保持干燥，封闭、半封闭或湿化的敷料不利于保持焦痂稳定，应避免使用，但在已有骨和肌腱暴露的创面，局部湿润对骨和肌腱有保护作用。

（4）由动静脉混合性疾病所致溃疡，若 ABI 介于 0.6～0.8，为了加快伤口愈合同时避免局部缺血或损伤，可采用 23～30mmHg 的相对低压力治疗；ABI < 0.5 时禁忌使用压迫治疗。

（5）应避免使用血管收缩剂。

（6）血管旁路或血管成形术。

（三）糖尿病足溃疡

糖尿病足溃疡是与局部神经异常和下肢远端外周血管病变相关的足部感染、溃疡和（或）深层组织破坏。它是最普遍的一种糖尿病下肢并发症，据估计约 15% 的糖尿病患者发病。

1. 糖尿病足溃疡的危险因素 外周神经病变、足部畸形、过高的足跖压力、关节活动受限、血糖控制不良、糖尿病病程长，这些均是足部溃疡的促进因素。感觉神经病变在糖尿病患者溃疡发生的常见原因中列居首位。

2. 糖尿病足溃疡的临床表现 患者一般年龄较大，病程偏长。其典型表现是，在反复受压部位形成胼胝后破裂形成溃疡。溃疡大小不一，深浅不定，常合并感染或发生坏疽，表面均被坏死组织覆盖。

大多数有足部溃疡的糖尿病患者均伴发有神经系统疾病，而 15%～20% 患者同时又伴有血管疾病。神经病变可表现为皮肤干燥，常有裂隙，触、温、痛觉障碍和踝反射消失，骨关节病变（夏柯足）；缺血改变可表现为间隙性跛行、静息痛，夜间疼痛加剧和坏疽，重者足背动脉和胫后动脉无搏动，肢体抬高时皮肤变苍白，而下垂时转为红紫。

3. 糖尿病足溃疡的瓦格纳（Wagner）系统分级

（1）0 级指足部明显供血不足，但无开放性创面。

（2）1 级指足部有浅表溃疡。

（3）2 级指溃疡深至肌腱或有关节囊暴露。

（4）3 级指深部溃疡伴有骨髓炎。

（5）4级指湿性或干性坏疽可能有蜂窝织炎。

（6）5级指广泛坏疽。

4. 糖尿病足溃疡的治疗原则

（1）减压（off-loading）。

（2）清创（debridement）。

（3）伤口敷料（wound dressings）。

（4）控制感染（treatment of infection）。

（5）血管重建（vascular reconstruction）。

（6）截肢（amputation）。

5. 糖尿病足溃疡的健康教育

（1）每日检查足部，包括足趾间区域；如果该患者不能检查足部，应有其他人帮助检查。

（2）如果出现足部损伤，患者不应自行处理。

（3）定期洗脚，仔细擦干，特别是趾缝间。

（4）水温一般要37℃以下。

（5）干燥皮肤应使用润滑油/膏，但是趾缝间不应使用。

（6）每日更换袜子。

（7）每日检查鞋子内部，鞋子不应太紧或太松：一般鞋子内部应较足本身长1～2cm，内部宽度应与跖趾关节部位的足宽度相等，高度应考虑给足趾充分空间。

（8）避免户内或户外赤足行走，避免穿鞋不穿袜。

（9）水平修剪指甲。

（10）如果由于足部畸形导致过紧或存在异常足部负荷的征象（如充血，鸡眼，溃疡），建议患者穿特制的鞋子包括鞋垫及矫形器械。

慢性伤口需要长期连续的治疗和护理，但目前国内的慢性伤口治疗体系尚不完善。需加强各专业学科间的相互合作，采用多学科相互合作的医疗护理模式，各专科之间紧密配合，规范各项操作。同时还要做好与患者及其家属的沟通工作，给每位患者拟定个性化诊治计划，加深患者对疾病的认识，提高自我警觉性，树立战胜疾病的信心。

（诸葛海燕）

参考文献

[1] Rees RS，Hirshberg JA. Wound care centers: costs，care，and strategies. Adv Wound Care，1999，12（2）：4-7.

[2] Lazarus GS，Cooper DM，Knighton DR，et al. Definitions and guidelines for assessment of wounds and evaluation of healing. Arch Dermatol，1994，130（4）：489-493.

[3] 杨宗城. 中华烧伤医学. 北京：人民卫生出版社，2008：256-277.

[4] 李晓蓉. 循证护理在骨科患者压疮预防中的应用. 中国实用护理杂志，2007，23（7）：14-15.

[5] Bergstrom N，Demuth PJ，Braden BJ. A clinical trial of the Braden scale for predicting pressure sore risk. Nurs Clin North Am，1987，22（2）：417-428.

[6] Gosnell DJ. An assessment tool to identify pressure sores. Nurs Res, 1973, 22(1): 55-59.

[7] Nelzen O, Bergqvist D, Lindhagen A. Venous and non-venousleg ulcers: clinical history and appearance in a population study. Br J Surg, 1994, 81(2): 182-187.

[8] Valencia IC, Falabella A, Kirsner RS, et al. Chronic venous insufficiency and venous leg ulceration. J Am Acad Dermatol, 2001, 44(3): 401-421; quiz 422-424.

[9] 王正国. 创伤学基础与临床. 武汉: 湖北科学技术出版社, 2007: 677-690.

[10] Stacey MC, Jopp — Mckay AG, Rashid P, et al. The influence of dressings on venous ulcer healing--a randomised trial. Eur J Vasc Endovasc Surg, 1997, 13(2): 174-179.

[11] Grey JE, Harding KG, Enoch S. Venous and arterial leg ulcers. BMJ, 2006, 332(7537): 347-350.

[12] Falanga V. Wound healing and its impairment in the diabetic foot. Lancet, 2005, 366(9498): 1736-1743.

[13] Reiber GE, Vileikyte L, Boyko EJ, et al. Causal pathways for incident Lower-extremity ulcer in patients with diabetes from two settings. Diabetes Care, 1999, 22(1): 157-162.

第十九章

谵　妄

一、定义

谵妄（delirium）是一种急性脑功能下降状态，伴有认知功能改变和意识障碍，症状常具有波动性。亦曾被称为急性意识混乱状态、器质性脑病综合征、可逆性痴呆，中毒性或代谢性脑病。

二、临床表现

1. 意识障碍　神志清晰度下降，定向力障碍。

2. 注意力障碍　注意力涣散；言语凌乱、不连贯；无意义动作或行为，解决问题能力下降。

3. 认知功能障碍　近期记忆障碍和远期记忆障碍。

4. 知觉障碍　幻觉、妄想、恐惧、悲伤等。

5. 睡眠觉醒周期改变。

6. 急性起病和症状具有波动性是谵妄的重要特征之一。

三、分型（根据精神运动症状）

1. 兴奋型　表现为机警、兴奋，精神行为活动增加，约占总病例数25%。

2. 抑制型　表现为淡漠、嗜睡，精神行为活动减少，超过总数50%；常常被漏诊。

3. 混合型　表现兴奋和抑制交替出现。

四、诊断标准（自DSM-Ⅳ改编）

1. 意识障碍（如注意力下降、环境识别力下降）。

2. 认知功能改变（如记忆力减退、定向力障碍、言语障碍）或知觉障碍（如视幻觉、幻觉）。

3. 快速起病（数小时至数日）并且1天当中症状具有波动性。

4. 有引起谵妄的躯体疾病的证据。

五、谵妄的评估

谵妄的评估法（confusion assessment method，CAM）见表19-1。

表 19-1 谵妄的评估法（CAM）

条目	评估问题	答案	
急性发作且病程波动性	1a. 与平常比较，是否有任何证据显示患者精神状态产生急性变化	否	是
	1b. 这些不正常的行为是否在一天中呈现波动状态？即症状时有时无或严重程度起起落落	否	是
注意力不集中	2. 患者集中注意力是否有困难？例如容易分心或无法接续刚刚说过的话	否	是
思维紊乱	3. 患者是否思考缺乏组织或不连贯？如杂乱或答非所问、或不合逻辑的想法、或突然转移话题	否	是
意识状态改变	4. 整体而言，您认为患者的意识状态是过度警觉、嗜睡、木僵、还是昏迷？	否	是
总评	1a+1b+2"是"，加上3或4任何一项"是"	□谵妄	

引自：Inouye SK, van Dyck CH, Alessi CA, et al. Clarifying confusion: the Confusion Assessment Method: a new method for detection of delirium. N Engl J Med 2006; 354（11）: 1157-1165.

其他评估内容

1. 仔细核查患者用药、OTC 及饮酒。

2. 排除感染和其他疾病。

3. 实验室检查可包括：血常规、电解质，肝功能，血氨，甲状腺功能，肾功能，血清白蛋白，维生素 B_{12}，血钙，血糖，尿酸，动脉血气分析，胸片和心电图。

六、危险及诱发因素

（一）高危患者

1. 高龄。

2. 痴呆、脑器质性损害或卒中史、抑郁状态。

3. 合并多种基础疾病且病情严重。

4. 视力听力等感觉障碍或活动不便。

5. 酗酒或长期应用抗精神作用药物。

（二）诱发因素

任何体内外环境的改变均可促发谵妄发生，常常是多种诱因共同参与发病。常见可逆性的诱因总结为 **DELIRIUM**（谵妄）。

D—Drugs 任何新加或调整剂量的药物，非处方药和酒精，重点考虑高危药物（见后述）。

E—Electrolyte disturbances: 脱水，血钠失衡，甲状腺功能异常，血糖异常。

L—Lack of drugs: 酒精和催眠药戒断，疼痛控制不满意。

I—Infection: 感染（泌尿系和呼吸道感染）。

R—Reduced sensory input: 视力差，听力障碍，未配戴眼镜或助听器。

I—Intracranial: 新发局灶性神经系统表现要考虑感染、出血、脑卒中、肿瘤，但较少见。

U—Urinary, fecal: 尿潴留；粪嵌塞。

M—Myocardial, pulmonary: 心肌梗死，心律失常，心力衰竭加重，慢性肺病加重，缺氧。

另外,长时间睡眠剥夺、情感应激、制动或物理性束缚、留置导尿等都可促发谵妄发生,要逐一排除。

(三)可引起谵妄的高危药物

1. 抗胆碱能药(如苯海拉明),三环类抗抑郁药(如阿米替林、丙米嗪),抗精神病药(如氯丙嗪、硫利达嗪)。

2. 抗炎药,包括泼尼松。

3. 苯二氮䓬类或酒精:急性中毒或撤药。

4. 心血管用药(如地高辛,降压药)。

5. 利尿剂。

6. 锂盐。

7. 胃肠道用药(如西咪替丁、雷尼替丁)。

8. 阿片类镇痛剂(尤其是哌替啶)。

七、谵妄的处理

(一)预防措施

谵妄的预防应优先考虑,30%～40% 的谵妄是可以预防的。针对高危人群,要积极预防任何可诱发谵妄的危险因素,常见的可采取的具体措施见表 19-2。

表 19-2　谵妄的预防措施[a]

预防目标	干预措施
认知功能损害	恢复定向力措施:配备写有患者名字的信息板,固定每日日程安排;通过交流恢复患者的定向力; 治疗活动:刺激性益智活动 3 次 / 日
睡眠剥夺	非药物疗法:热牛奶 / 中草药茶,音乐,按摩; 降低噪音:调整治疗日程,采取措施降低全病房内的噪音
制动	尽早活动:让患者主动或被动活动 3 次 / 日;尽量减少因为医疗原因而制动
视力损害	佩戴眼镜,采用其他视力辅助设备
听力损害	使用扩音器,除去耵聍,采用特殊交流技巧
脱水	早期发现和及时补液
感染,心力衰竭,缺氧,疼痛	识别诊断,疾病治疗

注:[a] 对治疗谵妄也可能有效

(二)治疗措施

由于谵妄的发生常常是多因素的,所以需要全方位的干预。谵妄的治疗需要医师、护士、家属和其他护理人员的共同努力,包括:

1. 首先要明确并去除所有可逆性病因或诱因　非药物支持治疗(见预防):需要家属配合,与患者进行恰当的交流;交流中避免争辩或说服,要注意语音、语调,使患者有安全感、恢复定向力;管理好尿便,尽量减少插管(用集尿器、尿布代替尿管);所有预防措施在谵妄患者都应予以重视和实施。

2.保证患者安全

(1)反对束缚,束缚仅在患者有暴力活动,预防患者拔出重要设施如气管插管,动脉插管和导尿管等。

(2)应用束缚后,应再评估,尽早撤除。

(3)为避免坠床,可睡床垫,增加看护和陪伴,如患者有兴奋、躁动,避免暴力制止,要予以积极安抚。

(4)管理好窗门,避免患者走失或因幻觉坠楼等。

(三)药物治疗

1.原则上尽量不用药物治疗,除非当患者有妄想或幻觉、行为激越、危及自身或他人安全且家属安抚无效时,可酌情选用小剂量氟哌啶醇或非典型抗精神病药物(如奥氮平,喹硫平等)。

2.注意抗精神作用药物有 QTc 间期延长的风险,不建议静脉使用,监测 QT 间期。如果患者还在服用其他可能延长 QTc 间期的药物,则避免使用此类药物。

3.氟哌啶醇(Haldol)0.5～1mg 口服;1～2 小时评估疗效。如果患者不能口服,可行氟哌啶醇 0.5～1mg 肌内注射(药效强度是口服的 2 倍,达峰时间 20～40 分钟)。对持续躁动患者每 30～60 分钟再评估。如果起始剂量无效,可剂量加倍。追加剂量(肌内注射每 30 分钟追加 1 次、口服每 60 分钟追加 1 次)直到躁动得到控制。多数老年人对总量达 1～2mg 都有反应。计算出患者症状控制所用的总剂量,次日口服量为总量的 1/2,分两次,每 12 小时 1 次服用。如果出现过度镇静,停用 1 次,维持最低的有效剂量 2～3 天,经过 3～5 天缓慢减量后停用氟哌啶醇,同时监测症状复发的情况。必要时可维持使用所需的最小剂量控制症状。长期服用可引起锥体外系症状。如果用药时间超过 1 周,可改用第二代抗精神病药物,如奥氮平(用于谵妄,多从小剂量 1.25mg 每晚 1 次开始,可逐步加量至 7.5mg/d)。

4.喹硫平可用于治疗路易体痴呆、帕金森病、艾滋病相关痴呆所伴发的谵妄,或合并有锥体外系症状的患者。起始剂量 12.5～25mg/d 口服,每日 1 次或每 12 小时 1 次;根据需要每 2 天增加剂量,最大剂量 100mg/d(衰弱老年人的最大剂量 50mg/d)。一旦症状得到控制,剂量减半持续 2～3 天,然后经过 3～5 天缓慢减量至停药。

5.喹硫平 50mg 每 12 小时 1 次,同时按需静脉使用氟哌啶醇(1～20mg 每 2 小时 1 次),可使谵妄症状较快缓解,减少躁动。

6.对于酒精或苯二氮䓬类药物撤药引起谵妄者,应给予苯二氮䓬类药物,如罗拉(Lorazepam)0.5～2mg,每 30～60 分钟 1 次肌内注射或每 1～2 小时 1 次口服,逐渐增加至起效。

7.由于这些药物本身也可引起谵妄,最好逐渐减量和停用。如果是酒精引起谵妄,也可用维生素 B_6 100mg/d(口服,肌内注射或静脉注射)。

(葛 楠)

参考文献

刘晓红，朱鸣雷. 老年医学速查手册. 北京：人民卫生出版社，2014：70-75.

第二十章

老年人骨与关节疾病

随着年龄的增长,老年人的神经、肌肉、本体感觉、软骨、肌腱、韧带、关节囊、骨折愈合能力都会有老化的现象。本体感觉、肌肉大小、平衡会因老化而变差、变小,中枢神经及周围神经老化则会造成大脑皮质萎缩、大脑血流量降低、神经传导物质减少,速度减慢,使得老人的反应时间增加。而周围神经的运动、感觉功能变差都可导致老年人对外界事物的反应减慢、动作迟钝,这都是 60 岁以上老人跌倒的主因,占 35%～40%。由于肌纤维的减少导致肌肉大小的改变,同时脂肪组织的相应增加又使肌肉力量减少了 30%～50%。另外,老年增生性关节炎及软骨的慢性退行性疾病随着年龄的增长发病率也逐渐上升。由于我国生活水平的提高、老龄化现象的加重,患骨关节病的群体不断扩大。为了提高人民的生活质量,认清老年人骨关节病的发生、发展很有必要。

一、老年肌肉骨骼系统生理病理特点

(一)老年肌肉的变化

在体内组织中,肌肉是一种可以通过锻炼使老化进程延缓的组织之一。但在老化的同时仍然不可避免出现肌萎缩。由于脊髓前角细胞、前根脊髓纤维数减少,肌纤维变细;失去弹力和紧张度而出现肌力降低,加上老年人运动量普遍减少,运动种类和范围不断缩小,特别是因病卧床的机会增多而常发生失用性萎缩。肌萎缩常伴有肌挛缩,而且与各种因素相关,如骨、关节的变化,因排列紊乱所致肌肉动、静形式的变化,日常活动减少、疼痛、卧床等。在出现老龄的同时,神经、肌肉的反应时间延长,神经传导速度迟缓,固有感受器敏锐度降低而表现出动作迟笨的倾向。肌腱韧带萎缩,继而发展为僵硬。关节囊萎缩、松弛,特别容易发生脱位。

(二)滑膜的老化

滑膜是一种表面有 2～3 层滑膜细胞,富有血管网的组织,因此注射到关节内的液体可被迅速吸收。滑膜细胞合成并分泌的滑液中有玻璃酸和蛋白复合体,电镜下观察滑膜细胞时,可分为 A 型和 B 型两种,A 型具有分泌作用,B 型具有吞噬作用。但在青年人中,A、B 两型滑膜细胞并无明显区别。

老年人关节滑膜萎缩变薄,表面的皱襞和绒毛增多,滑膜细胞和细胞质减少,纤维增多,基质减少。滑膜的代谢功能减弱。滑膜下层的弹力纤维和胶原纤维均随退变而增多,因此滑膜表面和毛细血管的距离扩大,引起循环障碍。此外,刺激自主神经也可以引起血运障碍。滑膜循环障碍的结果可造成软骨损害而切除滑膜后关节软骨的变性却不甚明显。年轻人的滑膜也可发生血管的动脉硬化。滑膜血运障碍虽然也是使关节软骨变性的直接原因,但滑膜细胞的溶酶体酶可能在关节软骨变性上具有重要的作用。

(三)老年骨的变化

骨是构成运动系统的主体之一,具有支持形态的功能。骨的基质由胶原纤维及与此结合而形成钙化场所的黏多糖构成。根据骨的种类和年龄的差异,其组成成分可略有不同,但大致是有机物 30%,无机盐 45%,水分 25%。有机物中 95% 为胶原纤维,无机物中主要是钙 60%,磷 72%,镁 0.8%。水分根据部位不同而具差异性,骨皮质为 15%,骨松质、骨小梁为 25%。

老年人骨小梁体积逐渐减少,成人骨小梁体积约为 350cm³,同一骨表面再次发生改建需要经过数年时间,通过对绝经期后骨改建活动观察发现,骨改建及转换增加呈负平衡,开始时吸收陷窝的深度与时间是对应相关的,最初 40 天内骨小梁体积明显减少,以后仍缓慢减少。有人用电子计算机模型分析,发现骨小梁体积每年以 0.72% 逐渐丢失。说明雌激素水平下降或病理改变对骨改建的影响。

骨小梁的结构随着年龄增加逐渐退变,改建周期累加,骨吸收与骨形成相互偶联的动态呈现负平衡。老年骨骼由于改建、吸收在较细薄的小梁壁上活动频率增加,局部破骨细胞活性太强,侵蚀骨小梁太深,使骨小梁表面骨丢失,壁变薄、变细、穿孔,甚至部分破碎,小梁的网连性消失或部分消失,出现骨的结构退行性变。

(四)老年软骨的变化

正常关节软骨呈浅蓝白色,半透明,光滑而有光泽,具有耐磨、传导关节负荷、吸收震荡和滑润关节功能。一般认为关节软骨无再生能力,一旦发生破坏、变性或损伤,即被纤维组织所代替。成人的软骨是通过无丝状分裂而成长的,关节软骨受损,按其程度而呈不同反应,如果损伤未累及关节下骨或软骨外膜,则只显示轻微增殖;如已累及软骨下骨或软骨外膜,则损伤部位将很快被纤维组织封填起来。

老年人的关节软骨由于生长停止后软骨继续负重、摩擦,逐渐变薄,表现为增龄性脂质空泡增加和细微的丝状纤维,细胞数量、糖蛋白、胶原纤维的合成仍然不变,但 6- 硫酸软骨素转变为硫酸软骨素与硫酸角质,细胞外脂质也在随年龄增加。

反复的机械性、化学性损伤和负荷传导紊乱,加速了关节软骨的退行变性、退化,机体通过代偿修复使软骨下骨质增生,形成关节边缘和关节面增厚、硬化、变形。损坏的关节软骨也可形成一个个小的凹窝或洞穴,滑液由此进入,在关节面下骨内形成假囊肿。经常磨损使软骨骨质碎裂,落入关节形成关节鼠。关节囊也在老化和反复创伤下出现代偿性肥厚、纤维化骨化。所以在解剖学上常出现关节间隙不对称狭窄,关节面硬化变形,边缘性骨刺或骨桥。关节面下囊肿及关节囊内游离体和关节囊骨化,关节腔积液等反应。

老化会造成软骨厚度、细胞功能、抗张力能力等的改变而造成磨损或不平整,这些改变在骨骼快成熟时就已经开始发生。随着进一步老化,关节软骨会变成较深的裂痕、破裂,侵蚀到软骨下骨质而造成退化性关节炎的临床表现。

二、骨关节病

（一）骨关节病的病理生理

骨关节病的发病率与年龄相一致。临床症状与 X 线改变密切相关。这是一种老年人生理性的组织退行性变的表现，称之为原发性退行性骨关节病。此外，长期慢性创伤，过多承重和牵拉也是一个重要原因，常见于运动员和搬运工人。股骨头缺血坏死痊愈期，潜水病的骨关节栓塞以及化脓性关节炎愈合后，由于关节变形，关节组织不健全，不能耐受体重和运动的负荷，也可继发退行性骨关节病。

退行性骨关节病是由于关节及其周围软组织的退变，关节软骨面变性、断裂甚至脱落，软骨下骨质增生硬化，关节边缘骨赘形成，继发滑膜和关节囊充血、肥厚、增生等上述原因产生系列的临床症状，统称为骨性关节炎或退行性骨关节炎。

软骨细胞内的溶酶体产生、释放酸性组织蛋白酶及中性蛋白糖酶，使蛋白聚糖降解。滑膜组织也能分泌异化产物去刺激软骨细胞降解细胞外基质。而胶原酶随病变而增加，并破坏胶原纤丝。在骨关节炎中，软骨细胞特别是软骨细胞群中的软骨细胞，无法很好地合成分泌Ⅱ型胶原纤丝，相反，只能分泌Ⅰ型胶原纤丝。此外，作为机体的一种修复能力，从关节软骨下骨的骨髓腔内有肉芽组织，向关节软骨的裂隙生长，并在关节软骨表面形成纤维束。这些原因均导致关节软骨上的纤维束变性。骨关节炎病变严重时，软骨细胞及软骨基质的变化也趋于严重。软骨细胞群的出现是一种代偿性修复过程，这样可以有更多的新生软骨细胞以弥补、替代死亡的软骨细胞。然而，这些软骨细胞群内的软骨细胞无法正常地发挥功能，它们同样发生退行性变化。至于那些成纤维细胞样细胞，则属于纤维软骨的细胞成分。出现这些成纤维细胞样细胞也反映了软骨的一种修复能力，说明关节软骨表面的纤维组织经过化生过程而成为纤维软骨。这种情况经常发生在重度的骨关节炎中。尽管纤维软骨较纤维组织坚硬而富有弹性，但纤维软骨无法替代透明软骨。

糖蛋白与蛋白多糖均存在于软骨基质之中，两者的区别在于前者以蛋白为主，后者以糖为主。以往对骨性关节炎关节软骨蛋白多糖的生化改变进行了大量的研究，而糖蛋白则相对受到冷落，但它在骨性关节炎时的代谢变化近年来已日益受到人们的重视。非胶原、非蛋白多糖软骨基质糖蛋白是一种水溶性蛋白质，存在于所有哺乳类动物的透明软骨和纤维软骨之中，是正常关节软骨的主要蛋白成分之一。实验发现，在软骨基质中存在着一种与 CMGP 呈免疫学交叉反应的蛋白片段，它在骨性关节炎关节软骨中的含量远远大于其在正常关节软骨中的含量。免疫荧光法研究揭示，用抗 CMGP 的特异性抗血清对骨性关节炎关节软骨和正常关节软骨进行染色，前者呈现染色缺失，提示 CMGP 在骨性关节炎时降解加速，以至最终缺失。下一步应着重探讨降解对软骨基质完整性的可能影响。骨性关节炎胶原代谢改变主要表现为胶原类型、分布的改变及胶原溶解活性的增强。正常人体关节软骨中的胶原主要是Ⅱ型，而骨性关节炎患者可出现Ⅰ型、Ⅲ型。正常人随着年龄的增长，Ⅱ型胶原由 82% 升高到 97%。骨性关节炎时微量胶原含量增加，不但有胶原类型的改变，而且有胶原纤维超微排列上的紊乱，表现为软骨胶原纤维呈现放射状排列，通常以胶原束的形式存在。有证据表明，骨性关节炎关节软骨胶原对蛋白溶解酶的抵抗力减弱，胶原溶解活性增强。

（二）髋关节骨关节炎

髋关节骨性关节炎是骨科比较常见的疾病之一，也是老年人多发病。其特点是关节软骨变性，并在软骨下及关节周围形成新骨。该病分为原发性及继发性两种类型。原发性髋关节骨性关节炎是指发病原因不明，患者无遗传缺陷，没有全身代谢及内分泌异常，髋关节没有创伤、感染及先天性畸形等病史。多见于50岁以上的肥胖患者。常有多个关节受损，病程发展比较慢，治疗效果也较好。继发性髋关节骨性关节炎是指发病前髋关节有某些病变存在的，如髋部骨折、脱位、髋臼先天发育不良、股骨头缺血坏死、感染、类风湿关节炎等。病变一般只限于单个关节，病程发展比较快，发病年龄也相对较轻，预后也较差。这两种髋关节骨性关节炎后期的临床表现和病理改变都相同。在疾病的早期，区分髋关节骨性关节炎的两种类型，对选择治疗方法及预后有一定意义。

1. 临床表现及诊断

（1）症状与体征：原发性与继发性髋关节骨性关节炎的症状与体征无差别，主要有：

1）疼痛：是髋关节骨性关节炎的早期症状，最初并不严重，在活动时发生，休息后多数会缓解。严重者在休息时也会出现疼痛。在寒冷、潮湿的环境下疼痛可加重。疼痛的部位可在髋关节的前面或外侧，也可在大腿内侧。髋关节疼痛可放射到肢体的其他部位，如坐骨神经走行区域和膝关节附近等。故有时患者主诉膝关节或大腿后外侧及小腿外侧痛，易造成误诊。疼痛常并有跛行。

2）僵硬：这是髋关节骨性关节炎的另一个症状。其特点是髋关节僵硬感，常出现在清晨起床后或是白天一段时间关节不活动之后，而活动后关节疼痛减轻，活动度增加，故称之为"晨僵"。髋关节骨性关节炎的僵硬现象与其他疾病造成的关节僵硬有一显著不同点，就是持续时间短，一般不超过15分钟。

3）功能障碍：严重的髋关节骨性关节炎患者可出现屈曲、外旋和内收畸形。患者因为疼痛而采取这种体位是由于在此位置纤维化的关节囊最松弛，因而关节容积最大。并由于有一定量的关节液存在，此时关节内的压力最小，因此能减轻痛苦。此外，患者，常感行走、上楼梯或坐位站起时困难。如有游离体存在，可出现关节交锁症。

4）体征：早期髋关节骨性关节炎可没有特殊体征。严重时髋关节处于上述畸形位。髋关节前方和内收肌处可有压痛。仔细检查可发现髋关节内旋角度越大，则疼痛越厉害，这是因为内旋角度越大使得髋关节囊容积减少越明显。另外髋关节畸形较重时，可有Thomas征。

（2）X线表现：髋关节骨性关节炎常表现为关节间隙变窄，关节面不规则、不光滑，并有断裂现象。股骨头变扁，股骨颈变粗变短，股骨头颈交界处常见有骨赘形成。髋臼顶部可见骨质密度增高，其外缘有骨赘形成，髋臼相对变深。髋臼顶部和股骨头可出现单个或多个大小不等的囊性改变，囊性变周围有骨质硬化现象，严重的股骨头可向外上方脱位。有时可发现关节内游离体。

（3）实验室检查：髋关节骨性关节炎没有特异性的实验室检查。血球计数、血清蛋白电泳均属正常。除原有全身性原发性骨性关节炎及附加有创伤性滑膜炎者外，血沉在大多数患者中都正常。为与其他类型关节炎相鉴别，可做关节液检查，其关节液白细胞计数常在 $1000 \times 10^6/L$ 以下。

2. 治疗　两种类型的髋关节骨性关节炎在晚期表现虽然一样，但是原发性髋关节骨性关节炎的退行性改变的速度要比预想的慢和轻，它可能保持相当长的一段时间内没有症状的静止期。而继发性的髋关节骨性关节炎则不同，不论采用哪种非手术治疗方法，病变总会持续地发展。因此，对原发性髋关节骨性关节炎，应尽可能地长时间采用非手术治疗，而对继发性髋关节骨性关节炎，一旦出现疼痛或关节破坏，则病变进展快，非手术治疗常常无效。如果非手术治疗延误了时间，则可能会丧失最佳的手术时机。因此在治疗之前应先将两种不同类型的髋关节骨性关节炎区分开。

（1）非手术治疗

1）一般治疗：对髋关节骨性关节炎患者来说，适当的休息是很重要的。除非疼痛非常严重采用卧床牵引外，一般不需要卧床休息。但要限制患侧关节活动而允许其自理日常生活，这样可以减轻症状及延缓疾病的进程。还要减轻负重，可嘱患者扶拐、手杖或用助行器行走。如果能减轻患者体重，则可大大减轻髋关节的负担，但常常很难做到。严重的髋关节骨性关节炎应该避免持续站立性的工作。同时应配合进行理疗和按摩等，以便减轻关节疼痛和肌肉痉挛，增强肌肉力量。

2）药物治疗：主要用于减轻症状，常采用阿司匹林，因为阿司匹林具有镇痛和抗炎作用，并可能有防止破损软骨发生退行性变的作用。抗炎制剂，如吲哚美辛，对减轻骨性关节炎的症状有效，但长期服用可加剧骨性关节炎的病变，故不宜长期服用。目前激素已不主张用。

（2）手术治疗：分为保留患者髋关节的手术和髋关节的重建手术。应根据病情采用合适的手术方式。

三、股骨头缺血性坏死

股骨头缺血性坏死是由于不同病因破坏了股骨头的血液供应所造成的结果，是老年人临床上比较常见的骨关节疾病之一，因此应引起重视。

（一）病因

股骨头缺血性坏死原因可以分两类：一类是创伤性股骨头缺血性坏死，另一类是非创伤性股骨头缺血性坏死。其发病是渐进的慢性过程。

成人股骨头的血液供应主要有以下几个来源：①股骨头圆韧带内的小凹动脉，提供股骨头凹部的血运；②股骨干滋养动脉的升支，提供部分血运；③旋股内侧动脉和旋股外侧动脉，是股骨头颈部的主要营养动脉。其中旋股内侧动脉损伤是导致股骨头缺血坏死的主要原因。

与股骨头缺血性坏死慢性发展过程有关的疾病有：长期过量饮酒、高血脂、高血压、高血糖、长期服用激素、慢性肝病、痛风、动脉硬化和其他血管堵塞疾病、红斑狼疮和其他胶原血管疾病、放射病、减压病、部分血液疾病、特发性缺血性坏死等。

（二）临床表现及诊断

股骨头缺血性坏死的标志是骨细胞在陷凹中的消失，而不是骨结构折断。当其重新获得血液供应后，新生骨可顺骨小梁逐渐长入，使坏死的股骨头愈合。但这个过程时间很长，在此期间如未能诊断或处理不当，就可发生股骨头塌陷，造成髋关节残废。因此早期诊断和正确处理非常重要。

1. 临床表现　股骨头缺血性坏死早期可以没有任何症状，而是通过拍 X 线片发现的，最早的症状是髋关节疼痛，以股收肌痛出现较早。疼痛可以是持续性痛或间歇性痛，如双侧病变可交替性疼痛。疼痛在早期多不严重，后逐渐加剧，也可外伤后突然加重。可有跛行，行走困难，严重的要扶拐行走。早期髋关节活动无明显受限，随疾病发展，体格检查可有内收肌压痛，髋关节活动受限。其中以内旋和外展活动受限最严重。

2. 诊断　根据髋关节疼痛、活动受限等临床表现，再结合辅助检查如 X 线片、CT、磁共振、动脉造影和放射性核素扫描等，则不难诊断。Ficat 将股骨头缺血性坏死分为 6 期。

0 期：有骨坏死，但无临床表现，X 线及骨扫描均正常。

1 期：有临床症状无体征，但 X 线片及骨扫描均正常。

2 期：X 线片已有骨密度减低、囊性变、骨硬化等表现。

3 期：X 线片可见"新月征"，软骨下骨塌陷，但股骨头没有变平。

4 期：X 线片可见股骨头变平，但关节间隙保持正常。

5 期：X 线片可见关节间隙狭窄，髋臼有异常改变。

（三）治疗

股骨头缺血性坏死的治疗方法很多，主要分非手术治疗和手术治疗。非手术治疗有制动休息、下肢牵引、中药外敷和理疗，可缓解疼痛症状，但时间较长。老年患者可以采用人工关节置换术。

四、膝关节骨关节炎

膝关节骨性关节炎是一种常见的疾病。骨性关节炎是引起老年人膝关节疼痛的主要原因之一。50 岁以上的老年人膝关节 X 线片上常有膝关节骨性关节炎的表现，但是不一定都有症状。相反，也有些早期的骨性关节炎患者的膝关节 X 线片表现为"正常"。膝关节骨性关节炎曾被认为是老年性退行性疾病，但根据近年的研究认为，膝关节骨性关节炎病理形态上的改变主要为局限性、进行性关节软骨破坏及关节边缘的骨赘形成，而骨赘实际是一种修复的表现。同时进行截骨术改变关节负重后，骨性关节炎则出现修复现象，所以现在认为膝关节骨性关节炎并不是退行性病变。

（一）临床表现

1. 关节疼痛　主动伸屈膝关节时引起髌骨下摩擦感及疼痛为早期症状，在上下楼梯或坐位站起等动作中，股四头肌收缩即引起髌骨下疼痛及摩擦音。有时也出现交锁现象及髌骨下压痛。被动伸屈膝关节时则无症状。疼痛最早出现于关节的运动中，并逐渐发展为持续性的疼痛。休息痛见于严重的骨关节炎患者。锐痛可发生于膝关节运动到某些特殊位置时。而对于一些慢性静止性的骨性关节炎，疼痛常常较为弥散。而一旦出现剧烈疼痛，则应该考虑其他疾病的可能性，如骨坏死、炎症性关节炎或由软骨病变引发的机械性症状（关节离体、半月板或关节软骨撕裂）。

2．关节反复肿胀　积液多在不严重的外伤或轻度扭伤后，膝关节滑膜炎引起关节肿胀积液，这种肿胀常常表现为持续性或间歇性。关节渗出液量一般不太多，渗出液镜检白细胞含量一般不超过 $2000 \times 10^6/L$，但常可见到软骨碎片和焦磷酸钙结晶。骨关节炎的活动期，会有异常量的软骨基质颗粒浴入关节液，并可进入血液循环，这些骨关节炎特异性生化标记物的重要意义正处于研究阶段。疼痛、关节周围有压痛、膝关节肌肉痉挛，休息 1～2 个月后症状可自然消退。可以很长时间没有症状，但可以因为轻微外伤而反复发作。

3．僵硬和关节畸形　膝关节骨性关节炎晨僵现象很常见，但时间一般较为短暂，这一点可与炎症性关节炎如风湿性关节炎相鉴别。骨关节炎的症状包括：关节肿胀，疼痛，摩擦音，关节活动范围缩小，膝关节长久活动或剧烈活动后疼痛，关节软弱无力。有时可表现为膝关节轻度炎性反应，关节周围的滑膜炎、腱鞘炎也很常见。也可表现为股四头肌无力或肌肉萎缩。股四头肌萎缩无力是引发诸多临床症状和肢体残障的重要原因。随着病情的进展，许多患者出现关节畸形，如膝内翻和关节半脱位。有时出现夜间静息痛，这可能与胫骨上端内压增高有关。最后出现膝关节伸屈活动范围逐渐缩小，甚至出现屈曲畸形。骨关节炎患者均有不同程度的髓腔静脉压增高的现象，表现为休息痛，稍微行走后疼痛缓解。但不能证明骨性关节炎与髓内压增高之间存在某种关联性。

（二）检查

1．物理检查　要仔细观察患者的体型、步态，测量下肢力线和详细记录肢体畸形特点。对于慢性原发性骨性关节炎及继发于创伤和半月板切除术后的继发性骨性关节炎，膝关节的屈曲和内翻畸形常提示内侧间室受累，而屈曲和外翻畸形则提示外侧间室受累。对于长期存在的畸形，由于一侧副韧带的过度牵拉而出现对侧副韧带的假性松弛。Lach-man 试验和轴移试验能够显示膝关节慢性前十字韧带功能不良。如果慢性后十字韧带功能不良，会出现胫骨压陷征，表现为患者仰卧位屈髋屈膝，胫骨明显后移，测量发现相对于股骨髁，胫骨后移超 5～10mm。要观察是否存在膝关节肿胀、无力。半月板激发试验，如 McMurray 试验对于诊断半月板损伤非常重要。一般认为，在膝关节外伤早期至少 3 个月内，此检查意义不大。因为这时外伤造成的软组织损伤还没有修复完成，膝关节屈伸及旋转出现疼痛，无法判断是否由于半月板损伤所引起。McMurray 试验的做法是患者仰卧位，膝关节最大限度屈曲，检查者左手固定患者的膝关节，右手握足尽力使胫骨外旋，左手在膝外侧推挤使膝关节外翻，在这种外旋外翻力量进行的同时慢慢伸直膝关节，如果内侧出现交锁音并疼痛，则说明内侧半月板破裂。同法做反方向检查，膝关节内旋内翻同时伸直膝关节，如果外侧出现疼痛及弹响，则判断为外侧半月板破裂。应除外髋部、背部和神经血管性疾病所引起的膝关节疼痛，如果检查不能除外，可采用 X 线检查。

2. 影像学检查

（1）线片检查：对于早期膝关节骨性关节炎，尤其是外侧间室的病变，负重屈膝 45° 前后位片能够提示关节间隙变窄，而此时在通常采用的伸膝位 X 线片上很难有所发现。关节软骨缺损诊断率最高的 X 线片照射位置是屈膝 30°～60° 前后位片，而伸膝位片很容易漏诊。出现膝关节疼痛和关节间隙变窄 2mm 以上，可能是关节软骨退变而非半月板病变。屈膝 45° 前后位片显示凹陷征，表现为胫骨棘变尖及股骨髁间凹变窄，提示慢性前十字韧带功能不良。半月板切除术后出现 Fairbank 改变，表现为胫骨边缘骨赘形成，股骨髁变平坦，关节间隙变窄。

（2）磁共振检查：MRI 并不作为膝关节骨性关节炎的常规检查项目，但如果怀疑有骨软骨骨折、骨坏死或局灶性软骨缺损，则行 MRI 检查，对于明确诊断有指导意义。MRI 还适合于存在膝关节疼痛，临床检查怀疑为半月板疾病或交叉韧带损伤的患者。MRI 可以显示出微小的关节内病变和测量关节软骨的厚度。在骨关节炎患者中，由退行性改变引起的半月板裂伤很常见，但如果症状不是很严重，一般不会只为诊断明确而行手术探查。目前作为关节软骨检查，MRI 技术已被广泛接受。

（三）治疗

对于膝关节骨性关节炎患者，临床治疗的目的是减轻疼痛和改善关节功能。在治疗之前必须要明确诊断。膝关节骨性关节炎的发生率随年龄而增加，实际年龄只是一个相对指标，要考虑患者的生理年龄。治疗分非手术治疗和手术治疗。非手术治疗包括药物治疗和非药物治疗。非药物治疗主要有生活习惯和生活方式的改变、矫形器的使用、穿矫形鞋和支具的使用等；药物治疗包括强效止痛剂、非甾体抗炎药、局部止痛剂、激素、透明质酸钠和关节内注射药物等。对于存在长期不良生活方式或经保守治疗效果不佳者，可以考虑手术治疗。手术治疗包括关节镜手术、重建性手术和预防性手术。重建性手术主要有截骨术、关节置换术、关节融合术和关节切除成形术，而预防性手术主要包括半月板移植术和关节软骨修复性手术。

（林　进）

参考文献

[1]　施桂英. 关节炎概要. 北京：中国医药出版社，2000：327.

[2]　关醅，卫四来. 骨性关节炎病因探讨. 吉林中医药，2009，29（3）：198-199.

[3]　Kang X，Fransen M，Zhang Y，el al. The high prevalence of knee osteoarthritis in a rural Chinese population：the Wuchuan osteoarthritis study. Arthritis Rheum，2009，61（5）：641-647.

[4]　Johnsen K，Goll R，Reikerås O. Acetabular dysplasia as an aetiological factor in development of hip osteoarthritis. Int Orthop，2009，33（3）：653-657.

[5]　Rossignol M，Leclerc A，Allaert FA，et al. Primary osteoarthritis of hip，knee，and hand in relation to occupational exposure. Occup Environ Med，2005，62（11）：772-777.

[6]　胥少汀，葛宝丰，徐印坎. 实用骨科学. 3 版. 北京：人民军医出版社，2006：1337.

[7]　毛宾尧，张学义. 膝关节外科. 北京：人民卫生出版社，1999：351.

[8]　Abbott JH，Robertson Mc，McKenzie JE，et al. Exercise therapy，manual therapy，or both，for osteoarthritis of the hip or knee：a factorial randomised controlled trial protocol. Trials，2009，10：11.

第二十一章

老年人常见神经系统疾病

第一节 脑 血 管 病

脑血管病特别是急性脑卒中是目前导致人类死亡的第二位原因,也是中国人死亡和致残的首位原因。目前我国的卒中正以8.7%的年增长率递增,老年人是卒中的高发人群,随着我国人口老龄化和经济水平的快速发展及生活方式的变化,93%的卒中发生在50岁及以上人群,75%以上在老年人,提示以动脉粥样硬化为基础的卒中发病率正在增长。包括两大类:缺血性脑卒中(ischemic stroke,IS),占70%~80%,包括脑血栓形成、脑栓塞、腔隙性梗死等,也可统称为脑梗死(cerebral infarction);出血性脑卒中(hemorrhagic stroke),如脑出血、蛛网膜下腔出血。

一、缺血性脑卒中

(一)病因、发病机制和分型

对急性缺血性脑卒中患者进行病因/发病机制分型,有助于判断预后、指导治疗和选择二级预防措施。当前国际广泛使用急性卒中Or910172治疗试验(TOAST)病因/发病机制分型,将缺血性脑卒中分为:大动脉粥样硬化型、心源性栓塞型、小动脉闭塞型、其他明确病因型和不明原因型等五型。具体分类标准如下。

1. 大动脉粥样硬化性卒中(LAA) 约占17.3%,这一类型患者通过颈动脉超声波检查发现颈动脉闭塞或狭窄(狭窄≥动脉横断面的50%),血管造影或MRA显示颈动脉、大脑前动脉、大脑中动脉、大脑后动脉、椎-基底动脉狭窄程度≥50%。其发生是由于动脉粥样硬化所致。具体又分为原位血栓形成、穿支动脉闭塞、动脉-动脉栓塞和低灌注四个亚型。患者如出现以下表现,对诊断LAA有重要价值:①病史中曾出现多次短暂性脑缺血发作(TIA),多为同一动脉供血区内的多次发作;②出现失语、忽视、运动功能受损症状或有小脑、脑干受损症状;③颈动脉听诊有杂音、脉搏减弱、两侧血压不对称等;④颅脑CT或MRI检查可发现有大脑皮质或小脑损害,或皮质下、脑干病灶直径>1.5cm,可能为潜在的大动脉粥样硬化所致的缺血性脑卒中;⑤彩色超声波、经颅多普勒超声(TCD)、MRA或数字减影血管造影(DSA)检查可发现相关的颅内或颅外动脉及其分支狭窄程度>50%,或有闭塞;⑥应排除心源性栓塞所致的脑卒中。

2. 心源性脑栓塞（CE）　约占 9.3%，这一类型是指包括多种可以产生心源性栓子的心脏疾病所引起的脑栓塞。①临床表现及影像学表现与 LAA 相似；②病史中有多次及多个脑血管供应区的 TIA 或卒中以及其他部位栓塞；③有引起心源性栓子的原因，至少存在一种心源性疾病。

3. 小动脉闭塞性卒中或腔隙性卒中（SAA）　约占 30.9%，患者临床及影像学表现具有以下 3 项标准之一即可确诊：①有典型的腔隙性梗死的临床表现，影像学检查有与临床症状相对应的卒中病灶的最大直径 <1.5cm；②临床上有非典型的腔隙梗死的症状，但影像学上未发现有相对应的病灶；③临床上具有非典型的腔隙性梗死的表现，而影像学检查后发现与临床症状相符的 <1.5cm 的病灶。

4. 其他原因所致的缺血性卒中（SOE）　SOE 临床上较为少见，约占 0.2%，如感染性、免疫性、非免疫血管病、高凝状态、血液病、遗传性血管病以及吸毒等所致急性脑梗死。这类患者应具备临床、CT 或 MRI 检查显示急性缺血性脑卒中病灶以及病灶的大小及位置。血液病所致者可进行血液学检查，并应排除大、小动脉病变以及心源性所致的卒中。

5. 不明原因的缺血性卒中（SUE）　也称为隐源性卒中，约占 42.3%，这一类型患者经多方检查未能发现其病因。

（二）危险因素

可预防性危险因素包括高血压、脂代谢异常、糖代谢异常和糖尿病、吸烟、睡眠呼吸暂停、高同型半胱氨酸血症。不可预防性危险因素包括年龄、性别、家族史。

（三）临床特点

通常把颅内供血动脉人为分成前循环（颈内动脉供血区，包括大脑中和大脑前动脉）和后循环（椎基底动脉供血区，包括椎动脉、基底动脉和大脑后动脉）。在前后循环之间有交通动脉相连，构成颅内的 Willis 环，以发挥代偿作用。英国 Bamford 等进一步按照受累血管分布和临床表现将急性脑梗死分为四个亚型：全前循环梗死（TACI）、部分前循环梗死（PACI）、后循环梗死（POCI）、腔隙性梗死（LACI）。

1. TACI 表现为三联征，多为大脑中动脉近段主干，少数为颈内动脉虹吸段闭塞引起的大片脑梗死：①大脑较高级神经活动障碍（意识障碍、失语、失算、空间定向力障碍等）；②同向偏盲；③对侧三个部位（面、上与下肢）的运动和（或）感觉障碍。

2. PACI 为大脑中动脉远段主干、各级分支或大脑前动脉及分支闭塞引起的大小不等的梗死。有以上三联征两个，或只有高级神经活动障碍，或感觉运动缺损较 TACI 局限。

3. POCI 表现为各种程度的椎基动脉综合征，①同侧脑神经瘫痪及对侧感觉运动障碍（交叉性体征）；②双侧感觉运动障碍；③双眼协同活动及小脑功能障碍，无长束征或视野缺损。由于后循环负责供应脑干、小脑和枕叶皮质，所以后循环缺血性卒中通常会引起头晕、复视、构音障碍、吞咽困难、姿势步态不稳、共济失调和视野缺损等症状。有人统计过 407 例后循环缺血性卒中患者，发现常见的后循环症状分别依次如下：头晕 47%，单侧肢体乏力 41%，构音障碍 31%，头痛 28%，恶心和（或）呕吐 27%。而常见的体征为单侧肢体肌力下降 38%，步态共济失调 31%，单肢共济失调 30%，构音障碍 28%，眼球震颤 24%。可见，头晕可以见于后循环梗死，但是后循环梗死绝不表现为单纯的头晕。

4. LACI 为基底节或脑桥小穿通支病变引起的小腔隙灶，表现为各种腔隙综合征。临床较为常见的有 6 种表现形式：①纯运动性轻偏瘫；②纯感觉性卒中；③同侧共济失调性轻偏瘫；④构音障碍 - 手笨拙综合征；⑤感觉运动型卒中；⑥无症状性脑梗死。

（四）诊断

急性缺血性脑卒中的诊断可依据：①急性起病；②局灶性神经功能缺损（一侧面部或肢体无力或麻木，语言障碍等），少数为全面神经功能缺损；③症状和体征持续时间不限（当影像学显示有责任缺血性病灶时），或持续 24 小时以上（当缺乏影像学责任病灶时）；④排除非血管性病因；⑤脑 CT/MRI 排除脑出血。

过去对脑梗死与短暂性脑缺血发作（TIA）的鉴别主要依赖症状、体征持续的时间，TIA 一般在短时间内很快完全恢复，而脑梗死症状多为持续性。近年来影像技术的发展促进了对脑卒中认识精确性的提高，对两者诊断的时间概念有所更新。目前国际上已经达成共识，即有神经影像学显示责任缺血病灶时，无论症状 / 体征持续时间长短都可诊断脑梗死，但在无法得到影像学责任病灶证据时，仍以症状 / 体征持续超过 24 小时为时间界限诊断脑梗死。多数 TIA 患者症状不超过 0.5～1 小时。

通常诊断流程包括如下五个步骤：①明确是否为脑卒中，排除非血管性疾病；②明确是否为缺血性脑血管病，进行脑 CT 或 MRI 检查排除出血性脑血管病；③评估病情严重程度，评估依据为神经功能缺损量表；④判断是否适合进行溶栓治疗，核对适应证和禁忌证；⑤进行病因分型，参考 TOAST 标准，结合病史、实验室和影像检查等资料。

为此，对所有疑似脑卒中患者应进行头颅平扫 CT/MRI 检查（Ⅰ级推荐）；血液检查，包括血糖、肝肾功能和电解质、心肌缺血标志物、全血计数（包括血小板计数）、凝血酶原时间（PT）/ 国际标准化比值（INR）和活化部分凝血活酶时间（APTT）、氧饱和度；心电图检查（Ⅰ级推荐），有条件时应持续心电监测（Ⅱ级推荐）。

（五）鉴别诊断

首先需要与非血管性疾病相鉴别，比如中毒或药物滥用，低血糖，脑桥中央髓鞘溶解，感染性疾病，神经炎症和脑肿瘤。伴头晕和复视等先兆的偏头痛，与后循环缺血性卒中症状相似，在伴随头痛主诉时需要考虑。全科医师或急诊科医师往往难以鉴别急性周围前庭功能障碍与后循环缺血性卒中。急性周围前庭功能障碍通常表现为单纯的眩晕，而不伴有其他脑干症状或体征，这比后循环缺血性卒中引起单纯眩晕多见。

其次需要鉴别非缺血性卒中，如急性脑出血、蛛网膜下腔出血也可能与缺血性卒中有相似的表现，这时影像学检查显得更加重要。

可逆性后部脑病综合征可导致后循环缺血性卒中，可表现为视物模糊，癫痫发作及其他局灶症状。

（六）治疗

急性缺血性脑卒中的处理应强调早期诊断、早期治疗、早期康复和早期预防再发。中华医学会神经病学分会脑血管病学组于 2002 年底开始组织制订中国脑血管病防治指南，在循证医学原则指导下，参考世界卒中组织指南制订方法，结合国情和可行性制订，目前最新的指南为2014版。

根据不同的发病时间，有相应的处理内容。具体如下：

1. 院前处理 关键是迅速识别疑似脑卒中患者并尽快送到医院，目的是让适合溶栓的急性脑梗死患者有机会进行溶栓治疗。主要内容是迅速获取简要病史，特别是发病时间，同时应避免非低血糖患者输含糖液体、过度降低血压和大量静脉输液。

2. 急诊室处理 按照诊断流程迅速做出诊断，尽可能在到达急诊室后60分钟内完成脑CT等基本评估并做出治疗决定（Ⅰ级推荐）。密切监护患者基本生命功能，如气道和呼吸；心脏监测和心脏病变处理；血压和体温调控。同时对紧急情况进行处理，如颅内压增高、严重血压异常、血糖异常和体温异常、癫痫等。

3. 急性期处理 有条件的医院应尽可能建立卒中单元，所有急性缺血性脑卒中患者应尽早、尽可能收入卒中单元接受治疗（Ⅰ级推荐，A级证据）。以便对急性期患者在住院期间完成诊断和综合治疗工作，特别是早期评估处理和其后的病因/发病机制分型及管理。

（1）评估包括对病情严重程度的评估和对脑病变和脑血管病变的评估。前者使用各种量表，以美国国立卫生研究院卒中量表（the National Institutes of Health Stroke Scale，NIHSS）最为常用；后者使用各种神经影像（CT/MRI/DWI/MRA/DSA）和超声（TCD和颈部动脉彩超）的技术。

（2）对呼吸、循环、体温、血糖等一般情况进行必要的处理。包括，维持氧饱和度 > 94%；脑梗死后24小时内应常规进行心电图检查。约40%的患者存在卒中后高血糖，对预后不利。血糖 > 10mmol/L 时可给予胰岛素治疗。应加强血糖监测，血糖值可控制在7.7～10mmol/L。同时需要及时发现低血糖并尽早纠正。营养支持也是非常必要的。

（3）血压的管理：约70%的缺血性卒中患者急性期血压升高，原因主要包括：病前存在高血压、疼痛、恶心呕吐、颅内压增高、意识模糊、焦虑、卒中后应激状态等。多数患者在卒中后24小时内血压自发降低。病情稳定而无颅内高压或其他严重并发症的患者，24小时后血压水平基本可反映其病前水平。目前关于卒中后早期是否应该立即降压、降压目标值、卒中后何时开始恢复原用降压药及降压药物的选择等问题尚缺乏充分可靠的研究证据。但是有证据表明，强化降压对14天内、出院时及3个月的死亡和严重残疾均无明显获益性影响。如下基本原则可供参考：①对于准备溶栓者，血压应控制在收缩压 < 180mmHg、舒张压 < 100mmHg。②缺血性脑卒中后24小时内血压升高的患者应谨慎处理。应先处理紧张焦虑、疼痛、恶心呕吐及颅内压增高等情况。血压持续升高，收缩压 ≥ 200mmHg 或舒张压 ≥ 110mmHg，或伴有严重心功能不全、主动脉夹层、高血压脑病的患者，可予降压治疗，并严密观察血压变化。可选用拉贝洛尔、尼卡地平等静脉药物，避免使用引起血压急剧下降的药物。③卒中后若病情稳定，血压持续 ≥ 140/90mmHg，无禁忌证，可于起病数天后恢复使用发病前服用的降压药物或开始启动降压治疗。卒中后低血压很少见，原因有主动脉夹层、血容量减少以及心输出量减少等。应积极寻找和处理原因，必要时可采用扩容升压措施。可静脉输注0.9%氯化钠溶液纠正低血容量，处理可能引起心输出量减少的心脏问题。

（4）特异性治疗：指针对缺血损伤病理生理机制中某一特定环节进行的干预。近年研究热点为改善脑血液循环的多种措施（如溶栓、抗血小板、抗凝、降纤、扩容等方法）及神经保护的多种药物。①溶栓治疗：是目前最重要的恢复血流措施，重组组织型纤溶酶原激活剂（rtPA）和尿激酶是我国目前使用的主要溶栓药，现认为有效抢救半暗带组织的时间窗为4.5小时内或6小时内。具体方法包括静脉溶栓和血管内介入治疗（包括动脉溶栓、桥接、机械取栓、血管成形和支架术）。对缺血性脑卒中发病3小时内（Ⅰ级推荐，A级证据）和3～4.5小时（Ⅰ级推荐，B级证据）的患者，应按照适应证和禁忌证严格筛选患者，尽快静脉给予rtPA溶栓治疗。如没有条件使用rtPA，且发病在6小时内，可参照适应证和禁忌证严格选择患者考虑静脉给予尿激酶。②抗血小板治疗：不符合溶栓适应证且无禁忌证的缺血性脑卒中患者应在发病后尽早给予口服阿司匹林150～300mg/d（Ⅰ级推荐，A级证据）。急性期后可改为预防剂量（50～325mg/d）。对不能耐受阿司匹林者，可考虑选用氯吡格雷等抗血小板治疗（Ⅲ级推荐，C级证据）。溶栓治疗者，阿司匹林等抗血小板药物应在溶栓24小时后开始使用（Ⅰ级推荐，B级证据）。③抗凝：急性期抗凝治疗虽已应用50多年，但一直存在争议。荟萃分析结果显示，抗凝药治疗不能降低随访期末病死率；随访期末的死亡或残疾率亦无显著下降；抗凝治疗能降低缺血性脑卒中的复发率、降低肺栓塞和深静脉血栓形成发生率，但被症状性颅内出血增加所抵消。因此，对大多数急性缺血性脑卒中患者，不推荐无选择地早期进行抗凝治疗（Ⅰ级推荐，A级证据）。但对于心源性梗死的患者抗凝仍是首选治疗。特殊情况下溶栓后还需抗凝治疗的患者，应在24小时后使用抗凝剂（Ⅰ级推荐，B级证据）。④降纤：对不适合溶栓并经过严格筛选的脑梗死患者，特别是高纤维蛋白血症者可选用降纤治疗（Ⅱ级推荐，B级证据）。⑤扩容和扩血管：对一般缺血性脑卒中患者，不推荐扩容和扩血管（Ⅱ级推荐，B级证据）。对于低血压或脑血流低灌注所致的急性脑梗死如分水岭梗死可考虑扩容治疗，但应注意可能加重脑水肿、心功能衰竭等并发症，此类患者不推荐使用扩血管治疗（Ⅲ级推荐，C级证据）。

（5）急性期并发症处理：①脑水肿与颅内压增高：卧床，避免和处理引起颅内压增高的因素，可使用脱水降颅压药物。必要时可请脑外科会诊考虑是否行减压术（Ⅰ级推荐，B级证据）。②梗死后出血（出血转化）：脑梗死出血转化发生率约为8.5%～30%，其中有症状的约为1.5%～5%。症状性出血转化：停用抗栓（抗血小板、抗凝）治疗等致出血药物（Ⅰ级推荐，C级证据）；与抗凝和溶栓相关的出血处理可参见脑出血指南。③癫痫：不推荐预防性应用抗癫痫药物（Ⅳ级推荐，D级证据）。孤立发作一次或急性期痫性发作控制后，不建议长期使用抗癫痫药物（Ⅳ级推荐，D级证据）。卒中后2～3个月再发的癫痫，建议按癫痫常规治疗进行长期药物治疗（Ⅰ级推荐，D级证据）。卒中后癫痫持续状态，建议按癫痫持续状态治疗原则处理（Ⅰ级推荐，D级证据）。④吞咽困难：建议于患者进食前采用饮水试验进行吞咽功能评估（Ⅱ级推荐，B级证据）。吞咽困难短期内不能恢复者可早期安鼻胃管进食（Ⅱ级推荐，B级证据），吞咽困难长期不能恢复者可行胃造口进食（Ⅲ级推荐，C级证据）。⑤肺部感染：早期评估和处理吞咽困难和误吸问题，对意识障碍患者应特别注意预防肺炎（Ⅰ级推荐，C级证据）。不推荐预防性使用抗生素（Ⅱ级推荐，B级证据）。⑥排尿障碍与尿路感染：

建议对排尿障碍进行早期评估和康复治疗,尿失禁者应尽量避免留置尿管,尿潴留患者必要时可间歇性导尿或留置导尿(Ⅳ级推荐,D级证据)。不推荐预防性使用抗生素(Ⅰ级推荐,D级证据)。⑦深静脉血栓形成和肺栓塞:鼓励患者尽早活动、抬高下肢;尽量避免下肢(尤其是瘫痪侧)静脉输液(Ⅰ级推荐)。对于发生DVT及肺栓塞高风险且无禁忌者,可给予低分子肝素或普通肝素,有抗凝禁忌者给予阿司匹林治疗(Ⅰ级推荐,A级证据)。可联合加压治疗(长筒袜或交替式压迫装置)和药物预防DVT,不推荐常规单独使用加压治疗;但对有抗凝禁忌的缺血性卒中患者,推荐单独应用加压治疗预防DVT和肺栓塞(Ⅰ级推荐,A级证据)。

(6)卒中后在病情稳定的情况下应尽早开始语言、运动和心理等多方面的康复训练,目的是尽量恢复日常生活自理能力。

(七)预防

最新数据显示,我国缺血性卒中年复发率高达17.7%。有效的二级预防是减少复发和死亡的重要手段。在急性脑梗死的早期,应尽早启动二级预防。最新的预防内容可参考2014中国缺血性卒中/TIA指南。主要对于可控的危险因素进行管理,包括高血压、脂代谢异常、糖代谢异常和糖尿病、吸烟、睡眠呼吸暂停和高同型半胱氨酸血症。

对非心源性栓塞性缺血性脑卒中或TIA患者,建议给予口服抗血小板药物而非抗凝药物预防脑卒中复发及其他心血管事件的发生(Ⅰ级推荐,A级证据)。阿司匹林(50~325mg/d)或氯吡格雷(75mg/d)单药治疗均可以作为首选抗血小板药物(Ⅰ级推荐,A级证据)。发病在24小时内,具有脑卒中高复发风险(ABCD2评分≥4分)的急性非心源性TIA或轻型缺血性脑卒中患者(NIHSS评分≤3分),应尽早给予阿司匹林联合氯吡格雷治疗21天(Ⅰ级推荐,A级证据)。发病30天内伴有症状性颅内动脉严重狭窄(狭窄率70%~90%)的缺血性脑卒中或TIA患者,应尽早给予阿司匹林联合氯吡格雷治疗90天(Ⅱ级推荐,B级证据)。此后单用阿司匹林或氯吡格雷均可作为长期二级预防一线用药(Ⅰ级推荐,A级证据)。

对伴有心房颤动(包括阵发性)的缺血性卒中/TIA患者,推荐使用适当剂量的华法林口服抗凝治疗,预防再发的血栓栓塞事件。华法林的目标剂量是维持INR在2.0~3.0(Ⅰ级推荐,A级证据)。若不能接受口服抗凝药物治疗,推荐应用阿司匹林单药治疗(Ⅰ级推荐,A级证据)。也可以选择阿司匹林联合氯吡格雷抗血小板治疗(Ⅱ级推荐,B级证据)。

二、出血性脑卒中

(一)病因和发病机制

出血性脑卒中包括脑出血和蛛网膜下腔出血。脑出血(intracerebral hemorrhage)指非外伤性脑实质和脑室内出血。蛛网膜下腔出血指发生于脑的蛛网膜下腔的出血,有些继发于脑实质出血后者称为继发性蛛网膜下腔出血。

老年人脑出血,高血压和动脉硬化是最常见的原因,12%~15%的脑出血是淀粉样血管病所致,常发生于老年非高血压病自发脑叶出血患者。老年人脑出血患者的意识障碍重,头痛程度相对较轻甚至无头痛。因老年人常见不同程度的脑萎缩,故相同出血量脑疝机会低。因多合并心肺肾等脏器功能减退,故并发症多。临床观察证实高龄老年人脑出血死亡率高,致残率高,85岁以上组与85岁以下组比较,意识障碍更多见(64% vs 43%),住院死亡率高(50% vs 27%),出院时中等和严重神经功能缺损比例高(89% vs 58%)。80岁以上高龄老人高血压脑出血的临床特点包括:更少患者合并肥胖和糖尿病,收缩期、舒张期和平均血压较低,更多患者血肿破入脑室,丘脑出血更常见,多变量分析结果显示,年龄、入院时格拉斯哥昏迷评分(Glasgow coma scale)低、出血量大和幕下出血为住院死亡的独立预测因素。

（二）临床表现

高血压脑出血好发于以下部位:壳核和内囊(约占50%)、脑叶、丘脑、小脑半球、脑桥。相应出现不同的神经功能缺损,如偏瘫、认知功能减退或失语、脑神经麻痹、共济失调等。共性的表现包括突发头痛、意识障碍、颅高压症状等。

蛛网膜下腔出血主要表现为突发意识障碍、头痛、恶心、呕吐,也可出现偏瘫、失语、脑神经麻痹等局灶神经功能缺损症状。神经系统查体主要发现脑膜刺激征,脑神经麻痹主要累及动眼神经和面神经,出血急性期可以出现四肢腱反射减退或消失,病情好转后逐渐恢复。蛛网膜下腔出血合并肢体瘫痪的概率可高达30%,早期由于血肿压迫所致,一般病后数小时即可发生;发病数日或1~4周内出现的主要继发于出血后血管痉挛,老年人尤其多见。两者的治疗有区别。

（三）诊断和鉴别诊断

急性出现的头痛伴局灶性神经功能缺损,头颅CT证实为脑出血或蛛网膜下腔出血,诊断通常不困难。诊断困难时可以借助腰穿,蛛网膜下腔出血可见均匀一致的血性脑脊液。

脑出血的鉴别诊断主要是病因的鉴别,如高血压脑出血、淀粉样变脑出血、动脉瘤脑出血、脑瘤出血(瘤卒中)。蛛网膜下腔出血需要与各种脑膜炎和脑膜疾病(如脑膜癌病等)进行鉴别。

两者因均可以急性意识障碍起病,需要与各种可能导致意识障碍的情况进行鉴别,特别是代谢因素(一氧化碳、酒精、药物、血糖和电解质紊乱等)和感染。

（四）治疗和预后

老年患者发生出血性脑卒中通常十分凶险。主要的死亡原因是脑疝、继发感染和脏器功能衰竭。治疗方面,充分降颅压,必要时血肿清除手术,辅以呼吸、循环、营养支持,以及加强护理,预防并发症。

（王　含）

参考文献

[1] 中华医学会神经病学分会,中华医学会神经病学分会脑血管病学组. 中国缺血性脑卒中和短暂性脑缺血发作二级预防指南2014. 中华神经科杂志,2015,48(4):258-270.

[2] 许晓辉,许予明,谈颂,等. 缺血性卒中改良的TOAST分型与OCSP分型关系的研究. 中国实用内科杂志,2008,28(3):538-539.

[3] Steiner T,Juvela S,Unterberg A,et al. European Stroke Organization guidelines for the management of intracranial aneurysms and subarachnoid haemorrhage. Cerebrovasc Dis,2013,35(2):93-112.

第二节 帕金森病

一、概述

帕金森病（Parkinson's Disease，PD）是一种中枢神经系统变性疾病，是老年人中第四位最常见的神经变性疾病。主要是因位于中脑部位黑质中的细胞发生病理性改变后，多巴胺的合成减少，多巴胺和乙酰胆碱的平衡失调，后者的兴奋作用相对增强，从而产生一系列运动症状。

以往观点认为，PD是一种纯运动障碍性疾病，但随着对PD的临床研究不断深入，PD的非运动症状也逐渐引起学者的关注，常见的包括抑郁、痴呆、自主神经功能障碍、睡眠障碍等。因此，从现代医学观点来看，PD是一种累及神经系统多部位的、伴有非运动症状的运动障碍性疾病。

二、流行病学

本病在世界各地及各种族均有报道。PD在50岁以前少见，发病率和患病率随年龄的增加而增高。65岁以上老年人的患病率为1%，80岁以上为2.5%。发病率为100~200/100 000。2003年Twelves等人的研究表明，PD的发病年龄高峰为70~79岁，平均发病年龄为60~65岁，年发病率为16~19/100 000。男性患者略多于女性（1.5~2∶1）。我国至2005年约有200万PD患者，预测至2030年将有PD患者500万。

三、病因

有关PD的病因迄今尚不明了，既往的研究表明可能与多因素有关，但均提示为个体遗传易感性与环境因素相互作用的结果。

（一）遗传因素

早在1880年Gowers就报告PD患者亲属中15%患有PD，但直到1996年Polymeropoulos等人在一个意大利家族中发现了致病基因α-突触核蛋白（α-synuclein），以及日本科学家发现了另一个致病基因Parkin，遗传因素在PD发病中的作用才得到肯定并引起学者们的关注。PD的遗传学研究主要包括：遗传流行病学研究、双生子研究、家系研究和候选基因研究。遗传流行病学研究多数采用病例对照研究的方法，结果基本一致地显示，PD亲属中PD的患病率高于年龄匹配的正常对照组，PD先证者的一级亲属患PD的相对风险是2~3，20%~25%的患者至少有1个一级亲属患PD。连锁研究和定位克隆研究发现了很多以常染色体显性或常染色体隐性遗传方式遗传的致病基因及致病基因位点，尽管外显率低，但仍然在PD的发病中起到重要的作用。常染色体显性基因有α-突触核蛋白、LRRK2、泛素羧基端水解酶L1（UCHL1），常染色体隐性基因有Parkin、PINK1、DJ-1，由此标记的基因位点分别命名为Park1、4、8，以及Park2、6、7，每个位点又有数个至百余个点突变。

（二）环境毒物

有报道杀虫剂、除草剂、工业污染和水源污染等因素与 PD 的发生有关，其中研究比较多的几种化学物质包括：MPTP、百草枯、代森锰和鱼藤酮。MPTP 化学名为 1- 甲基 -4 苯基 -1,2,3,6- 四氢吡啶，是一种人工合成的化合物。20 世纪 80 年代初在美国发现接触 MPTP 的正常人发生与 PD 极为相似的临床症状。由其给猴造成的 PD 模型已获成功，并证明猴的蓝斑下丘脑受损，出现与 Lewy 小体相似的神经元内包涵体。MPTP 本身并不是实际的毒素，但它很容易通过血脑屏障，在星形胶质细胞内由 B 型单胺氧化酶（MAO-B）转变为有毒性的代谢产物 1- 甲 -1-4 苯基吡啶（MPP^+）。多巴胺转运蛋白（DAT）将 MPP^+ 转运进入多巴胺能神经元中，通过加速自身氧化应激和抑制线粒体复合物 I，最终导致神经元死亡。最新的荟萃分析发现，百草枯和代森锰暴露使 PD 的发病风险增加 2 倍。

（三）年龄老化

PD 的患病率随年龄增长而变化，据估计 40 岁为 0.35%，至 60 岁为 1%，至 80 岁为 2.5%。研究表明，老化过程中谷胱甘肽过氧化酶及过氧化氢酶活性减低；随年龄增加单胺氧化酶增加，铁、铜、钙聚集，黑色素聚集；酪氨酸羟化酶和多巴胺脱羧酶活力逐渐减少。氟多巴显影的正电子发射断层扫描也证实了多巴胺能神经元功能随年龄增长而降低，并与黑质细胞的死亡数成正比。尽管黑质纹状体区的生理增龄性改变为客观事实，但事实上生理性多巴胺能神经元退变不足以引起本病。实际上，只有黑质多巴胺神经元减少 50% 以上，纹状体多巴胺递质减少 80% 以上，临床上才会出现 PD 的运动症状。因此，年龄老化只是 PD 病的促发因素。

总之，PD 并非单一因素所致，可能有多种因素参与。遗传因素可使患病易感性增加，但只有在环境因素及年龄老化的共同作用下，通过氧化应激，线粒体功能衰竭等机制才导致黑质多巴胺能神经元大量变性并导致发病。

四、临床表现

PD 有四个主要症状：运动迟缓、静止性震颤、强直和姿势不稳定，核心症状是运动迟缓。本病起病隐匿，缓慢进展，大约一半患者以震颤为首发症状，亦有以运动减少或僵直为首发。症状常从一个肢体或一侧开始，逐渐影响到对侧，双侧受累时两侧的严重程度也不对称是其特点之一。

（一）症状

1. 早期症状（运动前症状） 患者最早期的症状常难以察觉。回顾性研究发现，PD 患者在发病前有快速眼动期睡眠行为障碍（rapid eye movement behavioral disorder，RBD），表现为睡眠中说梦话、喊叫、手足舞动、甚至坠床。这些症状常发生于 PD 运动症状前数年至十余年，近年来受到普遍关注。嗅觉障碍也被认为是 PD 的早期症状，常早于运动症状数年出现，但这种嗅觉障碍通常不被察觉，只有在检测时才能发现。

2. 典型症状（运动症状）

（1）震颤：常为首发症状，特点为频率 4～6Hz 的静止性震颤，是由于肢体的主动肌与拮抗肌交替发生收缩和松弛所致。主动运动时不明显。多由一侧上肢的远端开始，然后逐渐扩展到其他肢体，少数患者可从下肢开始。典型的震颤为拇指与示指的"搓丸样震颤"伴手腕的旋前旋后动作。下颌、口唇、舌头及头部震颤一般见于疾病的晚期。震颤在紧张、兴奋、焦虑时加重，能为意识暂时控制但不持久，睡眠时消失。让患者一侧肢体运动如反复握拳或松拳可引起另一侧肢体出现震颤，该试验有助于发现早期轻微震颤。15% 的 PD 患者在整个病程中没有震颤出现。部分患者可合并姿势性震颤。

（2）肌强直：PD 患者的肌强直是由于锥体外系病变导致肌张力增高，表现为主动肌与拮抗肌的肌张力均增高，被动运动关节时感到均匀增高的阻力类似弯曲软铅管的感觉、故称"铅管样强直"；如部分患者合并有震颤，则在伸屈肢体时可感到在均匀的阻力上出现断续的停顿，如齿轮在转动一样，称为"齿轮样强直"。症状较轻时可让患者主动活动对侧肢体，如在空中画圈等，有助于发现患侧的肌张力增高。

（3）运动迟缓：运动迟缓或少动是 PD 的核心症状，表现为随意动作减少和各种动作缓慢，如系鞋带、穿衣、剃须、刷牙等动作缓慢或困难，严重时呈现为运动不能。由此导致患者表现出一系列特征性的临床征象，如面部表情少、瞬目动作减少甚至消失，称为"面具脸"；起步困难、停止运动困难、改变运动姿势困难；行走时步幅小，双足擦地，越走越快，缺乏伴随的双臂摆动，躯干前冲，不能立即停止，称"慌张步态"；写字时颤抖歪曲、行距不匀、越写越小，称为"小写症"。语言方面的少动表现为发音低、构音不清、口吃或重复语言，称为"慌张语言"。口咽部肌肉的少动表现为唾液吞咽困难，流涎，咀嚼缓慢。突然的运动不能称为冻结现象，最常见的是步态冻结，表现为突然不能抬脚，好像双脚被粘在地上一样。

（4）姿势和平衡障碍：多见于中晚期 PD 患者，表现的特殊姿势为头部前倾，躯干俯屈，肘关节屈曲，腕关节伸直，双手置于前方，髋关节和膝关节略微屈曲。姿势的不稳定和平衡障碍常导致患者容易向前跌倒，造成继发性损害。

3. 非运动症状

（1）自主神经功能障碍：常见皮脂腺过度分泌及出汗增多，使皮肤尤其是面部皮肤油腻；消化道方面表现为顽固性便秘，钡餐显示为大肠无张力或巨结肠，上消化道的运动障碍表现为食欲缺乏、恶心、呕吐等；排尿障碍也很常见，如尿频、排尿不畅，甚至尿失禁，但多数出现在病情的晚期，需要与多系统萎缩相鉴别；血压偏低易出现直立性低血压，但很少出现晕厥，以老年患者多见；此外还有性功能障碍，包括阳痿、早泄、性生活减少等。

（2）情绪障碍：约 40% 的 PD 患者在其病程中有情绪障碍，以抑郁最为常见，多为轻中度，表现为心境恶劣、情感淡漠、思维迟钝缓慢、性格改变、易疲劳、缺乏自信、注意力不集中、睡眠差、兴趣减退等，重者表现出明显的精神运动迟缓和强烈的消极观念，罕见自杀。导致抑郁的原因有两个：一是 5- 羟色胺功能低下，二是与 DA 浓度降低有关。前者需要抗抑郁药物治疗；后者常伴随运动症状波动出现，在补充左旋多巴后可以得到改善。

（3）认知功能障碍：痴呆也是 PD 常见精神症状之一，其在 PD 中发生率为 10%～20%，70 岁以上的 PD 患者合并痴呆的发生率明显增高。PD 痴呆的主要病理改变在额颞叶，表现为智能减退，思维能力、注意力、观察力、判断力、理解力、语言表达均减退；视空间障碍；

记忆力障碍,特别是近期记忆力。晚发型 PD 患者的认知障碍发生率高,进展快,认知障碍程度重。

（二）体征

1. "纹状体手" 是典型的肌张力障碍表现,呈掌指关节屈曲,近端指间关节伸直远端指间关节屈曲。

2. "路标手" 令患者将双肘置于桌上,前臂与桌面垂直,嘱其尽量放松双臂及手腕肌肉。正常人腕关节与前臂约有 90°屈曲,PD 患者则保持手腕关节伸直状态类似于路标。

3. Myerson 症 轻轻叩击鼻梁或眉间导致不能抑制的瞬目反应。

4. 齿轮样肌强直 见前文"2. 典型症状（运动症状）"中描述。

五、辅助检查

1. 实验室检查 常规实验室检查均在正常范围。脑脊液多巴胺代谢产物高香草酸和 5- 羟色胺的代谢产物 5- 羟吲哚乙酸含量减低。基因检测可发现某些致病基因。

2. 影像检查

（1）脑 CT/MRI 检查:主要目的在于与继发性帕金森综合征和帕金森叠加综合征鉴别,如血管性帕金森综合征、正常颅压脑积水、颅内占位性病变、多系统萎缩等。PD 患者一般无特征性所见。

（2）功能显像检测:采用 PET 或 SPECT 与特定的放射性核素配体进行检测。常用的检查突触前多巴胺能完整性的如 6-^{18}F- 多巴（FD）PET 和 [^{123}I]β-CIT 多巴胺转运体（DAT）SPECT。PD 患者的壳核区 ^{18}F- 多巴摄取减少较尾状核明显,早期 PD 患者的纹状体 ^{18}F- 多巴摄取减少。PET/SPECT 也可以用于检查突触后 D_1/D_2 受体。

六、并发症

可并发僵直、运动障碍、感染和意外骨折等。

七、诊断

PD 的生前诊断主要依靠临床。常用的临床诊断标准为英国脑库的标准,包括三个部分:

1. 是否符合帕金森症 要求必须具有运动迟缓,并伴有至少下述症状之一:肌强直、静止性震颤、姿势平衡障碍（并非由于原发的视觉、前庭、小脑或本体感觉障碍所致）。

2. 排除下列情况

（1）反复卒中病史,伴随阶梯式进展的 PD 症状。

（2）反复脑外伤史。

（3）明确的脑炎病史,伴有动眼危象。

（4）在服用抗精神病类药物过程中出现症状。

（5）一个以上亲属发病。

（6）病情持续好转。

（7）起病后3年仍仅表现出单侧症状。

（8）核上性凝视麻痹。

（9）小脑病变的体征。

（10）疾病早期严重的自主神经功能障碍。

（11）病理征。

（12）影像学显示肿瘤或交通性脑积水。

（13）大剂量左旋多巴治疗无效（排除吸收不良原因）。

（14）MPTP接触史。

3. 支持PD诊断的特征，需要具备至少3个：

（1）单侧起病。

（2）静止性震颤。

（3）疾病逐渐进展。

（4）症状不对称，起病侧受累更重。

（5）左旋多巴治疗有效（70%～100%）。

（6）左旋多巴所导致严重异动症。

（7）左旋多巴疗效持续5年以上。

（8）临床病程10年以上。

在疾病的早期，症状不典型，诊断有时困难，需要定期随诊。但即便是最有经验的医师也不可能对所有患者做出百分之百正确的生前诊断，脑库研究的结果显示，只有76%的临床诊断与尸检的病理诊断相符。

八、鉴别诊断

需要与PD相鉴别的疾病包括：

1. 原发性震颤（ET）　对于以震颤为主要表现的患者尤其需要与本病进行鉴别。ET表现为姿势性或动作性震颤，静止时消失或减轻，受累部位按照常见顺序包括上肢、头部、下颌、声音、下肢。近端重于远端，频率较PD高8～10Hz。多数患者不伴有肌强直、少动及姿势平衡障碍。约一半患者有家族史。饮酒及β受体阻滞剂有效。

2. 肝豆状核变性　本病为常染色体隐性遗传的铜代谢障碍性疾病，发病机制是铜蓝蛋白合成不足导致胆道排铜障碍，铜沉积于肝脏和豆状核所致。后者可表现为锥体外系症状如震颤，需要与PD进行鉴别。本病常伴有肝硬化，角膜可见K-F环，铜蓝蛋白降低均有助于鉴别。

3. 感染　脑炎后的帕金森综合征现已罕见。多见于40岁以前的成人，有明确的脑炎病史或类似于流感的病史，起病急，进展快，常见动眼危象，即发作性双眼球向上或一侧窜动。

4. 中毒　多见于锰或一氧化碳中毒，往往有一氧化碳中毒史或长期锰接触史，以后逐渐出现震颤强直等症状。

5. 药源性帕金森综合征　很多药物都可以引起帕金森症，包括抗精神病药（如氯丙嗪、奋乃静、氟哌啶醇、氟奋乃静、锂剂)，利血平，氟桂利嗪、桂利嗪、甲氧氯普安(胃复安)等。临床表现与 PD 相似，特别是动作迟缓。其服药史及停药后症状恢复可资鉴别。

6. 外伤　患者具有脑震荡、脑挫裂伤等脑外伤史，可资鉴别。

7. 血管性帕金森综合征　临床以步态障碍为主要表现，震颤相对少见，可伴有锥体束损害及其他神经系统定位体征。影像上可见侧脑室前后角弥漫性脱髓鞘或基底节多发腔隙性梗死。通常患者具有脑血管病危险因素，如高血压、糖尿病、高脂血症等。

8. 帕金森叠加综合征　包括进行性核上性麻痹(PSP)和多系统萎缩(MSA)。前者的典型表现有垂直性眼球活动障碍(特别是向下注视受限)，早期出现姿势平衡障碍，容易向后跌倒。MRI 可见中脑萎缩，在矢状位上显示更为清晰，呈"蜂鸟征"。后者症状双侧对称，震颤少见，常早期出现明显的自主神经功能障碍，可以伴有小脑体征和锥体束损害。MRI 上常见脑桥萎缩伴"十字征"。帕金森叠加综合征虽然表现出锥体外系的症状，但是病程进展快，左旋多巴类药物通常无效或效果不能维持，发病后 3～5 年即导致严重的生活质量下降和功能障碍。

9. 多巴反应性肌张力障碍(DRD)　是一种儿童性肌张力障碍，发病早，表现为肢体的肌张力障碍，可有震颤、齿轮样肌强直和姿势反射障碍，需要与早发型 PD 鉴别。DRD 对左旋多巴敏感，小剂量左旋多巴治疗持续有效，而早发型 PD 则随病程进展疗效逐渐减退。

九、治疗

1. 药物治疗　帕金森病的治疗药物包括左旋多巴、多巴胺受体激动剂、单胺氧化酶 B 抑制剂(MAO-B 抑制剂)、儿茶酚胺 - 氧位 - 甲基转移酶抑制剂(COMT 抑制剂)、抗胆碱能药物和金刚烷胺。早期 PD 治疗的策略是改善运动症状的同时，预防和推迟运动并发症的出现，强调持续多巴胺能刺激的理念；晚期的策略重在治疗运动并发症和其他相关症状。65 岁以下且无认知功能障碍的 PD 患者优先推荐 DA 受体激动剂治疗，65 岁以上或有认知功能障碍的患者首选左旋多巴制剂。

2. 手术治疗　主要包括丘脑毁损术和深部脑电极(DBS)。前者能缓解对侧的异动症，不推荐双侧丘脑毁损。后者的刺激位点选择主要是丘脑底核(STN)和苍白球内侧部(GPi)，能显著改善包括震颤在内的所有运动主症，明显减少抗 PD 药物的剂量，消除或减轻药物引起的副作用。可双侧植入。一般来说诊断明确的 PD 是 DBS 的最佳适应证，而对左旋多巴的良好反应通常预示理想的手术效果。

十、预后预防

1. 预后　帕金森病是进行性变性疾病，所有药物治疗均只能减轻症状，改进患者生活和工作质量，但不能阻止疾病发展，患者最终将丧失生活能力。从症状看以震颤为主者，预后较好，以少动为主的预后较差。其致残率为：病程 1～5 年致残 25%，6～9 年 66%，10～14 年 80%。引起帕金森病死亡的主要原因为疾病晚期由于少动引起的并发症，如压疮及败血症、心力衰竭、肺部感染和泌尿系感染等，它们分别占帕金森病死因的 50%、28%、14% 和 8%。

181

2. 预防 PD病因及发病机制尚未清楚、一级预防难以实施。重点为二级、三级预防。在二级预防中,根据遗传病因采取干扰措施。PD患者亲属,尤其是一级亲属为易患人群,重点为早期发现、早期诊断、早期治疗。PET/SPECT有助于检查纹状体早期功能是否受损,以便早期开始进行神经保护治疗。

(王 含)

参考文献

[1] Stanley Fahn, Joseph Jankovic. Principles and practice of movement disorders. New York: Churchill Livingstone, 2007.

[2] Fahn S, Jankovic J, Hallett M. 运动障碍疾病的原理与实践. 2版. 陈生弟,陈彪,译. 北京:人民卫生出版社,2013.

第二十二章

痴呆综合征及阿尔茨海默病

一、痴呆综合征

（一）定义

由脑部疾病所致的综合征，通常为慢性或进行性，出现多种高级皮质功能的紊乱，包括记忆、思维、定向、理解、计算、学习能力、语言和判断能力。意识清晰。偶尔以情绪控制和社会行为或动机的衰退为前期症状。诊断基本条件是存在上述的足以影响个人日常生活的记忆和思维减退。因脑损坏所致的慢性进行性多种高级皮质功能紊乱至少存在 6 个月。

根据国际阿尔茨海默病学会（ADI）2005 年发布的数据，2005 年全球有 2430 万人患痴呆，每年新增痴呆病例 460 万，患病人数每 20 年翻一倍，预计 2040 年全球痴呆病例将达到8100 万。

（二）病因

痴呆综合征可有多种病因，包括神经系统变性病：阿尔茨海默病、路易体痴呆、帕金森病痴呆；血管性痴呆（VaD）：脑梗死性痴呆、脑出血性痴呆、小血管性痴呆；外伤后痴呆：拳击家痴呆；感染：艾滋病相关脑病，克 - 雅病（Creatzfeldt-Jakob disease，CJD）；中毒：酒依赖性痴呆；颅内占位病灶：肿瘤；代谢及内分泌疾病：$VitB_{12}$ 缺乏、wernick 脑病，叶酸缺乏；其他：正常颅压脑积水，精神疾病等。

（三）分型

痴呆病因不同，临床表现有差别。国外数据统计，最常见的痴呆类型为阿尔茨海默病（约占 60%）、血管性痴呆（约占 15%）、路易体痴呆（约占 15%）、额颞叶型痴呆（约占 5%），其他类型约占 5%。

1. 阿尔茨海默病（Alzheimer's disease，AD）　为最常见的痴呆类型，又称老年痴呆症，详见后面内容。

2. 血管性痴呆（vascular dementia，VaD）　为第二位常见的痴呆类型，与卒中、脑血管病伴发，常与 AD 合并存在，未发现的卒中使症状加重。可伴有认知、功能、行为减退。

3. 路易体痴呆（dementia with Lewy Bodies，DLB）　多发于 75～80 岁人群，平均生存期3.5 年（<1～20），男性稍高于女性。其特征表现为波动性认知功能受损，视幻觉、梦魇，帕金森综合征。

4. 帕金森痴呆（Parkinson's disease and dementia，PDD） 占帕金森病患者 1/3，帕金森病患者表现为基底节退行性变及脑胆碱乙酰转移酶水平低，多巴胺能药物（如左旋多巴，溴隐亭，安非拉酮，多巴胺）不能改善痴呆，胆碱酯酶抑制剂可能获益。

5. 额颞叶痴呆（fronto-temporal dementia，FTD） 额颞叶变性的最常见类型，发生率低于 AD、VaD 和 DLB，患者行为缺陷重于神经心理受损。临床表现：①注意力分散，不能集中；②保持个人卫生、梳洗能力下降；③固执；④食欲亢进，饮食改变；⑤强迫运用行为；⑥刻板行为。只能对症治疗，没有药物明确有效。5- 羟色胺缺乏可能在行为异常中起作用。

6. 轻度认知功能损害（mild cognitive impairment，MCI） 为一系列轻度认知障碍疾病，但未达到痴呆的诊断标准。患者有认知功能减退的证据，但基本生活能力保持正常或复杂的工具性生活能力轻微损伤。分为遗忘型和非遗忘型。遗忘型 MCI 很可能是介于正常老化与临床 AD 间的一种过渡阶段，非遗忘型 MCI 也可进展为 AD。

二、阿尔茨海默病

是最常见的一种痴呆类型，占痴呆总患者数 50% 以上，多发于 65 岁以上人群，病程进展缓慢。

（一）流行病学

美国 65 岁以上 11%，9 人中有一人患有 AD；占 65 岁以上死亡原因第 5 位；我国 65 岁以上人群 AD 患病率为 4.8%。发病率逐年增加。

（二）危险因素

包括高龄、绝经后女性、遗传因素、高血糖或糖尿病、高胆固醇、高同型半胱氨酸血症、严重的头部损伤伴意识丧失及慢性炎症等。

（三）病理表现

大体解剖可见大脑明显萎缩，特别是颞、顶、额叶最明显，海马体积改变；脑室系统对称扩大；皮质变薄。组织学水平可见大脑皮质神经元不同程度的减少，星型胶质细胞增生肥大，细胞外神经炎斑（neuritic plaque，NP），神经原纤维缠结（neurofibrillary tangles，NFT）等表现。

（四）临床表现

AD 起病隐匿，呈持续进行的智能衰退，无缓解趋势。患者突出表现为记忆障碍，尤其是近记忆力减退，早期可人格保持相对完整，病程中可有精神障碍。根据 MMSE（0～30 分）评分，可分为：轻度：MMSE 21～24 分，中度：MMSE 10～20 分，中度偏重：MMSE 10～14 分，重度：MMSE<10 分。

（五）筛查与诊断

1. 实验室检查 血尿常规、血糖、血电解质、肝肾功能、甲状腺功能、血清 $VitB_{12}$ 浓度、梅毒和 AIDS 等。

2. 神经心理学 如 MMSE、画钟试验等。

3. 影像学检查 如 CT、MRI 脑部扫描。

4. 其他可能需要的检查 如脑脊液检查、脑电图、SPECT、PET、基因检测等。

（六）治疗

1. 非药物治疗 体格锻炼，认知康复，支持组织，改善睡眠，能力训练。

2. 药物治疗 目前常用的治疗包括改善代谢的药物及对症治疗药物，如胆碱酯酶抑制剂、NMDA 受体拮抗剂。

3. 照料指导 护理方面，包括日常生活、安全、情绪、社交、防走失及与医师沟通等方面。

（曾 平）

参考文献

[1] Samuel CD, Gail MS. Geriatrics Review Syllabus. 8th ed. Newyork: American Geriatrics Society, 2013.

[2] Ferri CP, Prince M, Brayne C, et al. Global prevalence of dementia: a Delphi consensus study. Lancet, 2005, 366（9503）: 2112-2117.

[3] Zhang ZX, Zahner GE, Roman GC, et al. Dementia Subtypes in China. Arch Neurol, 2005, 62（3）: 447-453.

[4] 贾建平. 中国痴呆与认知障碍诊治指南. 北京: 人民卫生出版社, 2010.

第二十三章

老年人常见呼吸系统疾病

一、社区获得性肺炎

（一）定义

社区获得性肺炎（community acquired pneumonia）是指在医院外罹患的感染性肺实质（含肺泡即广义上的肺间质）炎症。

（二）主要病原菌

肺炎链球菌，军团菌，呼吸道病毒，流感嗜血杆菌，革兰阴性杆菌，肺炎衣原体，卡他莫拉菌，结核分枝杆菌，地方性真菌，厌氧菌。

（三）临床症状

临床表现各异，可能为隐匿的征象如嗜睡、厌食、头晕、跌倒及谵妄等，但严重时可出现感染性休克或急性呼吸窘迫综合征。老年肺炎患者不一定出现胸膜疼痛、呼吸困难、排痰性咳嗽、发热、畏寒及寒战等典型症状，所以一定要仔细排查。30%～50% 的衰弱老年人，感染后可能不发热或发热不明显，衰弱的老年人基础体温偏低，应以实际体温较基础体温升高为判断发热的标准（升高 1.1℃），其他不典型表现包括：进食减少、原有疾病加重（如房颤）、认知功能障碍。认知能力受损的老年人不能清楚表述其症状，当出现功能状态的改变时有必要及时进行客观检查，如血常规、胸部 X 线等。

（四）诊断标准

1. 新近出现的咳嗽，咳痰，或原有呼吸道疾病加重，并出现脓性痰；伴或不伴胸痛。

2. 发热。

3. 肺实变体征和（或）湿性啰音。

4. WBC $>10×10^9$/L 或 $<4×10^9$/L，伴或不伴核左移。

5. 胸部 X 线检查显示片状，斑片状浸润阴影或间质性改变，伴或不伴胸腔积液。

6. 以上 1～4 项中任何一款加第 5 项，并除外肺结核，肺部肿瘤，非感染性肺间质性疾病，肺水肿，肺不张，肺栓塞，肺嗜酸性粒细胞润浸症，肺血管炎等，可建立临床诊断。

（五）鉴别诊断

社区获得性肺炎需要与其他肺部疾病相鉴别，如：肺结核，肺癌，急性肺脓肿，肺血栓栓塞症。

（六）支持治疗

1. 拍背，利于痰排出。

2. 吸入β肾上腺能激动剂。

3. 机械通气（如果有指征）。

4. 吸氧（有指征时）。

5. 纠正脱水。

（七）经验性抗生素治疗

经验性抗生素治疗的基本原则为：

1. 明确诊断和确定抗菌治疗指征，抗菌药物仅适用于细菌性和非典型病原体性肺炎。

2. 根据病情严重度评估进行分级治疗。

3. 尽早开始初始的经验性抗菌治疗。

4. 重视和提高住院CAP患者的病原学诊断水平，以改善后续治疗。

5. 参考指南并结合当地病原菌耐药性资料优化治疗策略，以求最佳疗效和最少耐药。

6. 运用抗菌药物的药动学/药效学原理指导临床用药。

7. 参考药物经济学评价选择药物。

8. 其中，按病情分级规范抗菌治疗方案是CAP诊治指南的核心。表23-1为美国老年医学会（AGS）推荐的经验性抗感染治疗的建议。

表23-1　根据临床情况或场所，免疫力正常患者社区获得性肺炎的治疗

临床情况或场所	治疗选择
门诊患者，既往健康或近3个月未接受过抗生素治疗	阿奇霉素、克拉霉素或红霉素 备选：多西环素
门诊患者，有合并症[a]或近3个月接受过抗生素治疗[c]	单用氟喹诺酮[b]或阿奇霉素，克拉霉素，红霉素+阿莫西林（大剂量）或+阿莫西林/克拉维酸； 备选β酰胺类：头孢曲松、头孢泊肟（Cefpodoxime）或头孢呋辛 备选大环内酯：多西环素
住院患者	单用氟喹诺酮[b]或阿奇霉素，克拉霉素+头孢他啶、头孢曲松或氨苄西林 备选碳青霉烯类：厄他培南 备选大环内酯：多西环素
住院重症患者，ICU	
考虑不是假单孢菌属	头孢他啶、头孢曲松或氨苄西林/舒巴坦+阿奇霉素或氟喹诺酮[b]
考虑不是假单孢菌属但β酰胺类抗生素过敏	氟喹诺酮[b]+氨曲南
考虑为假单孢菌属	哌拉西林/三唑巴坦、亚胺培南、美罗培南或头孢吡肟+环丙沙星或左氧氟沙星；或哌拉西林/三唑巴坦、亚胺培南、美罗培南或头孢吡肟+一种氨基糖苷+阿奇霉素及环丙沙星或左氧氟沙星

续表

临床情况或场所	治疗选择
考虑为假单孢菌属但 β 酰胺类抗生素过敏护理院患者 [d,e]	氨曲南 + 环丙沙星或左氧氟沙星 + 一种氨基糖苷
	单用氟喹诺酮或阿奇霉素、克拉霉素或红霉素 + 阿莫西林（大剂量）或阿莫西林 / 克拉维酸

注：[a]：合并症：慢性心脏、肺、肝或肾脏疾病；糖尿病、酗酒、恶性肿瘤、无脾、免疫抑制状态或服用免疫抑制药物；

[b]：氟喹诺酮（呼吸）：莫西沙星或左氧氟沙星；

[c]：抗生素的选择应来自于不同种类；

[d]：在护理院接受治疗的患者；对于住院治疗的护理院患者，即住院患者或 ICU 患者；

[e]：由于在护理院革兰阴性及非典型细菌性肺炎有一定的发生率，老年感染疾病专家建议扩大抗生素的覆盖范围，覆盖革兰阴性细菌

（引自：Mandell LA，Wunderink RG，Anzueto A，et al. Infectious Disease Society of America/Amecican Thoracic Society consensus guidelines on the management of community-acquired pneumonia in adults. Clin Infect Dis，2007，44：S27-S72）

（八）疾病疗程

1. 传统的抗菌治疗疗程是 7～14 天，但缺乏充分的循证医学证据。

2. 近年来，有临床试验的结果支持肺炎的短程治疗，即短程治疗（≤5 天）取得了与常规治疗（7～14 天）相当的疗效。

3. 2003 年美国感染病学会（IDSA）和美国胸科学会（ATS）推荐肺炎链球菌肺炎抗菌治疗的停药时间为热退后 48～72 小时，或疗程 7～10 天；对那些有较长血清和组织半衰期的抗生素如阿奇霉素最短疗程为 5～7 天，可引起肺实质坏死的细菌（如金葡菌、铜绿假单胞菌）所致肺炎其疗程应 >2 周，非典型病原体肺炎疗程为 10～14 天。

（九）抗生素的使用原则

1. 抗生素的使用需符合国家卫生计生委及相关单位的"抗生素管理规范"。

2. 了解每种抗生素的规定使用权限以及使用适应证。

3. 对于重症患者，在获得培养结果之前，尽早依据经验使用广谱抗生素。

4. 依据培养和药敏的结果合理调整或降级经验性的抗生素治疗。

5. 注意依据肾脏功能调整药物剂量，使抗生素的剂量达到最优并个体化。

6. 对于适合的患者，将抗生素从静脉过渡到口服。

二、慢性阻塞性肺疾病

（一）定义

慢性阻塞性肺疾病（chronic obstructure pulmonary disease）是一组具有以下特征的慢性呼吸系统疾病：①气流受限；②频发的肺部感染；③咳嗽；④气体交换受损；⑤呼吸困难；⑥咳痰。

（二）检查

肺功能检查是判断气流受限的主要客观指标：

1. 第一秒用力呼气容积占用力肺活量百分比（FEV_1/FVC） 评价气流受限。

2. 第一秒用力呼气容积占预计值百分比 评估 COPD 严重程度。

3. 肺总量　功能残气量和残气量增高,肺活量减低,表明肺过度通气。

（三）诊断

1. 有呼吸困难、慢性咳嗽、咳痰且有危险因素暴露史,应考虑诊断 COPD。

2. 确诊 COPD 需行肺功能检查　表现为不完全可逆的气流受限是 COPD 诊断的必备条件,吸入支气管舒张药后 $FEV_1/FVC<70\%$ 及 $FEV_1<80\%$ 预计值可确定为不完全可逆性气流受限。有少数患者并无咳嗽、咳痰症状,仅在肺功能检查时 $FEV_1/FVC<70\%$,而 $FEV_1\geq80\%$ 预计值,在除外其他疾病后,亦可诊断为 COPD。

（四）治疗

1. 戒烟　不管任何年龄。

2. 焦虑或抑郁　见于 40% 以上的患者,应进行抗抑郁及焦虑的治疗。

3. 雾化　不能使用最大治疗剂量的吸入剂患者,或即使使用了最大治疗剂量吸入剂,但仍有窘迫性呼吸急促的患者,应考虑雾化治疗。

4. 黏液溶解治疗　在 COPD 稳定期不推荐使用。慢性、有痰的咳嗽可考虑使用;若使用后咳嗽、咳痰减少则应再持续使用一段时间。黏液溶解剂可减轻急性加重期的症状。

5. 康复治疗　各个时期的患者都能从功能锻炼中获益,例如,增加活动耐量可减少呼吸困难和乏力等症状。

6. 长期氧疗。

7. 干粉吸入器　教患者如何正确使用。

8. 阶梯法　根据分期进行阶梯治疗,见表 23-2。

9. 终末期患者　注意患者的情绪和困扰,应让患者或家属了解疾病最严重的后果、相应监护及支持治疗的情况和花销;充分了解患者的意愿。

表 23-2　COPD 的治疗

分期	治疗
轻度 COPD $FEV_1\geq80\%$	必要时使用短效 β_2 受体激动剂
中度 COPD $50\%\leq FEV_1<80\%$	● 规律使用一种或多种支气管扩张剂[a] ● 康复治疗 如果每年加重次数超过 2 次,使用长效支气管扩张剂
重度 COPD $30\%\leq FEV_1<50\%$	● 规律使用一种或多种支气管扩张剂[a] ● 康复治疗 如果每年加重次数超过 2 次,或使用吸入糖皮质激素有症状和肺功能的显著改善,应使用吸入糖皮质激素[b]
极重度 COPD $FEV_1<30\%$ 或 $FEV_1<50\%$ 伴有慢性呼吸衰竭	● 规律使用一种或多种支气管扩张剂治疗 ● 如果有反复加重,或吸入糖皮质激素后症状和肺功能有显著改善,可使用吸入糖皮质激素[b] ● 治疗并发症 ● 如果有呼吸衰竭,应使用长期氧疗

续表

分期	治疗
COPD 急性加重 呼吸急促增加、哮鸣、咳嗽、咳痰的急性发作,且超过正常日间变异	• 增加 β_2 受体激动剂的剂量和(或)使用频率,加或不加用抗胆碱能药物 • 加用糖皮质激素(如口服甲泼尼龙 30～40mg 每 24 小时 1 次,7～10 天) • 如果痰量↑浓痰↑或呼吸困难↑,应加用抗生素 • 监测血象、胸片、心电图、动脉血气分析;调整氧流量使指氧饱和度维持在 90% 并复查血气 • 如果发生 2 次或以上的严重呼吸困难、呼吸频率≥25 次 / 分、或 PCO_2 在 45～60mmHg,应使用无创正压通气,可以减少有创机械通气的需要,降低死亡率,缩短住院时间

注:[a]:对于有其他疾病和服用其他药物的老年人,使用 β_2- 激动剂、异丙托溴铵、缓释茶碱应注意药物不良反应、多重用药等问题

[b]:注意预防骨质疏松

对于 COPD 治疗的最新进展,可参考 GOLD(Global Initiative for Chronic Obstructive Lung Disease,慢性阻塞性肺病全球倡议)的指南和更新进展,网址:http://www.goldcopd.org/。

（葛　楠）

参考文献

[1] 陈灏珠,林果为. 实用内科学. 14 版. 北京:人民卫生出版社,2013:1694-1700,1716-1719.

[2] 刘晓红,朱鸣雷. 老年医学速查手册. 北京:人民卫生出版社,2014:210-232.

第二十四章
老年人优化血糖、血压、血脂管理的新指南解读

一、优化老年血糖管理

(一)老年患者血糖治疗理念及流程

老年糖尿病患者血糖综合管理的最终目标是为了改善患者生活质量,因此,在兼顾降糖作用的同时还应重视降糖的安全性和个体化治疗。尤其对于老年糖尿病患者,其血糖管理较一般糖尿病患者更为复杂、困难,治疗时更应在保证安全的前提下,综合考虑各种因素(如患者的态度和期望,低血糖和其他不良事件的潜在风险,糖尿病病程,预期寿命,是否合并重要并发症等),以患者为中心,制订个体化的降糖目标和方案,力求安全、平稳降糖。

2013 年世界糖尿病大会上,国际糖尿病联盟(IDF)公布了老年 2 型糖尿病防治全球指南,主要针对 70 岁以上的老年患者。指南强调:对老年糖尿病患者,在选择降糖药物前,应与患者本人及主要护理人员讨论降糖目标及药物剂量、方案和药物负荷。同时,在起始和增加药物治疗时,应采用"低起始、慢加量"的原则,并应严密监测患者血糖,在至多 3 个月的试用药期内监测每种起始或加量药物的治疗反应。指南还强调,在选择药物时应考虑费用及风险获益比,考虑中止无效或不必要的治疗。在指南推荐的一线治疗中,二甲双胍仍是首选一线药物;如二甲双胍不耐受或禁用,可考虑用磺脲类药物,但要警惕低血糖风险,避免应用格列本脲;如经济允许,可考虑使用 DPP-4 抑制剂;餐后高血糖较明显和饮食不规律的患者可考虑应用格列奈类药物。

中国 2013 年出版的《老年糖尿病诊疗措施专家共识》中,同样推荐二甲双胍作为老年糖尿病患者的一线首选用药,但对于重度慢性肾功能不全患者,需要减少剂量。同时一线治疗也可考虑 α 糖苷酶抑制剂或 DPP-4 抑制剂。共识中强调:对于存在认知功能障碍的老年人,如果不能及时识别低血糖,可能带来比轻 - 中度高血糖危害更严重的后果。同时胰岛素促泌剂(如磺脲类)应用于老年患者的低血糖风险相对较大,应谨慎使用,尽量避免低血糖发生,并做好防治措施。共识中总结了老年糖尿病治疗三大策略,包括:

1. 综合评估合理选择治疗方案 合理选择降糖药,降糖达标的同时应全面控制心血管风险、保护脏器功能,提高自我管理水平。

2. "四早"原则 即早预防、早诊断、早治疗、早达标。

3．个体化控制目标的制订 制订降糖目标时应对患者的预期寿命、降糖药治疗风险（胰岛 β 细胞功能、低血糖发生、体重增加）、治疗获益程度（已有合并症、脏器功能异常程度）以及患者所能承受的治疗能力等进行综合评估。

（二）老年患者血糖治疗目标

美国糖尿病协会在 2 型糖尿病治疗指南中指出，对于认知能力健全且预期寿命较长的健康老年糖尿病患者，推荐血糖控制标准应与其他年龄段人群一致，采取较为严格的治疗标准，即 HbA1c≤7.0%。但指南同时指出，对于存在健康问题的老年人，血糖控制标准应当适当放宽，因为严格的血糖控制仍是 60 岁以上老年糖尿病患者发生低血糖的高危因素，甚至可能会增加死亡率。美国老年医学会（American Geriatric Society，AGS）2012 年的五个明智选择中有关老年人血糖控制的具体 HbA1c 控制目标参考如下：

1．HbA1c 7.0%～7.5% 健康，几乎没有并存的慢性疾病，认知功能和功能状态完好，预期寿命至少 10～15 年。

2．HbA1c 7.5%～8.0% 中等健康，存在多种慢性合并疾病，或≥2 项日常活动受限，或轻 - 中度认知功能受损。预期寿命＜10 年。

3．HbA1c 8.0%～9.0% 健康较差，需长期护理，或伴有终末期慢性疾病，或中 - 重度认知功能受损，或≥2 项日常活动无法自理，预期寿命＜5 年。

（三）关注心血管危险因素和功能障碍

糖尿病患者降糖治疗的目的是为了预防或减少心脑血管并发症，在降糖治疗的同时，更应重视多重心血管危险因素的防控。美国糖尿病协会（American Diabetes Association，ADA）糖尿病诊疗指南中强调，所有老年糖尿病患者都应治疗高血压。对预期寿命不少于一级 / 二级预防研究时间段的患者，阿司匹林和他汀类药物治疗也是有益的。同时，老年糖尿病患者还应特别注意导致功能障碍的并发症，定期筛查认知功能障碍、功能状态和跌倒风险，从而实现提高患者生活质量、延长患者寿命的最终目标。

二、优化老年血压管理

（一）老年高血压的特点

1．收缩压增高为主 在老年人群中，收缩压增高更常见，单纯收缩期高血压（isolated systolic hypertension，ISH）成为老年高血压最为常见的类型。随年龄的增加，单纯收缩期高血压患者的比例增加，60 岁以上人群有 65% 为高血压，70 岁以上人群，比例则超过 90%。

2．脉压增大 老年人收缩压水平随年龄增长而升高，而舒张压趋于降低，脉压增大是老年高血压的重要特点。脉压水平可能与脑卒中复发密切相关，脉压越大，脑卒中再发危险越高。

3．血压波动大 老年人压力感受器敏感性降低，而动脉壁僵硬度增加，血管顺应性降低，使老年高血压患者的血压更易随情绪、季节和体位的变化而出现明显波动。

4．易发生直立性低血压 老年人自主神经系统调节功能减退，尤其当高血压伴有糖尿病、低血容量,或应用利尿剂、扩血管药物及精神类药物时更容易发生直立性低血压。

5. 常见血压昼夜节律异常 老年高血压患者常伴有血压昼夜节律的异常,表现为夜间血压下降幅度<10%(非杓型)或>20%(超杓型)、甚至表现为夜间血压不降反较白天升高(反杓型),使心、脑、肾等靶器官损害的危险性显著增加。清晨心脑血管事件风险高与老年患者清晨血压水平高有关,且清晨高血压容易被忽视。

6. 常与多种疾病并存,并发症多 老年高血压常伴发动脉粥样硬化性疾病如冠心病、脑血管病、外周血管病、缺血性肾病及血脂异常、糖尿病、老年痴呆等疾患。若血压长期控制不理想,更易发生或加重靶器官损害,显著增加心血管死亡率与全因死亡率。

7. 继发性高血压容易漏诊 在老年高血压患者中,继发性高血压虽不如年轻人常见,但由动脉粥样硬化病变所致的肾血管性高血压、肾性高血压较多,此外,嗜铬细胞瘤以及原发性醛固酮增多症也应注意排查。

(二)老年患者血压控制目标

2013 年是高血压领域的丰收年,各大国际指南纷纷出炉,但对于老年高血压的控制目标,不同指南却略有不同。2013 年美国心脏病协会/美国老年心脏病学会(AHA/ACC)指南推荐目标值<140/90mmHg,部分患者更低;2013 年欧洲高血压学会/欧洲心脏病学会(ESH/ESC)指南推荐年龄<80 岁的高血压患者目标值为<140/90mmHg,≥80 岁的患者收缩压目标值为 140~150mmHg;2014 年美国成人高血压指南(JNC8)建议年龄<60 岁的患者目标值为<140/90mmHg,≥60 岁的患者目标值为<150/90mmHg。

我国现行的指南推荐年龄≥65 岁的患者血压目标值为<150/90mmHg。2011 年的《老年高血压的诊断与治疗中国专家共识》中推荐将收缩压<150/90mmHg 作为老年高血压患者的血压控制目标值,若患者能够耐受可将血压进一步降低至 140/90mmHg 以下。对于高龄老年高血压患者,共识中建议将 80 岁以上老年人群血压控制在 150/90mmHg 以内,如果患者能够良好的耐受,可继续降低到<140/90mmHg,但目前尚不清楚是否有更大获益。对于单纯收缩期高血压的患者,根据收缩压应用小剂量降压药物,尽量保证舒张压不低于 60mmHg,以免增加不良心血管事件的风险。

(三)老年高血压患者的药物选择

2010 年中国高血压防治指南(第三版)指出,治疗老年高血压的理想降压药物应符合以下条件:①平稳、有效;②安全,不良反应少;③服药简便,依从性好。常用的 5 类降压药物均可以选用。盐敏感、卒中发生率高是中国老年高血压患者的两大特点,利尿剂和二氢吡啶类钙拮抗剂(CCB)类药物可能更适合。而且老年人使用利尿剂和长效钙拮抗剂降压疗效好、副作用较少,推荐用于无明显并发症的老年高血压患者的初始治疗,但若患者已存在靶器官损害,或并存其他疾病和(或)心血管危险因素,则应根据具体情况选择降压药物。

三、优化老年血脂管理

根据流行病学调查,随着年龄增加,总胆固醇(TC)、低密度脂蛋白胆固醇(LDL-C)和甘油三酯（TG）水平逐渐增加。但我国老年人的 TC、LDL-C 和 TG 平均水平低于西方人群，以轻、中度增高为主。

2013 年美国心脏病学院（ACC）与美国心脏协会（AHA）联合颁布了《2013 版成人降胆固醇治疗降低动脉粥样硬化性心血管疾病（ASCVD）风险指南》。指南根据现有研究证据，明确了 4 类 ASCVD 获益人群，强调注重一级预防的总体风险评估，更新了他汀类药物治疗的安全推荐。同时，该指南最大的亮点在于取消了 LDL-C 和非 HDL-C 治疗目标值，以他汀类药物治疗的强度取代 LDL-C 目标值。

指南根据多项随机对照临床研究（RCT）结果，明确以下 4 组患者可由他汀类药物治疗获益：①确诊 ASCVD 者；②原发性低密度脂蛋白胆固醇（LDL-C）升高（≥4.9mmol/L）；③ 40～75 岁、LDL-C 为 1.8～4.9mmol/L 的糖尿病患者；④无 ASCVD 与糖尿病，但其 10 年 ASCVD 风险≥7.5% 者。同时，指南重点强调他汀类药物在 ASCVD 一级和二级预防中降低 ASCVD 风险的重要作用，并对其治疗强度作出了分级推荐（表 24-1）：

表 24-1　他汀类药物治疗强度分级推荐

强效他汀类药物治疗	中效他汀类药物治疗	弱效他汀类药物治疗
每日剂量可使 LDL-C 平均降低 >50%	每日剂量可使 LDL-C 平均降低 30%～50%	每日剂量可使 LDL-C 平均降低 <30%
阿托伐他汀 40～80mg	阿托伐他汀 10(20)mg	
瑞舒伐他汀 20(40)mg	瑞舒伐他汀 10(5)mg	
	辛伐他汀 20～40mg	辛伐他汀 10mg
	普伐他汀 40(80)mg	普伐他汀 10～20mg
	洛伐他汀 40mg	洛伐他汀 20mg
	氟伐他汀缓释剂 80mg	氟伐他汀 20～40mg
	氟伐他汀 40mg，每日 2 次	
	匹伐他汀 2～4mg	匹伐他汀 1mg

而对于 75 岁以上的 ASCVD 老年患者，指南推荐使用中等强度他汀类药物治疗，而非强化他汀治疗。2015 年中国《血脂异常老年人使用他汀类药物中国专家共识》中同样强调，在应用他汀类药物前，应充分权衡治疗获益风险，根据个体特点确定老年人他汀类药物治疗的目标、种类和剂量，避免盲目应用大剂量他汀类药物导致不良反应。共识中还指出，年龄不应成为高龄老年人（≥80 岁）使用他汀类药物的障碍，应根据心血管疾病的危险分层，结合生理年龄、肝肾功能、伴随疾病、合并用药、预期寿命等，充分权衡调脂治疗的利弊，积极、稳妥地选择调脂药物。且使用他汀类药物血脂达标后，仍应长期坚持用药，可根据血脂水平调整剂量甚至更换不同的他汀类药物，但如无特殊原因不应停药。美国老年医学会推荐的根据预期寿命调整的药物治疗建议见表 24-2。

表 24-2　美国老年医学会推荐的根据预期寿命调整的药物治疗建议

预期寿命	临床决策	指南
短期(<2 年)		
<6 个月	停用他汀类药物	无
中期(2~3 年)		
<2~3 年	将血压降到 140/80mmHg 以下可能不会减少心血管事件	无
长期(>3 年)		
<5 年	将 HgA1c 治疗目标降到 8% 以下获益有限	加利福尼亚医疗基金会与 AGS

（康　琳）

参考文献

[1] Dunning T, Sinclair A, Colagiuri S. New IDF Global Guideline for managing type 2 diabetes in older people. Diabetes Res Clin Pract, 2014, 103(3): 538-540.

[2] International Diabetes Federation Guideline Development Group. Global guideline for type 2 diabetes. Diabetes Res Clin Pract, 2014, 104(1): 1-52.

[3] 曾平, 刘晓红. 老年患者的五项明智选择. 中华老年医学杂志, 2014, 33(8): 1136.

[4] 曾平, 朱鸣雷, 刘晓红. 美国老年医学会发布共病老年患者的诊疗指导原则. 中华老年医学杂志, 2013, 32(2): 237-240.

[5] 中国老年学学会老年医学会老年内分泌代谢专业委员会, 老年糖尿病诊疗措施专家共识编写组. 2013 中国老年糖尿病诊疗措施专家共识. 中华内科杂志, 2014, 53(3): 243-251.

[6] 中华医学会心血管病学分会高血压学组. 清晨血压临床管理中国专家指导建议. 中华心血管病杂志, 2014, 42(9): 721-729.

[7] Go AS, Bauman MA, Coleman King SM, et al. An effective approach to high blood pressure control: a science advisory from the American Heart Association, the American College of Cardiology, and the Centers for Disease Control and Prevention. Hypertension, 2014, 63(4): 878-885.

[8] Mancia G, Fagard R, Narkiewicz K, et al. 2013 ESH/ESC Guidelines for the management of arterial hypertension. J Hypertens, 2013, 31(7): 1281-1357.

[9] James PA, Oparil S, Carter BL, et al. 2014 evidence-based guideline for the management of high blood pressure in adults: report from the panel members appointed to the Eighth Joint National Committee(JNC 8). JAMA, 2014, 311(5): 507-520.

[10] 中华医学会心血管病学分会, 中国老年学学会心脑血管病专业委员会. 老年高血压的诊断与治疗中国专家共识(2011 版). 中华内科杂志, 2012, 51(1): 76-82.

[11] Stone NJ, Robinson JG, Lichtenstein AH, et al. 2013 ACC/AHA guideline on the treatment of blood cholesterol to reduce atherosclerotic cardiovascular risk in adults: a report of the American College of Cardiology/American Heart Association Task Force on Practice Guidelines. Circulation, 2014, 129(25

Suppl 2）：S1-S45.

[12] 血脂异常老年人使用他汀类药物中国专家共识组. 2015 血脂异常老年人使用他汀类药物中国专家共识. 中华内科杂志，2015，54（5）：467-477.

第二十五章

老年人术前评估与围术期管理

一、老年人进行手术治疗的一般考虑

老年患者进行手术的情况并不少见，一半以上的手术都是在老年患者身上进行的，老年患者的许多疾病如肿瘤、髋部骨折、严重骨关节炎等，其首选治疗仍是手术。但同时，老年患者由于脏器功能衰退、患有多种慢性疾病、生理储备减少、衰弱等多方面问题，使得老年患者手术发生不良事件的风险也较高，对于高龄、衰弱的老年患者更是如此。

老年人手术发生不良事件风险高的原因包括多个方面：①呼吸系统方面：胸廓僵硬、纤毛功能降低、麻醉、卧床的影响使得肺内分泌物不易排出，容易发生肺部感染；②心血管方面：心血管弹性变差、储备下降，使得老年人对血容量的改变很难耐受，过多、过少都会造成相应的问题；③药物方面，老年人药代动力学和药效学的变化，使得老年患者容易发生药物的不良反应；④与年龄相关的大脑改变也使得老年患者术后容易发生认知功能的改变。

因此，对于老年患者的手术，应考虑到老年患者的个体差异，需要结合老年人的具体情况，进行个体化的评估和管理；一方面要考虑手术的获益，即手术是否能解决老年人的问题；另一方面也要考虑手术的风险，手术对老年患者的影响，尤其是对老人功能和生活质量的影响，以及老人自己的意愿。由于老年患者的特殊性，针对老年患者的围术期评估和管理也应考虑到疾病、老年综合征/问题、功能等诸多方面。

二、老年人的术前评估

老年患者的术前检查，不是查得"越多"、"越细"就"越好"，而是应该"有的放矢"，特殊的检查，只有当检查结果对手术策略或麻醉策略有影响时，进行检查才有意义。

（一）非心脏手术的心血管评估

评估流程如下：

1. 急诊手术　不能因评估而"延误"手术，应在内科支持下，优先手术。

2. 非急诊手术　明确是否有需要优先处理的心脏情况，包括不稳定心绞痛、7～30天前的心肌梗死、心功能失代偿期、严重的主动脉瓣狭窄、有症状的二尖瓣狭窄、严重心律失常（Mobitz二度房室传导阻滞、三度房室传导阻滞、有症状的室性心律失常、静息心率>100

次／分的室上性心律失常、新发现的室性心动过速）。如果有上述问题，由于治疗可能会影响手术和麻醉，应由多学科医师共同讨论来选择治疗方案。

没有需要优先处理的心脏情况，看手术的风险：

（1）低风险手术（如门诊手术、白内障、乳腺或表浅的手术）：直接手术，同时按照医疗常规对有风险的患者给予生活方式和治疗方面的建议，有冠心病的患者应予充分的内科治疗*。

（2）中等风险手术（如腹腔或胸腔内的手术、颈动脉内膜剥脱术、血管内腹主动脉瘤修补术、头颈部手术、骨科手术、前列腺手术）和高风险手术（如主动脉切开或其他大血管手术、外周血管手术），需看活动耐量情况。

3. 活动耐量

（1）活动耐量好：≥4MET 而无症状（如从事轻的家务劳动、上一层楼梯、爬小山坡、短距离跑步），可直接手术，同时按照医疗常规对有风险的患者给予治疗建议，有冠心病的患者应予充分的内科治疗*。

（2）活动耐量差，或无法评估活动耐量，则评估 5 条临床风险因素：曾有或目前有代偿性心力衰竭、有缺血性心脏病病史、脑血管病病史、糖尿病、肾功能不全。

4. 评价风险因素

（1）没有风险因素：直接手术。

（2）有 1～2 个风险因素：进行手术，并在围术期给予充分的内科治疗 *；或，如果能改变手术计划，可考虑做心脏无创负荷试验；对于高风险手术，应在术前进行超声心动图和其他生化指标的检查，以评估左室功能，获取判断预后的指标。

（3）有≥3 个风险因素，中等风险手术：进行手术，并在围术期给予充分的内科治疗*；或，如果能改变手术计划，可考虑做心脏无创负荷试验。

（4）有≥3 个风险因素，高风险手术：建议进行心脏无创负荷试验。

5. 无创负荷试验结果

（1）负荷诱发的轻、中度缺血，进行手术，并予充分的内科治疗*。

（2）负荷诱发的广泛缺血，采取个体化的围术期管理，综合考虑手术所带来的潜在益处和可能的不良结果，以及内科治疗和（或）冠脉再血管化的效果（需考虑不同治疗方式将手术延迟的时间）。

*充分的内科治疗是指针对心血管的二级预防治疗；血压控制稳定；如已经服用 β 受体阻滞剂和他汀类药物，应持续服用；对于有冠心病的患者，可考虑至少在术前 2 天加用 β 受体阻滞剂，并且在术后持续使用，以达到目标心率：静息状态下 60～70 次／分，且收缩压应 >100mmHg；心力衰竭患者可考虑术前加用 ACEI；血管手术患者可考虑术前加用他汀类药物。

国外已经有研究证实，对于稳定冠心病的患者，在进行手术前先进行冠状动脉的再血管化治疗，并没有减少术后心血管不良事件的发生率。

对于已经放置心脏冠状动脉支架的患者，因需要使用两种抗血小板药物预防血栓，一般无法同时进行手术，需根据不同的支架情况，来决定推迟手术的时间，从而给予充分的双抗治疗。放置金属裸支架，至少在术后6周，最好是在术后3个月再行手术；放置药物涂层支架，至少术后1年再考虑手术；行球囊扩张，至少术后两周再考虑手术。国外的指南，多建议在双抗治疗时间足够后，停用氯吡格雷，在围术期保留阿司匹林。

（二）呼吸系统评估

容易发生呼吸系统并发症的个体危险因素包括：COPD，健康状况较差、日常生活不能自理，心功能不全，肥胖，目前仍在吸烟，谵妄，体重减轻，酗酒；对于老年患者而言，常出现吸入导致肺部感染的情况，在术前应明确有无吞咽困难。COPD和哮喘并非是手术的绝对禁忌，应在术前达到最佳的控制；对于吸烟的患者，应在术前戒烟。

与医疗相关的危险因素包括：膈肌附近的手术（胸部、上腹部）、手术时间的长短和手术麻醉的类型。

降低出现术后肺部并发症风险的措施包括：术前6~8周戒烟，采用诱导型肺计量器进行锻炼，并学会呼吸控制和咳嗽的技巧；进行胸部理疗、适当咳嗽、体位引流、拍背、雾化、祛痰，清除肺内分泌物。

1. 其他术前内科问题

（1）肾脏评估：老年人血肌酐水平不能反映老年人的真实肾功能；应用Cockcroft-Gault公式来计算肌酐清除率（CrCl），决定药物剂量。注意慎用肾毒性药物及造影剂。

（2）内分泌评估：糖尿病患者口服降糖药物应注意进食情况，避免因进食减少而药物剂量不变导致低血糖；围术期应监测血糖情况，临时予胰岛素控制血糖。肾上腺皮质功能低下或长期服用激素的患者，围术期应补充"应激"剂量的激素。

（3）消化系统评估：有消化道出血或溃疡病史者，应警惕应激性溃疡引起出血的风险；可预防性使用抑酸药或胃黏膜保护剂。

（4）血栓风险：判断患者是否卧床少动或制动，是否有下肢深静脉功能的障碍，是否有脱水以及其他高凝倾向；予以围术期的抗凝及下肢的主动及被动活动。

2. 老年人的特殊问题

（1）营养状态：营养问题对于老年患者非常关键，手术的禁食更容易加重老年患者的营养问题。可以采用NRS2002，或MNA-SF发现营养风险；考虑到患者术后可能的进食减少，可以考虑提前予以干预。首选口服营养添加剂（oral nutrition supplement，ONS）进行补充。

（2）谵妄：老年人术前发生谵妄的风险因素包括：高龄（≥70岁）、已有认知功能损害、活动受限、酗酒、电解质紊乱；不同手术类型中，以腹主动脉瘤修补术和髋部的骨科手术谵妄发生率最高。

术脑卒中风险因素：失血，术后血细胞比容<30%。

对于有谵妄高风险的患者，应注意纠正水、电解质和代谢的异常，补充术中的失血，维持正常睡眠生理周期，鼓励日间下床活动，夜间减少对睡眠的干扰；慎用可能诱发谵妄的药品（如苯二氮䓬类药物）。谵妄的预防比发生谵妄再治疗更重要（详见第十九章　谵妄）。最新的干预指南也推荐老年医学多学科团队采取综合的非药物处理措施来预防和干预老年患者的围术期谵妄。

（3）抑郁：老年住院患者抑郁多见，伴随抑郁会增加发生不良临床事件的风险，延长住院时间、增加死亡率。应予以及时发现并干预。可通过 GDS，PHQ-9，HAD，SDS 等抑郁筛查工具进行筛查，发现异常，应及时明确并予以干预。

（4）痴呆：很多老年患者可存在认知功能下降或早期痴呆，在手术住院前没有被发现。事先有认知功能下降的老年患者，围术期发生谵妄的风险较高，应考虑在术前对老年患者进行认知能力的评估，以期发现潜在的异常，了解其可能发生谵妄的风险。

可通过 Mini-Cog 或 MMSE 等筛查工具，或通过询问家属患者平时在家中的生活状态有无异常，来发现可能的痴呆患者，并采取预防谵妄的措施。对于新发现的痴呆患者应建议择期进行痴呆方面的治疗。如患者在入院时已经有谵妄，无法评估认知功能，可待谵妄好转后，再择期评估认知情况。

（5）不适当用药：老年患者同时患有多种疾病，往往有多重用药，术前应对全部用药进行核查，纠正或择期纠正不合理的用药。应注意一些在围术期常用的止痛药物（NSAIDs 或阿片类）与现有药物之间可能的不良反应。许多植物药物制剂可增加手术出血风险，如银杏叶、姜、蒜、人参、圣约翰草等制剂，应考虑在术前停用。5- 羟色胺再摄取抑制剂（SSRIs）也可增加手术出血风险，但并不建议术前停用该类药物，除非常规药物核查发现并不需要该类药物治疗。

（6）衰弱症：衰弱老年患者对抗应激能力的下降，而手术本身就是一个较大的应激，这也使得老年衰弱的患者手术更容易发生各种不良临床事件，如心脑血管意外、感染、血栓、谵妄等。应在术前识别出衰弱的老年患者，充分交代风险，并采取综合措施干预潜在的问题，预防可能的不良事件。

（7）功能下降：手术应激及术后的卧床制动，使得老年患者容易发生功能下降。在术前即应考虑老年患者可能的功能状态变化，予以预防、干预，包括术前开始进行相关的锻炼，术后早期的康复锻炼，可有助于维持老年患者的功能状态。

三、老年人的术后管理

（一）心血管方面问题

1. 冠心病　术后使用止痛药物可能会掩盖心肌缺血的症状，对高风险患者应监测心电图或心肌酶的情况，早期发现可能存在的心肌缺血。

2. 高血压　应注意有无非心血管的原因，如疼痛或尿潴留导致的血压升高，应注意避免血压骤降引起脏器供血相对不足。对于衰弱、高龄的老年人，保证足够的容量，避免血压波动，比把血压降至"正常"更重要。一般而言，即使患者肠道功能尚未恢复不能进食，用一口水服用常规的降压药物，往往不会对肠道造成不良影响；必要时可考虑使用静脉药物来临时控制血压。

3. 术后心律失常　多见于既往有室上性心律失常、哮喘、心力衰竭、多源性房性期前收缩的病史，和术后感染、电解质紊乱、容量负荷过多及低氧等情况；可考虑对高风险患者予以临时的心电监护，但应注意心电监护本身会造成制动，应尽早去除。如发生快速的心律失常，则应尽早恢复窦性心律，或至少控制心室率，较常用的为 β 受体阻滞剂和胺碘酮，房颤如超过 48 小时，应考虑抗凝。

4. 心力衰竭　老年人心脏储备功能下降，心肌缺血、心律失常、术后肺部感染和容量过多均可诱发心力衰竭，应注意监测每日出入量，及时发现可能存在的肺部感染。在患者恢复进食的过程中，应及时对静脉补液量进行调整，以免造成容量负荷过多。

（二）肾脏方面问题

老年患者如果手术前已经有肾脏功能的损害，会增加手术后发生肾衰竭的风险。引起肾衰竭的原因包括：肾前性因素——容量不足；肾毒性药物——老年患者更应警惕因药物剂量不当所导致的肾脏损害；阻塞性肾病——对于前列腺肥大的老年男性患者，术后制动、使用抗胆碱能药物导致膀胱逼尿肌的收缩功能受影响，均可造成部分流出道的阻塞，从而造成急性尿潴留。

（三）胃肠方面问题

便秘在手术后老年患者中非常常见，其原因包括饮食的调整、不能活动、常用的止痛药和其他引起便秘的药物。铁剂和钙剂会降低胃肠道的蠕动，引起便秘；对于术后使用口服铁剂治疗贫血，以及骨折术后使用钙剂治疗骨质疏松，则应警惕其副作用；一般而言，在患者不能正常活动时，可暂缓口服铁剂和钙剂。此外在使用鸦片类药物时，就应同时给予软化粪便的药物；如果患者活动是受限的，可以预防性的使用软化粪便的药。

手术后的腹泻也较多见，对于老年患者，应注意有无粪块嵌塞引起大便失禁所造成的"假象"，可以通过指诊明确有无粪块；如果患者近期使用过抗生素，也应考虑抗生素相关腹泻，可将大便标本送检，明确有无白细胞和梭状难辨杆菌毒素。处理腹泻，应当注意避免容量不足，以及治疗潜在的病因。

（四）术后的血糖

使用胰岛素治疗的 2 型糖尿病患者，刚开始进食时，应给予从少到多的剂量，直到患者恢复到平常的饮食。

老年患者应注意避免低血糖。目前没有证据显示，在围术期严格的控制血糖可以在功能康复、减少感染或是伤口愈合这些方面受益，因此可以允许偏高的血糖，直到患者有足够的经口进食的量后，再开始严格控制血糖，而且对于老年患者，尤其是高龄、衰弱的老年患者常常不需要严格的控制血糖。

（五）术后的疼痛

老年人的疼痛易被忽视，应定期使用疼痛评分来了解术后患者的疼痛情况，予以及时干预；预计患者下床活动后疼痛会加重，应提前使用止痛药；使用阿片类止痛药物，应提前使用药物预防便秘。

对于有认知功能损害或谵妄的老年患者，或者那些不能有效交流的老年患者，可通过表情、动作等一些特殊的变化来判断疼痛情况，并及时使用止疼药物，同时定期评估疼痛情况。

老年人使用止痛药物同样应注意避免过度,过度使用止痛药物、过度抑制,会使老年患者活动减少、影响正常睡眠、增加谵妄和感染的风险,所以应注意观察老年患者的精神状态,避免用药过度。

四、医源性的问题

(一)避免医源性损害

住院治疗本身也有可能对老年患者造成影响,对于手术患者更是如此。住院可导致的不良事件包括:功能下降、院内感染、血栓形成、跌倒等。

术后的老年患者多会经过一段时间的卧床,更容易发生上述不良事件;应鼓励老年患者早期下床、早期康复活动,避免约束,有助于维持功能状态,减少并发症;同时应尽早去除导尿管、监护、静脉输液管路等,避免活动受限,除非有尿潴留,否则使用导尿管不应超过48小时。

(二)转诊

老年患者共病多,术后健康状态有很大变化,需要连续性医护支持方能达到较好的效果;老年患者术后的较长时间内可处于衰弱状态,需要持续的医疗、康复、营养等多方面的管理,以避免发生不良事件、避免再住院。因此,在老年患者住院时即预测其出院后的情况,并制订出院后的治疗计划,考虑其后续医疗的连贯性,并予以相应的安排指导,可以使老年患者获得更好的医疗效果。

五、总结

对于老年患者的围术期评估和管理,应充分考虑老年人的特点,进行个体化的管理。在评估上,注重老年综合评估以及合理的术前心肺风险评估,避免过度检查;在围术期的管理上:注重优化慢病的管理以及常见老年问题的干预,同时预防不良的并发症。采用团队的方式进行综合管理,往往可得到更好的效果。

(朱鸣雷)

参考文献

[1] Chow WB, Rosenthal RA, Merkow RP, et al. Optimal preoperative assessment of the geriatric surgical patient: a best practices guideline from the American College of Surgeons National Surgical Quality Improvement Program and the American Geriatrics Society. J Am Coll Surg, 2012, 215(4): 453-466.

[2] Ramesh HS, Pope D, Gennari R, et al. Optimising surgical management of elderly cancer patients. World J Surg Oncol, 2005, 3(1): 17.

[3] Kristensen SD, Knuuti J, Saraste A, et al. 2014 ESC/ESA Guidelines on non-cardiac surgery: cardiovascular assessment and management: The Joint Task Force on non-cardiac surgery: cardiovascular assessment and management of the European Society of Cardiology(ESC) and the European Society of Anaesthesiology (ESA). Eur Heart J, 2014, 35(35): 2383-2431.

[4] The American Geriatrics Society Expert Panel on Postoperative Delirium in Older Adults. American Geriatrics Society Abstracted Clinical Practice Guideline for Postoperative Delirium in Older Adults. J Am Geriatr Soc，2015，63（1）：142-150.

第二十六章

安宁缓和医疗

一、安宁缓和医疗的定义

缓和医疗是减轻痛苦、追求临终的安详与尊严为目的的学科,贯穿于老年人治疗的始终,是一门医学专业技术与人文结合的学科。缓和医疗是从事老年医学的医师的基本技能。

安宁疗护是给予那些对治疗已无反应的、生存期不足半年的患者(包括恶性肿瘤以及非肿瘤,如恶性肿瘤被确诊为晚期时,慢性充血性心力衰竭晚期,慢性阻塞性肺疾病末期等等)及其家人进行全面的综合治疗和照护。善终关怀是尽力帮助预期寿命不足两周的患者和家属获得最好的生存质量。它通过镇痛、控制各种症状,减轻精神、心理、灵性痛苦来实现这一目标。

二、缓和医疗的核心内容

1. 患者的症状控制、精神 / 心理 / 灵性 / 社会层面的支持和照顾。

2. 沟通技能。

3. 家属照护。

三、缓和医疗的症状处理

症状控制是缓和医疗的基础和核心内容。是老年医学科及肿瘤内科等常面对终末期患者的临床医师的必备技能。减轻患者的症状是心理、灵性和社会层面照顾的基础。

本章简要介绍在照顾患者时经常遇到的症状的处理。

(一)疼痛

1. 发病率　疼痛在抗癌治疗过程中患者的发病率为 59%;转移、晚期或疾病末期患者中发病率为 64%;33% 的肿瘤被治愈的患者仍有疼痛。

2. 评估方法

(1)评估疼痛强度:常用的是数字评估法(numeric rating scale,NRS):0 分是无痛,10 分是患者能够想象的最大疼痛。

1～3 分为轻度疼痛;4～6 分为中度疼痛;7～10 分为重度疼痛。

(2)评估疼痛种类:疼痛大致被分为两类,即伤害性疼痛和神经性疼痛。也可分为急性和慢性。

3. 药物治疗需要考虑的一般原则

（1）镇痛药物和剂量。

（2）给药途径。

（3）给药间隔。

（4）调整到最佳剂量。

（5）预测、采取预防措施、处理副作用。

（6）考虑辅助镇痛药。

（7）定期回顾和再评估。

（8）个体化治疗。

4. 常用止痛药物　常用的止痛药物见表26-1。

表26-1　常用止痛药物一览表

阶梯	药物
第一阶梯（非阿片）	对乙酰氨基酚,阿司匹林,布洛芬,吲哚美辛,奈普生,百服宁,双氯芬酸钠,塞来昔布等
第二阶梯（弱阿片）	可待因,双氢可待因,布桂嗪,曲马多,泰勒宁,氨酚待因(对乙酰氨基酚＋可待因)
第三阶梯（强阿片）	吗啡,盐酸吗啡控释片,硫酸吗啡控释片,芬太尼透皮贴,美沙酮,盐酸羟考酮控释片

5. 止痛药物的给药途径　口服的方式因为无创、方便成为最常用的给药途径。其他的给药途径有直肠、肠外、舌下、颊黏膜、鼻腔、皮下、静脉、脊髓、吸入等非经口途径。

6. 强阿片类药物使用的几个要点

（1）速释吗啡起始剂量,根据疼痛强度和患者的一般状况确定。可以从 5～10mg 每 4 小时 1 次开始。

（2）增量、减量和停药

1）用药后疼痛的强度仍在中度及以上的,应该增加药物剂量。根据参与疼痛的强度决定增量的幅度。

2）如果全天吗啡总量大于 60mg,建议缓慢减量直至停药。当出现疼痛再发时应停止进一步减量。

3）吗啡 30～60mg/d,一般不需减量,可直接停药。

（3）注意预防以及及时处理强阿片类药物引起的不良反应。

7. 关于哌替啶　哌替啶现已不用于癌痛的长期控制。原因：代谢产物在体内蓄积,会导致神经系统毒性且容易导致成瘾。

（二）虚弱与乏力

1. 发病率　70%～100% 的接受癌症治疗的患者有此症状。病因是多种的,其中许多是不可逆的。

2. 治疗

（1）首先医师和患者及家属都需要承认症状的存在，并且正视症状对于患者和照护者的影响，向他们了解他们对于病因的认知。

（2）在厌食/恶病质相关的疲劳患者中，糖皮质激素或孕激素可能有用。

（3）精神刺激剂在缓和医疗中会偶尔用到。

（4）非药物治疗：体力活动，能量保留，社会心理干预。

（三）恶心、呕吐

1. 发病率　恶心在晚期肿瘤患者中发病率为 20%～30%，在生命最后一周达到 70%。

2. 治疗

（1）评价恶心呕吐的原因是针对性治疗的基础。

（2）需设立恰当的目标，例如：在完全性肠梗阻的患者中，去除恶心和减少呕吐的量和（或）呕吐的频率是较为适合的目标。

（3）一般措施：调整饮食、患者周围环境及药物等。

（4）化疗引起的恶心和呕吐治疗中的一线使用 5HT-3 受体拮抗剂。

（5）其他可以使用的药物包括：糖皮质激素，生长抑素类似物等。

（6）非药物的方法也可以考虑针灸/针压法，音乐治疗，肌肉放松等。

（四）呃逆

1. 发病率　在普通缓和医疗的患者中，大约 2% 的人患有呃逆。

2. 治疗

（1）处理可逆性的导致恶心、呕吐的因素。

（2）若呃逆持续可以尝试简单的生理动作及以前有效的方法：啜饮冰水或吞咽碎冰、罩上纸袋呼吸、用拭子摩擦软腭以刺激鼻咽部、用经口导管刺激鼻咽部。

（3）针灸。

（4）促动力药物如多潘立酮或甲氧氯普胺。

（5）质子泵抑制剂治疗胃食管反流。

（6）肝脏或颅脑肿瘤，4～8mg 地塞米松口服短期使用。

（7）其他药物包括：巴氯芬，加巴喷丁，氟哌啶醇等。

（五）皮肤瘙痒

1. 发病率　瘙痒在接受缓和医疗的患者中的发病率为 5%～12%。

2. 评估

（1）排除皮肤病，尤其疥疮。

（2）回顾用药以排除药物反应。

（3）对可逆的病因（例如胆道的恶性梗阻），进行处理。

（4）修剪指甲以避免损伤。

（5）与皮肤干燥相关，通常先使用润肤剂。

（6）经常使用润肤剂或水性乳膏作为保湿剂。

3．治疗

（1）不存在广谱药物治疗方案。

（2）局部用药：水性乳膏，克罗米通10%乳膏用于局限性瘙痒，如果局部皮肤红肿而并无感染，可局部使用糖皮质激素。

（3）全身用药

1）如果存在睡眠不佳可使用镇静类抗组胺药如氯苯那敏和羟嗪。

2）一些非镇静类抗组胺药具有抗瘙痒药效，氯雷他定和西替利嗪，抗组胺药使用几天无效应停药。

3）西咪替丁可以用于淋巴瘤或真性红细胞增多症引起的瘙痒。

（4）非药物治疗

1）保持身体凉爽。

2）轻柔的透气的衣服。

3）凉爽的周围温度。

4）保持适当湿度。

5）温热的洗澡水。

6）避免酒精和辛辣食物。

（六）恶性伤口

1．发病率　大约15%的转移癌患者会发生真菌样溃疡，其中62%是与乳腺癌相关。

2．评估

（1）患者对疮口的关注是什么？

（2）影响他们生活质量的因素有什么？

（3）患者优先选择什么样的治疗？

（4）治疗的较现实的目标是什么：在多数病例中，治愈是不现实的。

（5）必须进行解释、教育，以使患者安心

3．治疗　治疗通常旨在处理并发症（例如疼痛、感染、恶臭）。

（1）可经口或局部用药如局部麻醉药，镇痛药，抗生素等。

（2）非药物治疗

1）敷料，需按照需要，经常换药来处理气味、疼痛、出血和渗出。

2）水凝胶敷料适用于轻微渗出的伤口，但不适用于感染的或严重渗出的伤口。

3）水状胶体敷料帮助干燥、有腐肉的和坏死伤口的再水化和自溶性清创。

4）活性炭敷料可被用来吸收气味，充当滤器，在从伤口散出的挥发性恶臭的化学物质飘散进空气之前与之结合。

（3）其他疗法：在某些病例中可考虑体外放射治疗，外科清创，化疗，激素治疗等。

（七）气短

1．发病率　大约50%的癌症患者有过气短；在肺癌患者中发病率达70%，且在生命最后几周发生率明显上升。

2．一般治疗

（1）恰当地处理可逆因素。

（2）鼓励生活方式的转变以减少不必要的活动。

（3）鼓励活动至呼吸急促为止以提升耐力和保持健康。

（4）教授呼吸练习和放松的方法。

（5）确保患者处于最舒服的体位。

（6）注意口腔卫生。

3．药物治疗

（1）阿片类

1）口服或肠外给予阿片类药物可缓解气短症状，尤其是静息性以及终末期气短。

2）严重的呼吸抑制的风险远低于预期。

3）口服吗啡被广泛地应用于处理气短。

4）开始试验性应用低剂量治疗，根据药物反应以及副作用逐渐调整药量。

（2）抗焦虑药

1）抗焦虑药在缓和医疗中通常被用来处理气短。

2）最常使用的是安定、劳拉西泮和咪达唑仑。

3）通常小量起用，按需求和耐受情况逐渐加量。

（3）其他药物

1）按需使用 0.9% 氯化钠 5ml 雾化吸入，有助于稀释气道分泌物。

2）以吸入、雾化或贴剂形式使用支气管扩张剂，糖皮质激素。

3）应用呋塞米雾化。

（4）其他治疗

1）严重缺氧的患者可以进行氧疗。

2）根据患者的意愿和舒适度来选择使用面罩还是鼻导管。

3）探究患者呼吸急促的经历。

4）给予处理呼吸急促的支持和建议。

5）教授呼吸的控制以及放松技巧。

6）芳香疗法。

7）催眠、针灸等辅助疗法。

（八）咳嗽

1．发病率　咳嗽在肿瘤患者中的发病率为 23%～37%。在肺癌患者中发病率为 47%～86%，且中到重度的咳嗽发生率为 17%～48%。

2．一般治疗

（1）确认特定的病因或潜在的机制。

（2）评估咳嗽的影响。

（3）寻找可削弱咳嗽反射的因素。

（4）评估咳嗽对患者生理、社会和心理感受的影响；决定治疗目标和策略。

3．药物治疗

（1）在某些情况用祛痰药来增加咳嗽是恰当的。

（2）在有神经肌肉损伤或严重无力的患者，镇咳剂是无效的，机械辅助设备可增加痰液的排出。

根据情况不同，选择不同的方案：①肺炎、鼻窦炎，使用抗生素；②气管肿瘤、淋巴性转移、放射性肺炎则使用糖皮质激素；③对引起咳嗽的胸腔积液、心包积液则需要穿刺引流；④鼻后滴漏综合征则使用抗组胺药；⑤止咳药：右美沙芬、可待因和吗啡应用最广。

（九）谵妄

1．发病率　大约 20%～45% 的入院患者有过谵妄；在生命最终阶段达 90%。

2．终末期谵妄的评估

（1）评估所有用药并停用非必需药物。

（2）注意阿片类药物毒性；必要时考虑减量或阿片轮替。

（3）是否存在便秘、尿潴留。

（4）全血细胞分析及血生化包括血钙。

（5）是否存在感染。

（6）如果必须控制症状，可以用药物治疗，但需要定期评估并在患者恢复时尽快撤药。

3．非药物治疗

（1）确保患者、家属和工作人员的安全。

（2）使患者和家属明确谵妄的医学本质，如"不是精神错乱"。

（3）如果是疾病终末期，有必要向家属说明谵妄是死亡临近的标志。

（4）提供时钟等使患者保留时间定向力。

（5）与患者和家属沟通，了解他们的医疗目标和期望结果是怎样的？例如，是要镇静还是要虽痛苦但保持清醒？

4．药物治疗

（1）氟哌啶醇：0.5～3mg 口服或皮下注射（以低口服剂量起用），如有必要，在 2 小时后重复给药；如病因不可逆则需维持治疗。

（2）二线用药：苯二氮䓬类，劳拉西泮应在 0.5～1mg。

（十）恶性肠梗阻

1．发病率　在晚期卵巢癌肠梗阻发病率 5%～42%，在晚期结直肠癌中为 4%～24%。

2．评估　必须评估患者和家属的治疗目标：消除梗阻症状或使症状最小化，提高患者生活质量。治疗恶性肠梗阻的方案需与患者和家属认真探讨。

3．一般性治疗

（1）经常的口腔护理是至关重要的。

（2）提供冰块以供吸吮，并且按需提供少量食物和饮料。

（3）提供低纤维食谱。

（4）如果患者处于脱水状态并且没有到临终状态，起始时应给予静脉补液。

（5）每天 1~1.5L 的水化可减轻恶心，但如果补液超过以上剂量可引起肠腔分泌液体增多，加重呕吐。

4．药物治疗

（1）其目的是为了控制肠梗阻所导致的疼痛、恶心、和呕吐。

（2）通常包括使用镇痛药、止吐药和抗分泌药物。

（3）通常由持续静脉的途径给予。

（4）早期使用药物治疗可减轻症状，逆转恶性肠梗阻，提供更高的生活质量和死亡质量。

（5）用药方案和给药途径需针对患者采取个体化措施。

5．非药物治疗　非药物治疗方法包括：手术（如有适应证），支架，鼻胃管引流或胃造口术。

四、缓和医疗中的社会心理灵性照顾

正如缓和医疗的定义所指出的：缓和医疗是"通过镇痛、控制各种症状，减轻精神、心理、灵性痛苦"尽力帮助终末期患者和家属获得最好的生存质量。

症状控制是第一步，非常重要，但在症状控制或尽可能地控制之后，针对患者及家属精神、心理及灵性层面的痛苦进行照顾是面对终末期患者更难的一个话题，对他们又是最重要的话题。

心理、社会、灵性照顾：这个部分其实对于终末期患者是非常重要的，但是，临床医师往往没有相关培训，使得临床医师不自主的回避相关问题。

我们需要做的可能包括：①与患者谈及死亡；②告知各种与死亡相关的坏消息；③处理由于各种"不确定性"（例如，我这种天天输液的情况什么时候是个头儿）导致的痛苦；④促进患者与家人的沟通；⑤保证患者愿望的表达；⑥倾听；⑦共情；⑧陪伴。

患者会出现如焦虑、抑郁、恐惧、悲伤等心理或情绪反应，当它们影响到患者的生活质量时，是可以通过药物或者非药物的方法进行处理的，目的其实和躯体症状的处理是一致的，就是让他们过的舒适一些。其中处理和死亡相关的恐惧、悲伤并不是药物能够做到的。

社会层面上主要是失落的处理，指患者由于患病或者是因为生命即将到达终点，使得其社会角色不能再继续，如不能继续当老板了，不能很好地尽到做父亲的责任，不能尽到做儿子的义务等等，因此而带来的痛苦。我们可以做到的是承认这种"失落"（用同理的或称共情的方法）。

灵性痛苦可能表现在多个方面，例如患者可能会有：①负罪感，羞愧感或者愤怒；②有被孤立抛弃的感觉或无意义感，绝望；③丧失尊严的感觉；等等。

面对这些情况的照顾方法，主要有：①陪伴，接触；②倾听，鼓励表达；③认同"过早来临的死亡是不公平的"；④认同"人生的不完美性"；⑤保有希望；⑥不强求给予每一个问题"答案"。

在心理、社会、灵性层面的痛苦处理中，药物作用非常有限，需要陪伴、倾听、同理，因此，团队成员包括医师、护士、志愿者、社工、理疗师、心理师等等，任何人在任何需要的时候都应该参与到这样的角色中来。

五、关于临终

临终应该说是医师很熟悉但又很不想面对的场景—毕竟死亡和医师的关系太密切了。当前医学教育中缺少关于死亡的相关教育。除了如何延缓死亡，如何判断死亡，其他的关于死亡的内容我们知道的太有限了。想想看，如果是我们自己或家人面临死亡这个事件，我们会想什么？要求什么？该注意些什么？作为医师，应该熟悉和掌握这部分内容，这对我们处理死亡事件中的各种关系以及情绪是非常重要的。

1. 临终前，患者需要考虑 关于病情的真实情况，如何让医师或家人对患者自己说出口。当前中国，多种因素造成医师、家属视"隐瞒病情""避免谈及死亡话题"为"爱""孝"和"保护"，但死亡这件大事岂是可以逃避和隐瞒的呢？死亡的当事人需要知道真相，他们或许还有许多事情要安排和表达。

2. 患者临终前家属需要考虑

(1) 如何与家人、长辈等沟通，确认他们对于后事的想法和愿望。

(2) 如何召开家庭会议，讨论如何让自己的亲爱的人尽量在少痛苦中离去（缓和医疗）的相关事宜。

3. 关于告别，需要思考的事情

(1) 关于遗嘱，遗产等最后的嘱托和交代。

(2) 关于是否要在临终前急救及器官捐赠的细节：这点很重要！如果患者本人没有表达，由家人代为选择往往会让家人留有各种遗憾和悔恨。捐献器官是很多人的向往，但手续和细节还是比较复杂的，应该提前讨论准备。

(3) 关于告别仪式：患者本人和家人有什么样的愿望？在医院和在家中离世告别仪式会有所不同。患者和家人应该有机会就此话题沟通。

(4) 安葬的选择：安葬的方式、地点、费用等等细节。

(5) 遗体需要转运的相关细节：对于离世后遗体安放有特殊需求的家庭，应该事先得到医院或城市、国家关于遗体搬运的相关规定。使他们能够从容地做好相应的准备。

4. 未完成的心愿 对于患者来说：

(1) 怎么样过日子，生命才有意义。

(2) 在弥留之际，我要和不要的东西。

(3) 在我即将离世，无法与人沟通的时候，我希望我的亲友知道和记得：我好爱你，我原谅你，我喜欢你。

5. 缓和医疗的选择 患者和他的家人应该知道如何让自己的亲人尽量少痛苦的离去。医务人员应该告知有"让患者减少痛苦"的选择——缓和医疗及其具体做法，让患者及家属有选择的机会。

6. 临终时一些特殊症状的处理

(1) 临终脱水

1) 临终患者一般都不再进食，脱水患者不会感到不舒服。

2）上述知识必须与照顾者沟通，他们通常会很焦虑。

3）脱水状态对临终患者的好处是：较少导尿或者尿床情况，减少气道分泌物。

4）如果患者感到口干，可以在口腔护理的基础上补液，一般是生理盐水 500～1500ml/24h。

（2）死前嘎嘎音：系患者无法将喉头或气管内的分泌物排出所致，家属担心，要求吸痰。

处理方法：

1）限制液体输入。

2）改变姿势，床头抬高30°。

3）抗胆碱类药物：阿托品，莨菪碱类，减少分泌。

4）如合并液体过多或者心力衰竭，使用利尿剂。

（3）临终谵妄

1）引发的原因很多，不容易全部去掉。

2）关注可以改变的原因，着重考虑药物的原因。

3）对症方面可以使用的药物包括：氟哌啶醇，咪达唑仑，苯巴比妥等。

（4）临终大出血

1）对高风险患者（头顶部肿瘤，如长在大血管周围的肿瘤，合并阴道直肠瘘的盆腔肿瘤）应做好准备。

2）减少恐惧感。

3）减少疼痛。

4）降低患者清醒度。

5）准备深色毛巾（浅色床单会使鲜血给患者及家属造成更大的恐惧）。

（宁晓红）

参考文献

[1] Zeppetella G. Palliative care in clinical practice. London：Springer-Verlag，2012.

[2] Berger AM，Shuster JL，VonRoenn JH. Palliative care and supportive oncology（Visual Mnemonics Series）. 3th ed. Philadelphia：Lippincott Williams & Wilkins，2006.